Kohlhammer

Der Autor

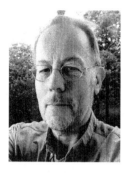

Prof. Dr. med. Dipl.-Chem. Tilman Wetterling: Studium der Chemie und Medizin in Göttingen, 1986 Arzt für Neurologie und Psychiatrie, 1987–1997 Oberarzt an der Klinik für Psychiatrie der Med. Universität zu Lübeck, 1991 Habilitation für das Fach Psychiatrie mit einer Arbeit zur »Differentialdiagnose dementieller Abbauprozesse«. 1997 apl. Professor für Psychiatrie (Med. Universität zu Lübeck).

1997–2003 Leitender Oberarzt an der Klinik für Psychiatrie und Psychotherapie der J.W. Goethe-Universität, Frankfurt/M.

2003–2016 Chefarzt der Klinik für Psychiatrie, Psychotherapie und Psychosomatik, Vivantes Klinikum Kaulsdorf, Berlin.

2005–2017 apl. Professor für Psychiatrie und Psychotherapie an der Charité, Berlin.

Arbeitsgebiete:

- Neuropsychiatrische Erkrankungen, insbesondere Demenz und Delir einschl. rechtlicher Aspekte
- Multimorbidität
- Alkoholerkrankung einschl. rechtlicher Aspekte
- Nebenwirkungen von Psychopharmaka

www.prof-wetterling.de

Tilman Wetterling

Freier Wille und neuro-psychiatrische Erkrankungen

Ein Leitfaden zur Begutachtung der Geschäfts- und Testierfähigkeit

2., überarbeitete Auflage

Verlag W. Kohlhammer

2., überarbeitete Auflage 2020

Alle Rechte vorbehalten
© W. Kohlhammer GmbH, Stuttgart
Gesamtherstellung: W. Kohlhammer GmbH, Stuttgart

Print:
ISBN 978-3-17-037914-5

E-Book-Formate:
pdf: ISBN 978-3-17-037915-2
epub: ISBN 978-3-17-037916-9
mobi: ISBN 978-3-17-037917-6

Vorwort

Das Recht, selbst bestimmen zu können, ist ein Grundrecht in modernen Demokratien. Voraussetzung dafür ist ein eigener freier Wille, mit dem man entscheiden kann,

- was man (im Rahmen der Gesetze) tun will, z. B. Geschäfte tätigen, Verträge zu schließen, etc. (Geschäftsfähigkeit)
- was man aus seinem Besitz wem bei seinem Tode hinterlassen will (Testierfähigkeit).

Die Frage, ob die Fähigkeit zu einer freien Willensbestimmung gegeben ist, ist nicht nur eine philosophische und politische, sondern auch eine medizinische. Es gibt eine Reihe von Erkrankungen, v. a. des Gehirns, die die freie Selbstbestimmung einschränken. Davon sind besonders ältere Menschen betroffen.

In Deutschland verändert sich die Altersstruktur seit über 60 Jahren deutlich, sodass es immer mehr hochbetagte Menschen gibt. Diese leiden häufig unter typischen Alterserkrankungen, u. a. unter kognitiven und auch psychischen Störungen. Daher stellt sich oft die Frage, ob die Geschäftsfähigkeit noch gegeben ist. Viele Hochbetagte haben im Laufe ihres Lebens ein erhebliches Vermögen erworben. Wenn sie erst spät ein Testament verfassen, ergibt sich mitunter die Frage, ob sie noch testierfähig waren.

Bei entsprechenden Auseinandersetzungen vor Gericht werden nicht selten psychiatrische Gutachten angefordert. Die zivilrechtliche Beurteilung der Geschäfts- und Testierfähigkeit unterscheidet sich in wesentlichen Punkten von einer forensischen Begutachtung strafrechtlicher Fragen. Da die zivilrechtliche Begutachtung oft posthum erfolgen muss, wird sie allgemein als sehr schwierig angesehen. In meiner mehr als 25-jährigen Praxis als Gutachter haben mich besonders die enorme Ausdauer und die Energie, die in langjährige Erbschaftsstreitigkeiten durch alle Gerichtsinstanzen investiert werden, nachdenklich gemacht. Ich habe Erbschaftsprozesse erlebt, die bis zu 19 Jahre andauerten und trotz des zwischenzeitlichen Todes der direkten Erben erbittert weiter geführt wurden. Dies zeigt, dass es beim Erben um ein elementares Bedürfnis von Menschen geht.

Auch hat mich immer wieder erschreckt, mit welchen Erwartungen von Prozessbeteiligten und insbesondere privaten Auftraggebern Gutachten verbunden sind. Viele wünschen sich eine Art Schiedsrichter, der mit seiner Fachautorität endlich der »Gegenseite« einmal sagt, wer wirklich Recht hat. Diese Erwartungen kann ein Gutachten nicht erfüllen, weil es um die Beurteilung der Fähigkeiten einer Person (Erblasser) geht. Gutachten sollen v. a. dem Gericht eine Grundlage für seine Entscheidung bieten.

Von einem Gutachter wird erwartet, dass er bei seiner Beurteilung sorgfältig vorgeht und möglichst alle Gesichtspunkte berücksichtigt. Da es in Deutschland bisher keine ausführliche Publikation zu diesem Themenkomplex gab, habe ich mich entschlossen, aufbauend auf meiner langjährigen Erfahrung als Gutachter und Neuropsychiater die wichtigsten Gesichtspunkte in einem Buch darzustellen. Dabei habe ich versucht, die unterschiedlichen juristischen und medizinischen Denkweisen (vorwiegend induktiv aus der Rechtsphilosophie vs. deduktiv aus empirischen Daten) zu berücksichtigen und, so dies möglich ist, zusammenzuführen.

Der Autor möchte dem Kohlhammer-Verlag danken für die Bereitschaft, dieses Buch zu veröffentlichen. Ganz besonders möchte ich mich bei Herrn Dr. Poensgen und Frau Bach bedanken, die dieses Buchprojekt ausdauernd unterstützt haben.

Berlin, Januar 2016
T. Wetterling

Vorwort zur 2., aktualisierten Auflage

Bei der Überarbeitung des Textes wurden v. a. neuere medizinische Erkenntnisse sowie neue Gerichtsurteile berücksichtigt. Soweit schon bekannt, wurden die neuen Kriterien/ Definitionen der ICD-11 (WHO 2019) angegeben. Da hiervon noch keine autorisierte Übersetzung vorlag, stammen die Übersetzungen vom Verfasser.

Der Autor möchte dem Kohlhammer-Verlag und insbesondere Herrn Dr. Poensgen sowie Frau Dr. Rapp und Frau Brutler dafür danken, dass sie die neu überarbeitete Auflage des Buches ermöglicht haben.

Berlin, Dezember 2019
T. Wetterling

Inhalt

Praktische Hinweise

In diesem Buch werden viele Hinweise auf die Rechtsprechung in Deutschland gemacht. Da Kommentare zur Rechtsprechung meist nur Juristen zugänglich bzw. geläufig sind, wurden diese nur in Einzelfällen zitiert. Hauptsächlich wurde auf Gerichtsurteile verwiesen. Diese sind zu einem großen Teil im Internet frei zugänglich (z. B. über http://www.dejure.org).

Bei den Verweisen auf die medizinische Fachliteratur wurde ebenfalls versucht, frei im Internet zugängliche Literatur auszuwählen. Von den meisten medizinischen Arbeiten finden sich in PubMed (http://www.ncbi.nlm.nih.gov/pubmed) kurze Zusammenfassungen (Abstracts) bzw. in PMC (http://www.ncbi.nlm.nih.gov/pmc) die vollständigen Artikel.

Abkürzungsverzeichnis

AG	Amtsgericht
ATL	Aktivitäten des täglichen Lebens (engl.: Activities of daily living = ADL) (Körperhygiene, Haushalt führen etc.)
BayObBLG	Bayerisches Oberstes Landgericht (inzwischen aufgelöst)
BGH	Bundesgerichtshof
BVerfG	Bundesverfassungsgericht
cCT	Craniale Computertomografie
DSM	Diagnostic and Statistical Manual, verschiedene Versionen
fMRT	Funktionelle Magnetresonanztomografie
ICD-10	International Classification of Diseases, Chapter V (WHO 1991)
ICF	International Classification of Functioning, Disability and Health (WHO 2005; deutsch: http://www.dimdi.de/static/de/index.html)
IQ	Intelligenzquotient
KG	Kammergericht (Berlin) (http://www.berlin.de/sen/justiz/gerichte/kg/)
LG	Landgericht
MCI	Mild Cognitive Impairment = leichte kognitive Störung
MMST	Mini-Mentalstatus-Test (Folstein et al. 1975)
MRT	Magnetresonanztomografie
MS	Multiple Sklerose
PMC	PubMed Public Medicine = Medline
OLG	Oberlandesgericht
UAW	Unerwünschte Arzneimittelwirkung
SHT	Schädel-Hirn-Trauma
WMH	White Matter Hypodensities = neuroradiologischer Befund von Marklager-Veränderungen
ZPO	Zivilprozessordnung (http://www.zivilprozessordnung-zpo.de/)

1 Gesellschaftliche Aspekte

In den letzten Jahrzehnten sind in der Bundesrepublik Deutschland einige gesamt-gesellschaftlich wichtige Entwicklungen zu verzeichnen, die sich allen Prognosen nach fortsetzen werden, u. a.:

- Die Bevölkerung wird immer älter, d. h. das Durchschnittsalter steigt, und daher
- Zunahme der alterstypischen Erkrankungen und der Multimorbidität.
- Aufgrund der geringen Geburtenrate und der neuen Formen des Zusammenlebens haben viele Menschen keine direkten Nachkommen mehr.
- Immer mehr ältere Menschen haben ein beträchtliches Vermögen erworben und dieses dann im Falle ihres Todes zu vererben.

1.1 Demografische Entwicklung (alternde Gesellschaft)

Die mittlere Lebenserwartung hat in Deutschland in den letzten 100 Jahren deutlich zugenommen (Destatis 2011). Das mittlere Sterbealter betrug 2013 81,8 Jahre für Frauen und 74,5 Jahre für Männer (Destatis 2015a). Aufgrund der gestiegenen Lebensdauer und der geringen Geburtenrate (Destatis 2012) in den letzten Jahrzehnten ist der Anteil der über 80-Jährigen an der Gesamtbevölkerung in Deutschland stark von 1,0 % (1950) auf 6,2 % (2017) gewachsen, und diese Entwicklung wird weiter anhalten (Destatis 2009, 2015b).

1.2 Zunahme alterstypischer Erkrankungen

Infolge der demografischen Entwicklung mit einer steigenden Zahl an älteren Menschen wächst auch die Zahl derer, die an Alterserkrankungen, insbesondere Herz-Kreislauf- und Krebs- sowie neuropsychiatrischen Erkrankungen leiden. Deren Häufigkeit steigt mit dem Lebensalter deutlich an. Menschen im höheren Lebensalter leiden sehr oft an mehreren Erkrankungen gleichzeitig (Multimorbidität) (▶ Kap. 5.11). Nach einer Schätzung leiden in Deutschland etwa 165.000 Menschen an einer akuten neuropsychiatrischen Erkrankung, die mit einer schweren Beeinträchtigung der intellektuellen Fähigkeiten einhergehen kann (Wetterling 2002, S. 11). Deutlich höher liegen die Zahlen für Menschen mit chronischen neuropsychiatrischen Erkrankungen. Eine Reihe von Studien zeigen, dass insbesondere das Risiko, im Laufe des Lebens an einer Demenz zu erkranken, sehr hoch ist. Es wird auf über 20 % geschätzt (Lobo et al. 2011; Fishman 2017; Seshadri und Wolf 2007). Frauen sind deutlich häufiger betroffen als Männer. Etwa 20 % aller Menschen erleiden während ihres Lebens einen Schlaganfall (Seshadri und Wolf 2007). Also ist davon auszugehen, dass ein erheblicher Anteil der Menschen in hohem Lebensalter aufgrund einer Schädigung des Gehirns an einer organisch bedingten Störung der kognitiven Fähigkeiten leidet.

Über 2 % der Deutschen leiden nach Schätzungen an einer Schizophrenie oder einer wahnhaften Störung und 6 % an einer Depression (Jacobi et al. 2014). Da diese Erkrankungen ebenso wie schwere Formen anderer psychiatrischer Erkrankungen zu einer Einschränkung der freien Willensbildung führen können, ist der Kreis derjenigen, bei denen eine Geschäfts- oder Testierfähigkeit zu diskutieren ist, groß. Falls diese Fähigkeiten nicht mehr gegeben sind, ist für bestimmte Aufgabengebiete die Einrichtung einer Betreuung erforderlich (Wetterling 2018a). Die Zahl der rechtlichen Betreuungen (nach § 1906ff. BGB) ist in den letzten Jahren stetig gestiegen. Die Zahl der betreuten Personen in Deutschland betrug Ende 2013 knapp 1,3 Millionen (= etwa 1,6 % der Gesamtbevölkerung) (Bundesanzeiger 2017).

1.3 Vererbte Vermögenswerte

Nach Schätzungen des Deutschen Instituts für Wirtschaftsforschung (DIW 2017) werden in Deutschland in den nächsten Jahren jährlich bis zu 400 Mrd. Euro vererbt. Das entspricht etwa 6 % des gesamten Geldvermögens aller privaten Haushalte. Nach einer Studie der Deutschen Bank (2018) beschäftigen sich 60 % der Deutschen ungern mit dem Thema Erbschaft. Über dieses Thema wird auch wenig kommuniziert. Aber sowohl den zukünftigen Erben als auch den Erblassern ist es besonders wichtig, dass es keinen Streit um das Erbe gibt. Gleichwohl hatten nur 39 % der potentiellen Erblasser ein Testament gemacht. Bei 19 % der Erbschaften kam es in den letzten Jahren zu Streitigkeiten.

Häufigster Anlass für Streit ist, dass sich einzelne Erben benachteiligt fühlen (▶ Kap. 1.4). In juristischen Auseinandersetzungen wird oft die Testierfähigkeit des Erblassers angezweifelt.

1.4   Psychodynamik

Die Geschäftsfähigkeit ist eine wesentliche Voraussetzung für die Teilnahme am gesellschaftlichen und politischen Leben. Sie wird in der Regel als gegeben vorausgesetzt. Eine Geschäftsunfähigkeit wird nur dann behauptet, wenn der Betreffende sich massiv übervorteilt oder getäuscht fühlt. In entsprechenden Fällen wird versucht, durch diese Behauptung den meist finanziellen Schaden wieder gut zu machen bzw. zu begrenzen. Die Betreffenden berufen sich in solchen Fällen auf einen »Ausnahmezustand«, in dem sie sich vorübergehend befunden haben. Mitunter wird auch ein »Rauschzustand« (z. B. Kaufrausch) angegeben. Das wesentliche Motiv für juristische Auseinandersetzungen ist in diesen Fällen meist die Scham, auf einen anderen »hereingefallen« zu sein. Aus dieser Scham und auch Schuldgefühlen kann sich Wut entwickeln, wenn der Betreffende sich nicht mit den aus seiner Sicht gerechtfertigten Ansprüchen durchsetzen kann. Die Geschäftsfähigkeit wird bei älteren Menschen von Dritten v. a. beim Abschluss von Verträgen, insbesondere Erbverträgen (mit kompliziertem Inhalt), angezweifelt.

Um ein Erbe wird oft mit einer enormen Verbissenheit und Ausdauer gestritten, nicht selten über mehrere Gerichtsinstanzen. Dem Autor sind Gerichtsverfahren bekannt, die bis zu fast 20 Jahre nach dem Tode des Erblassers andauerten, auch nachdem die unmittelbaren Erben zwischenzeitlich verstorben waren. Ein Blick in die Geschichte zeigt, dass Erbstreitigkeiten bis hin zu Königsmorden und Ermordung von anderen potenziellen Erben (Familienangehörigen) geführt haben. Aufgrund von Erbstreitigkeiten kam es zu mehreren »Erbfolgekriegen« in Europa. Mitunter bekämpfen sich die potenziellen Erben so lange, bis nach den Kosten für die Anwälte, Gerichte und Gutachter kaum noch ein nennenswerter Betrag übrig bleibt. Die Triebfeder für diese erbitterten Streitigkeiten, die dazu führen können, dass nahe Verwandte, z. B. Geschwister, nie mehr miteinander sprechen und »auf ewig« verfeindet sind, müssen also neben der reinen Gier nach Erlangung des Erbes (Geld, Immobilien etc.) noch weitere sein.

Oft brechen durch einen Erbfall lang andauernde, im Untergrund schwelende Familienkonflikte wieder auf und gewinnen im Verlauf der Erbstreitigkeiten eine teils fatale Dynamik. Mitunter wird sogar bestritten, dass eine leibliche Verwandtschaft zum Erblasser besteht und ein DNA-Test gefordert. Einzelne Erben, die sich von dem Erblasser ihr Leben lang nicht richtig gewürdigt oder gar gegenüber anderen, z. B. Geschwistern, zurückgesetzt fühlen, können sich damit getröstet haben, dass sie am Ende doch noch ihren »gerechten« Anteil an dem Erbe bekommen. Wenn der Erblasser sie aber (wie schon zu Lebzeiten) nicht genügend berücksichtigt hat, kommen tiefgründige Gefühle wie Neid und Hass auf den (scheinbar) Bevorteilten zum Ausbruch. Diese Emotionen können so stark sein, dass sie den Betreffenden »gefangen« nehmen und es zu einem Lebensinhalt von ihm wird, am Ende doch endlich »Recht« zu bekommen.

In entsprechenden Fällen (z. B. bei Erbverträgen) kann sich der Hass auch gegen den Erblasser richten und dazu führen, dass danach getrachtet wird, ihn zu diskreditieren und durch entsprechende Angaben seine Geschäfts- bzw. Testierfähigkeit in Zweifel zu ziehen. Besonders in Fällen, in denen ein Erbe den Erblasser bei schwerer Krankheit oder kurz vor seinem Tode dazu bringt, ein Testament zu seinen Gunsten zu verfassen oder Sonderregelungen zu seinen Gunsten (z. B. Schenkungen, Schließen eines Erbvertrags, Wohnrecht etc.) zu vereinbaren, entsteht Streit, vor allem dann, wenn es vorher andere testamentarische Regelungen gab. Dies führt oft dazu, dass der Benachteiligte sich übervorteilt oder gar betrogen fühlt. Nicht selten kommt es in solchen Fällen schon zu Lebzeiten des Erblassers zu ersten juristischen Auseinandersetzungen (z. B. Hausverbot, gegenseitige Betrugsvorwürfe mit Strafanzeigen etc.). In diesem Zusammenhang wird oft versucht, eine rechtliche Betreuung einzuleiten mit dem Ziel, anderen potenziellen Erben den Zugang zu dem Erbe zu erschweren oder unmöglich zu machen.

Die Anregung einer Betreuung (nach § 1896 BGB) ist von potenziellen Erben mitunter auch deswegen erwünscht, um »amtlich« feststellen zu lassen, dass der Erblasser geschäftsunfähig ist. Dabei wird oft argumentiert, dass andere potenzielle Erben den Erblasser massiv beeinflussen und/oder ihn vom Antragsteller abschirmen. Die Anregung einer Betreuung kann dazu führen, dass der Erblasser sich in seinen Rechten eingeschränkt sieht und dann die »Gegenseite« begünstigt. So kann der ganze Ablauf der Erbauseinandersetzungen eine neue Dynamik gewinnen. In der Zeit, in der das Erbscheinverfahren bei Gericht läuft, versuchen potenzielle Erben nicht selten, sich ihren Teil an dem Erbe zu »sichern«, indem sie sich Gegenstände aus dem Erbe (z. B. Schmuck, Antiquitäten etc.) aneignen, ohne dass sie dazu eine Berechtigung haben. Solche »Sicherungsmaßnahmen« verschärfen oft schon schwelende Konflikte zwischen den potenziellen Erben. Streit entsteht auch, wenn leibliche Erben nur ihren Pflichtteil bekommen und das Haupterbe an eine (familienfremde) Person fällt, die den Erblasser in seinen letzten Lebensjahren betreut hat. In entsprechenden Fällen ist dann oft von Erbschleicherei die Rede.

Auch Ärzte, Juristen/Notare und Gerichte sowie Gutachter können einen nicht zu unterschätzenden Beitrag zu der Dynamik von Erbauseinandersetzungen liefern. Als Beispiele sind zu nennen:

- Ausstellung eines Attests durch den Hausarzt, in dem er dem Erblasser eine Demenz oder gar eine Geschäfts-/Testierunfähigkeit bescheinigt, ohne die Voraussetzungen hierfür genau geprüft zu haben
- Notare, die Testamente beglaubigen, ohne nach den wesentlichen Punkten gefragt zu haben, nämlich ob der Erblasser sich Gedanken (»Für und Wider«) zu allen möglichen Erben gemacht hat und warum er sich für die im Testament festgelegte Regelung entschieden hat
- Rechtsanwälte, die sich benachteiligt fühlenden Erben in Aussicht stellen, dass der Betreffende in der nächsten Instanz bestimmt Recht bekommen wird, ohne dass wesentliche neue Anhaltspunkte vorgelegt werden können
- Gerichte, die lange Zeit brauchen, um die Verfahren zu bearbeiten. Hierdurch können Erben, die größere Geldbeträge möglicherweise schon »verplant« haben, ungeduldig werden und daher weitere Schritte von ihren Anwälten verlangen.
- Gutachter, die ohne ausreichende Anknüpfungspunkte und ungenügende Berücksichtigung der medizinisch denkbaren Alternativen (Differenzialdiagnose

etc.) zu ihren Beurteilungen gelangen und so die Basis für eine neue Runde der Erbauseinandersetzungen vor Gericht legen
- Privat-Gutachter, die nur aufbauend auf den ihnen von ihrem Auftraggeber überlassenen (aber oft nicht vollständigen) Unterlagen zu einer Beurteilung in dessen Sinn kommen, z. B. indem sie dessen Bewertungen ungeprüft übernehmen

Diese Beispiele zeigen, dass an den Erbstreitigkeiten nicht direkt beteiligte Personen durchaus einen wesentlichen Beitrag zu deren Dynamik und auch zur Vehemenz der Auseinandersetzung leisten können. Daher sollten sich alle Beteiligten darüber im Klaren sein, dass die »Motivation« zu langen Erbstreitigkeiten vor allem auf sehr elementare menschliche Gefühle wie Gier, Neid und Hass sowie das Gefühl der Übervorteilung zurückzuführen ist. Als zusätzliches Moment kommen, je länger die Auseinandersetzungen andauern, noch Ungeduld sowie das Gefühl, endlich Recht bekommen zu müssen, hinzu. In diesem emotionalen Spannungsfeld und in dem für sie kaum durchschaubaren juristischen Verfahren werden häufig von potenziellen Erben hohe Erwartungen an die Fachleute (Juristen, Gutachter) gestellt. Die hohen Erwartungen kann ein psychiatrisches Gutachten oft nicht erfüllen, weil es im Wesentlichen um die Beurteilung der Fähigkeiten einer Person (Erblasser) geht und nicht – wie von potenziellen Erben oft erwartet wird – auch um eine Bewertung der Handlungen Dritter im Zusammenhang mit der Testamentserrichtung. Dies führt oft zur Enttäuschung bei den potenziellen Erben und veranlasst diese, neue Gutachten zu fordern und weiter zu prozessieren.

Bei der Betrachtung der psychodynamischen Gesichtspunkte ist aber auch wichtig, die Sichtweise des Erblassers zu betrachten. Für ihn kann es eine ganze Reihe von Gründen geben, die ihn veranlassen, jemanden bei dem Erbe nicht zu berücksichtigen bzw. ihm nur den Pflichtanteil zukommen zu lassen, u. a.:

- Enttäuschung über die Lebensweise des potenziellen Erben, z. B. entgegen den Wertevorstellungen des Erblassers
- Rechtsstreitigkeiten mit dem Betreffenden
- Ungenügende Unterstützung im Alter, z. B. statt der erwünschten persönlichen Hilfe die Empfehlung, in ein Heim zu ziehen, oder sogar Veranlassung einer Heimunterbringung durch einen potenziellen Erben
- Fehlender Kontakt (zerrüttete Familienverhältnisse, »Patchwork«-Familien)
- Berücksichtigung von Lebenspartnern
- Stiftung für ein ihn bedeutsames Anliegen (karitative Zwecke, Tier- oder Umweltschutz, Forschung für bestimmte Erkrankungen, etc.)
- Und, vor allem wenn Pflegebedürftigkeit besteht, die Absicht, durch eine Einsetzung als Erben oder durch Erbvertrag die lebenslange Pflege durch den Betreffenden zu sichern.

Bei großen Vermögen, insbesondere Firmen, Bauernhöfen etc. kann auch der Gesichtspunkt eine wesentliche Rolle spielen, dass möglichst »alles in einer Hand bleibt.« Auch kann bei einem Erblasser der Wunsch aufkommen, am Lebensende bei denjenigen, von denen er glaubt, sie zeitlebens zu streng oder ungerecht behandelt zu haben, eine Art Wiedergutmachung zu leisten und sie in seinem Testament besonders großzügig zu berücksichtigen.

2 Geschäftsfähigkeit

2.1 Juristische Voraussetzungen

Die Geschäftsfähigkeit ist die Fähigkeit eines Menschen (jur. einer natürlichen Person), rechtlich bedeutsame Handlungen vorzunehmen, insbesondere wirksame Rechtsgeschäfte (z.B. Kauf eines Gegenstandes, Abschließen eines Vertrages etc.) vorzunehmen. Sie ist die entscheidende Voraussetzung, um am öffentlichen Leben teilnehmen zu können. Die entsprechenden gesetzlichen Regelungen finden sich in Deutschland im Bürgerlichen Gesetzbuch (BGB).

Grundsätzlich ist jeder Bürger der Bundesrepublik Deutschland nach Vollendung des 7. Lebensjahres geschäftsfähig (§ 104 Abs. 1 BGB). Aber erst mit der Vollendung des 18. Lebensjahres besteht eine volle Geschäftsfähigkeit, zwischen dem 7. und dem 17. Lebensjahr besteht eine beschränkte Geschäftsfähigkeit (§ 107 BGB).

Die Geschäftsunfähigkeit stellt also eine Ausnahme dar, die gesetzlich in § 104 Abs. 2 BGB bzw. § 105 Abs. 2 BGB geregelt ist.

> **§ 104 Abs. 2 BGB – dauerhafte Geschäftsunfähigkeit**
>
> Geschäftsunfähig ist, wer sich in einem die freie Willensbestimmung ausschließenden Zustand krankhafter Störung der Geistestätigkeit befindet, sofern nicht der Zustand seiner Natur nach ein vorübergehender ist.

Willenserklärungen eines Geschäftsunfähigen sind grundsätzlich nichtig. Ein Geschäftsunfähiger kann wirksam nur durch seinen gesetzlichen Vertreter handeln (z.B. Eltern für ihre Kinder, bei Erwachsenen gesetzlicher Betreuer). Ausnahmen sind in § 105a BGB (Geschäfte des täglichen Lebens) geregelt.

> **§ 105 Abs. 2 BGB – vorübergehende Geschäftsunfähigkeit**
>
> Nichtig ist eine Willenserklärung, die im Zustand der Bewusstlosigkeit oder vorübergehenden Störung der Geistestätigkeit abgegeben wird.

Beschränkt geschäftsfähig sind gemäß Personen zwischen dem 7. und 18. Lebensjahr (Minderjährige). Ihnen gleichgestellt sind gemäß § 1903 BGB Betreute, die einem Einwilligungsvorbehalt unterliegen.

Einige Gesetze nehmen Bezug auf die Geschäftsfähigkeit oder enthalten ähnliche Regelungen:

- Deliktfähigkeit (gemäß § 827 BGB) (▶ Kap. 2.3)
- Ehefähigkeit bzw. Ehemündigkeit (gemäß §§ 1303, 1304, 1314 Abs. 2 Nr. 1 BGB)
- Prozessfähigkeit (gemäß § 52 ZPO) (▶ Kap. 2.4)
- Testierfähigkeit (gemäß §§ 2064, 2229, 2247, 2275 BGB) (▶ Kap. 3)
- Gesetz zur Einwilligung in ärztliche Maßnahmen (§ 630d BGB)
- § 161 des Versicherungsvertragsgesetz (VVG) (▶ Kap. 2.5).

2.1.1 Relative/partielle Geschäftsunfähigkeit

Vielfach wird diskutiert, ob es Einschränkungen der Geschäftsfähigkeit gibt, z. B. auf bestimmte Bereiche oder Angelegenheiten (sogenannte *partielle Geschäftsunfähigkeit*). Nach der Rechtsprechung (BGH, Urteil v. 14.07.1953 – V ZR 97/52; BGH, Urteil v. 19.06.1970 – IV ZR 83/69; BGH, Urteil v. 18.05.2001 – V ZR 126/00) betrifft ein Ausschluss der freien Willensbestimmung seiner Natur nach regelmäßig die ganze Persönlichkeit und wird abgesehen von Sonderfällen nicht auf ein bestimmtes Gebiet beschränkt bleiben. Daher wurde in den Urteilen die Möglichkeit einer partiellen Geschäftsfähigkeit abgelehnt.

Eine bei besonders schwierigen Rechtsgeschäften eingeschränkte Geschäftsunfähigkeit (sogenannte abgestufte oder *relative Geschäftsunfähigkeit*) wird von der Rechtsprechung nicht anerkannt (BGH, Urteil v. 14.07.1953 – V ZR 97/52; BGH, Urteil v. 23.10.1975 – II ZR 109/74; vergleichbarer Tenor: BayObLG, Urteil v. 19.06.1986 – BReg. 3 Z 165/85; BayObLG, Urteil v. 24.11.1988 – BReg. 3 Z 149/88; BayObLG Urteil v. 05.12.1991- BReg 3 Z 182/91).

Hinsichtlich komplexer (Rechts-)Geschäfte ist auf das BGH, Urteil v. 19.06.1970, IV ZR 83/69 zu verweisen: Eine Person, die in der Lage ist, ihren Willen frei zu bestimmen, deren intellektuelle Fähigkeiten aber nicht ausreichen, um bestimmte schwierige rechtliche Beziehungen verstandesmäßig zu erfassen, ist deswegen noch nicht geschäftsunfähig. Es muss ihr vielmehr überlassen bleiben, auf welche Weise sie mit besonderen Lagen fertig werden will. Wenn sie sich dem Rat einer dritten Person fügt, so ist dies aufgrund einer vernünftigen freien Willensentschließung geschehen, sie steht dann auch insoweit nicht unter einem ihre eigene Willensfreiheit ausschließenden Einfluss eines anderen.

Sonderfälle: Die Geschäftsfähigkeit kann wegen Vorliegens einer geistigen Störung für einen beschränkten Kreis von Angelegenheiten (etwa denjenigen, die mit einem Eheprozess zusammenhängen) ausgeschlossen sein (Stichwort: Querulantenwahn) (BGH, Urteil v. 24.09.1955 – IV ZR 162/54).

Das Bundesverfassungsgericht sieht eine partielle Geschäftsfähigkeit im Falle einer Eheschließung als möglich an, wenn der Betreffende in einem psychiatrischen Gutachten für befähigt gehalten wird, im Rahmen einer natürlichen Willensbildung dezidiert Wünsche zu äußern und auf die Erfüllung von Bedürfnissen hinzuwirken (BVerfG, Beschluss v. 18.12.2002, 1 BvL 14/02). Auch bei der Erstellung einer Patientenvollmacht wird vom OLG München (Beschluss v. 05.06.2009 – 33 Wx 278/08) eine hierauf bezogene partielle Geschäftsfähigkeit als möglich angesehen, wenn durch den Betroffenen bewusst und in freier Willensentschließung eine Vertrauensperson bevollmächtigt wurde, auch wenn nicht auszuschließende leichtere kognitive Defizite zu Bedenken gegen die Wirksamkeit anderweitiger Willenserklärungen Anlass geben können.

2.2 Rechtsprechung

2.2.1 Beweislast

BGH, Urteil v. 20.06.1984 – IVa ZR 206/82

Störungen der Geistestätigkeit, die gemäß § 104, Abs. 2 oder § 105 BGB, Abs. 2 zur Geschäftsunfähigkeit führen, sind Ausnahmeerscheinungen und derjenige, der sich auf solche Störungen beruft, muss Tatsachen darlegen, aus denen sich Anhaltspunkte hierfür ergeben. (Vergleichbarer Tenor: KG, Beschluss v. 7.9.1999–1 W 4291/98; OLG Jena, Beschluss v. 04.05.2005 – 9 W 612/04). Jemand ist so lange als geschäftsfähig anzusehen, als nicht seine Geschäftsunfähigkeit zur vollen Gewissheit des Gerichts nachgewiesen wird (BayObLG, Beschluss v. 18.05.1993 – 1Z BR 7/93; OLG Frankfurt/M., Urteil v. 05.09.1995 – 20 W 107/94; OLG Düsseldorf, Urteil v. 06.03.1998 – 7 U 210/95).

2.2.2 Kriterien für Geschäftsfähigkeit

BGH, Urteil v. 14.7.1953 – V ZR 97/52

(Gleicher Tenor: BGH, Urteil v. 19.06.1970 – IV ZR 83/69; Reichsgericht Urteil v. 19.01.1922 – Rep.VI. 585/21, RGZ 103, 399)
Nach § 104 Nr. 2 BGB sind für die Beurteilung der Geschäftsfähigkeit nicht so sehr die Fähigkeiten des Verstandes ausschlaggebend als die Freiheit des Willensentschlusses. Es kommt darauf an, ob eine freie Entscheidung auf-

grund einer Abwägung des Für und Wider, eine sachliche Prüfung der in Betracht kommenden Gesichtspunkte möglich ist, oder ob umgekehrt von einer freien Willensbildung nicht mehr gesprochen werden kann, etwa weil der Betroffene fremden Willenseinflüssen unterliegt oder die Willenserklärung durch unkontrollierte Triebe und Vorstellungen ähnlich einer mechanischen Verknüpfung von Ursache und Wirkung ausgelöst wird. Ein solcher Ausschluss der freien Willensbestimmung wird seiner Natur nach regelmäßig die ganze Persönlichkeit ergreifen und abgesehen von den oben erwähnten Sonderfällen nicht auf ein bestimmtes Gebiet beschränkt bleiben. Eine auf besonders schwierige Geschäfte beschränkte Geschäftsunfähigkeit kann daher grundsätzlich nicht anerkannt werden.

BGH, Urteil v. 20.06.1984 – IVa ZR 206/82

Geschäftsunfähig ist, wer sich in einem die freie Willensbestimmung ausschließenden (nicht nur vorübergehenden) Zustand krankhafter Störung der Geistestätigkeit befindet. Demgemäß kommt es neben einer Störung der Geistestätigkeit vornehmlich darauf an, ob der Erblasser imstande war, seinen Willen frei und unbeeinflusst von der vorliegenden Störung zu bilden und nach zutreffend gewonnenen Einsichten zu handeln. Ausschlaggebend sind dabei weniger die Fähigkeiten des Verstandes als vielmehr die Freiheit des Willensentschlusses. Abzustellen ist daher darauf, ob eine freie Entscheidung nach Abwägung des Für und Wider bei sachlicher Prüfung der in Betracht kommenden Gesichtspunkte möglich war oder ob umgekehrt von einer freien Willensbildung nicht mehr gesprochen werden kann, etwa weil der Erblasser fremden Einflüssen unterlag.

Es reicht für die Annahme von Geschäftsunfähigkeit nicht aus, wenn ein Betreffender die wirtschaftliche Tragweite vermögensrechtlicher Entscheidungen nicht voll zu ermessen vermag oder ob eine Willensentscheidung in einem sinngesetzlichen Zusammenhang noch normal motiviert ist. Wer unklug und kurzsichtig handelt, muss deshalb noch nicht geschäftsunfähig sein (vgl. BayObLG, Beschluss v. 24.11.1988 – BReg. 3 Z 149/88).

2.3 Prozessfähigkeit

Nach § 52 ZPO ist eine Person insoweit prozessfähig, als sie sich durch Verträge verpflichten kann, d. h. also geschäftsfähig ist. Wer sich auf eine Prozessunfähigkeit beruft, muss entsprechende Tatsachen darlegen, aus denen sich ausreichende Anhaltspunkte dafür ergeben (vgl. BGH, 24.09.1955 – IV ZR 162/54; BGH, Urteil v. 10.10.1985 – IX ZR 73/85). Die Prozessfähigkeit kann wegen Vorliegens einer geistigen Störung für einen beschränkten Kreis von Angelegenheiten (etwa diejenigen, die mit einem Eheprozess zusammenhängen, ausgeschlossen sein) (Stichwort: Querulantenwahn) (vgl. BGH, 24.09.1955 – IV ZR 162/54).

2.4 Deliktfähigkeit

> ### § 827 BGB – Ausschluss und Minderung der Verantwortlichkeit
>
> Wer im Zustand der Bewusstlosigkeit oder in einem die freie Willensbestimmung ausschließenden Zustand krankhafter Störung der Geistestätigkeit einem anderen Schaden zufügt, ist für den Schaden nicht verantwortlich. Hat er sich durch geistige Getränke oder ähnliche Mittel in einen vorübergehenden Zustand dieser Art versetzt, so ist er für einen Schaden, den er in diesem Zustand widerrechtlich verursacht, in gleicher Weise verantwortlich, wie wenn ihm Fahrlässigkeit zur Last fiele; die Verantwortlichkeit tritt nicht ein, wenn er ohne Verschulden in den Zustand geraten ist.

2.5 Ehefähigkeit

Gemäß § 1304 BGB kann, wer geschäftsunfähig ist, eine Ehe nicht eingehen. Es handelt sich um einen Unterfall der Geschäftsfähigkeit (vgl. BGH, Urteil vom 11.4.2012, XII ZR 99/10), bei dem es darauf ankommt, ob der Eheschließende in der Lage ist, das Wesen der Ehe zu begreifen und insoweit eine freie Willensentscheidung zu treffen. Die Geschäftsfähigkeit i. S. d. § 1304 BGB ist unter Berücksichtigung der in Art. 6 Abs. 1 GG verfassungsrechtlich garantierten Eheschließungsfreiheit als Ehegeschäftsfähigkeit zu beurteilen und ggf. wird eine diesbezügliche partielle Geschäftsfähigkeit bejaht (vgl. BVerfG, Beschluss v. 18.12.2002 – 1 BvL 14/02).

2.6 Versicherungsvertragsgesetz

Im Fall einer Selbsttötung (Suizid) wird in dem Versicherungsvertragsgesetz (VVG) eine freie Willensbildung als Bedingung für die Leistungspflicht des Versicherers angeführt.

---

§ 161 VVG – Selbsttötung

(1) Bei einer Versicherung für den Todesfall ist der Versicherer nicht zur Leistung verpflichtet, wenn die versicherte Person sich vor Ablauf von drei Jahren nach Abschluss des Versicherungsvertrags vorsätzlich selbst getötet hat. Dies gilt nicht, wenn die Tat in einem die freie Willensbestimmung ausschließenden Zustand krankhafter Störung der Geistestätigkeit begangen worden ist.

2.6.1 Rechtsprechung

Die Beweislast für das Vorliegen einer krankhaften Störung der Geistestätigkeit zum Zeitpunkt des Suizids hat der Anspruchsteller (BGH, Urteil v. 13.10.1993 – IV ZR 220/92, VersR 1994). Die Rechtsprechung bezieht sich in entsprechenden Fällen auf die im BGH, Urteil v. 20.06.1984, IVa ZR 206/82 festgelegten Grundsätze für eine Geschäftsunfähigkeit (LG Bonn, Beschluss v. 12.11.2004 – Az. 9 O 447/04). Dabei können als krankhafte Störung der Geistestätigkeit alle Störungen der Verstandestätigkeit sowie des Willens, des Gefühls und des Trieblebens in Betracht kommen, ohne dass die Manifestation einer Geisteskrankheit erforderlich ist (vgl. BGH, Urteil v. 27.11.1959 – 4 StR 394/59; OLG Karlsruhe, Urteil v. 20.02.2003 – 12 U 205/02; OLG Stuttgart, Urteil v. 27.06.1988 – 5 U 259/87). Auch eine Alkoholintoxikation bzw. eine Mischintoxikation ist zu berücksichtigen (BGH, Urteil v. 19.11.1985 – IVa ZR 40/84; ähnlich OLG Köln, Urteil v. 21.02.2001 – 5 U 127/00).

Allein die Tatsache, dass ein Selbstmörder »nicht normal« ist, reicht für den Nachweis der Unzurechnungsfähigkeit nicht aus. Es lässt sich nicht von vornherein sagen, dass jeder, der sich das Leben nimmt, krankhaft in seiner Geistestätigkeit gestört gewesen sein muss (OLG Karlsruhe, Urteil v. 09.03.1977 – 12 W 17/77). Der Umstand, dass die Tat unerklärlich erscheint, reicht für die Annahme einer Störung der Geistestätigkeit nicht aus. Auch das Fehlen eines bestimmten und ausreichenden Beweggrundes für die Tat kann für sich genommen einen Ausschluss der Steuerungsfähigkeit nicht begründen (vgl. OLG Köln, 21.02.2001 – 5 U 127/00).

3   Testierfähigkeit

Das Erbrecht und die Testierfreiheit gründen auf dem Grundgesetz (Art. 14 Abs. 1 Satz 1). Die Testierfähigkeit ist Voraussetzung, um ein Testament wirksam errichten, ändern oder aufheben zu können. Die Testierfähigkeit ist eine Unterform der Geschäftsfähigkeit und von dieser zu unterscheiden (vgl. BayObLG, Urteil v. 28.05.1993 – 1 Z BR 7/93; BayObLG, Urteil v. 06.03.1996 – 1 Z BR 199/95; BayObLG, Urteil v. 06.04.2001 – 1 Z BR 123/00).

3.1   Juristische Voraussetzungen

Die juristischen Voraussetzungen der Testierfähigkeit werden in § 2229 BGB geregelt, dabei wird von dem Grundsatz ausgegangen, dass jeder Mensch mit Vollendung des 16. Lebensjahrs testierfähig ist. Nicht testierfähig ist nach § 2229 Abs. 4 BGB, wer

- wegen einer krankhaften Störung der Geistestätigkeit (▶ Kap. 5),
- wegen einer Geistesschwäche (▶ Kap. 6) oder
- wegen einer Bewusstseinsstörung (▶ Kap. 7)

nicht in der Lage ist, die Bedeutung einer von ihm abgegebenen Willenserklärung einzusehen und nach dieser Einsicht zu handeln.

3.2   Rechtsprechung

Es gilt der Grundsatz, dass eine Störung der Geistestätigkeit die Ausnahme bildet. Daher ist ein Erblasser so lange als testierfähig anzusehen, als nicht seine Testierunfähigkeit zur vollen Gewissheit des Gerichts nachgewiesen wird (BayObLG, Urteil v. 18.12.1991 – BReg 1 Z 45/91; OLG Frankfurt/M, Urteil v. 05.09.1995 – 20 W 107/94; OLG Frankfurt/M, Urteil. v. 19.02.1997 – 20 W 409/94). Ohne konkrete Anhaltspunkte braucht das Nachlassgericht von möglichen Erben geäußerten Zweifeln an der Testierfähigkeit des Erblassers nicht nachzugehen (OLG Frankfurt/M, Urteil v. 13.03.2003 – 20 W 339/01).

3.2.1 Beweislast

Die Beweislast hat derjenige, der die Testierfähigkeit anzweifelt. D. h. derjenige, der die Testierfähigkeit anzweifelt, muss den Beweis antreten, dass der Erblasser zum Zeitpunkt der Erstellung des Testaments nicht mehr in der Lage dazu war (KG, Urteil v. 07.09.1999 – 1 W 4291/98; OLG Jena, Urteil v. 04.05.2005 – 9 W 612/04; OLG Frankfurt/M, Urteil. v. 19.02.1997 – 20 W 409/94). Die Beweislast der Echtheit des Testaments hat derjenige, der Ansprüche aus dem Testament ableitet (OLG Köln, Urteil v. 12.12.2003 – 2 WX 25/03). Bei Zweifeln an der Echtheit des Testaments oder bei Nachträgen zum Testament ist ein Schriftsachverständiger hinzuzuziehen (BayObLG, Urteil v. 28.05.1993 – 1 Z BR 7/93; BayObLG, Urteil v. 02.10.2002 – 1 Z BR 68/02).

Wenn die Testierunfähigkeit trotz Ausschöpfung aller Aufklärungsmöglichkeiten im Zeitpunkt der Testamentserrichtung nicht von Amts wegen festgestellt werden kann, so hat derjenige, der die Feststellungslast hat (d. h. die Testierunfähigkeit annimmt) im Erbscheinverfahren die daran geknüpften Nachteile zu tragen (OLG Jena, Urteil v. 04.05.2005 – 9 W 612/04). Wenn das Testament nicht datiert und auch nicht aufgrund sonstiger Umstände datierbar ist, trifft die Feststellungslast denjenigen, der Rechte hieraus für sich in Anspruch nimmt, wenn feststeht, dass der Erblasser zu irgendeinem Zeitpunkt während des in Betracht kommenden Zeitraums der Testamentserrichtung testierunfähig war (OLG Jena, Urteil v. 04.05.2005 – 9 W 612/04). Wenn die Testierunfähigkeit des Erblassers zu irgendeinem Zeitpunkt feststeht, aber nicht klar ist, wann er das Testament errichtet hat, so ist dieses nach § 2247 V BGB als unwirksam anzusehen (BayObLG, 11.4.1996 – 1 Z BR 163/95).

Das Interesse des Erblassers, nicht schon zu Lebzeiten über die Verteilung seines Nachlasses Rechenschaft geben und sich von seinem potenziellen Erben mit Prozessen überhäufen lassen zu müssen, geht vor. Daher kann ein möglicher Erbe erst nach dem Tode des Erblassers die angebliche Testierunfähigkeit rechtlich prüfen lassen (OLG Frankfurt/M, Urteil v. 30.01.1997 – 20 W 21/97).

3.3 Spezielle Aspekte

3.3.1 Partielle Testierfähigkeit

Eine sogenannte partielle Testierunfähigkeit wird von der Rechtsprechung verneint. D. h. die Möglichkeit, dass die Fähigkeit, ein Testament zu verfassen, auf einige Teilbereiche begrenzt ist, wird von Juristen nicht anerkannt. Es gibt also keine nach Schwierigkeitsgrad des Testaments abgestufte Testierfähigkeit; die Fähigkeit zur Testamentserrichtung ist entweder gegeben oder fehlt ganz (BayObLG, Urteil v. 31.01.1991 – BReg 1 a Z 37/90).

3.3.2 Testament eines Betreuten

Für die Beurteilung der Testierfähigkeit von unter Betreuung stehenden Personen gelten die gleichen Grundsätze, denn ein Betreuer hat keinen Einwilligungsvorbehalt hinsichtlich der Testamentserrichtung (§ 1903 Abs. 2 BGB). Wenn in einem fachärztlichen Attest (z. B. Betreuungsgutachten) die Testierfähigkeit bei einem Betreuten nicht zweifelsfrei verneint wird, so ist davon auszugehen, dass die Testierfähigkeit vorliegt (OLG München, Urteil v. 31.10.2014 – 34 Wx 293/14). Wenn eine Betreuung nach der Abfassung eines Testaments durch ein Vormundschaftsgericht aufgrund eines psychiatrischen Gutachtens eingerichtet wird, kann ohne weitere Anhaltspunkte nicht geschlossen werden, dass der Erblasser bereits im Zeitpunkt der Testamentserrichtung nicht mehr testierfähig war (OLG Celle, Urteil v. 11.03.2003 – 6 W 16/03).

3.4 Inhalt des Testaments

Nachträgliche Zusätze unter ein (notariell beglaubigtes) Testament sind nur gültig, wenn sie am Schluss unterschrieben sind (OLG München, Beschluss v. 13.09.2011 – 31 Wx 298/11).

Die Testierfreiheit gründet sich auf das Grundgesetz (Art. 14 Abs. 1 Satz 1). Daher ist es nach der Rechtsprechung ohne Bedeutung, welche Beweggründe einen Erblasser veranlasst haben. Sein Wille ist grundsätzlich auch dort zu respektieren, wo seine Motive keine Achtung verdienen (vgl. BGH, Beschluss v. 31.03.1970 – III ZB 23/68). Ein Erblasser muss seine letztwillige Verfügung nicht durch vernünftige und von Dritten nachvollziehbare Gründe rechtfertigen (BayObLG, Beschluss v. 31.01.1991 – BReg 1 a Z 37/90). Der Inhalt der letztwilligen Verfügung ist nicht hinsichtlich seiner Angemessenheit zu beurteilen, sondern es geht nur darum, ob das Testament frei von krankheitsbedingten Störungen zu Stande gekommen ist (vgl. OLG Celle, Beschluss v. 11.03.2003 – 6 W 16/03; OLG Rostock, Beschluss v. 05.06.2009 – 3 W 47/09). Die Einsetzung eines familienfremden Erben ist möglich (vgl. OLG Frankfurt/M, Urteil v. 05.09.1995 – 20 W 107/94). So kann auch eine Geliebte zur Erbin bestimmt werden (vgl. OLG Düsseldorf, Beschluss v. 22.08.2008 – I 3 Wx 100/08). Gesetzliche Erben können die Erbeinsetzung des testamentarischen Erben nicht nur deshalb anfechten, weil es zwischen ihnen und dem testamentarischen Erben (z. B. mit Lebensgefährtin des Erblassers) Streitigkeiten gegeben hat (OLG Frankfurt, Urteil v. 13.03.2003 – 20 W 339/01).

4 · Freier und natürlicher Wille

Nach deutschem Recht ist eine freie Willensbestimmung Voraussetzung für die Fähigkeit, rechtlich bindend Geschäfte zu tätigen (z. B. Verträge zu schließen etc.). Sie ist daher in folgenden Gesetzen enthalten:

- Geschäftsfähigkeit (§ 104 Abs. 2 BGB bzw. § 105 Abs. 2 BGB),
- Deliktfähigkeit (§ 827 BGB)
- Testierfähigkeit (§ 2229 Abs. 4 BGB)
- Anspruch auf Auszahlung einer Lebensversicherung bei Suizid in den ersten drei Jahren nach Vertragsabschluss (§ 161 Abs. 1 VVG).

Der freie Wille ist auch für die Schuldfähigkeit bei Straftaten von sehr großer Bedeutung (Stompe und Schanda 2010). Der juristische Begriff »Wille« ist im Sinne des psychologischen Begriffes von Selbststeuerung und damit Selbstbestimmung zu verstehen. Von juristischer Seite wird in Deutschland eine Unterscheidung vorgenommen in

- freier Wille,
- natürlicher Wille,
- mutmaßlicher Wille.

Der mutmaßliche Wille ist ein Rechtsbegriff für einen hilfsweise angenommenen Willen (vgl. § 683 BGB). Er ist vor allem bei Patienten von Bedeutung, die keine Einwilligung geben können. Entsprechende gesetzliche Regelungen finden sich in § 630d Abs. 1 Satz 3 BGB und § 1901a Abs. 2 BGB (► Kap. 4.5). Der Rechtsbegriff »natürlicher Wille« wird nur im Betreuungsrecht gebraucht (► Kap. 4.4).

4.1 Philosophische und neurowissenschaftliche Aspekte

Die Fähigkeit, einen freien Willen zu bilden, ist Gegenstand zahlreicher philosophischer Betrachtungen (u. a. Descartes 1648; Hegel 1986; Kant 1817). In der Philosophie gibt es einen langen Streit darüber, ob es einen freien Willen geben kann oder nicht (Indeterminismus-Determinismus-Problem).

In der experimentellen Hirnforschung hat die Frage der (freien) Willensbildung zu zahlreichen Untersuchungen und daraus folgenden Modellvorstellungen geführt (s. Übersicht Lavazza 2016). Ausgangspunkt waren neurophysiologische (EEG) Untersuchungen, bei denen bei Willkürbewegungen ein vorangehendes sogenanntes »Bereitschaftspotenzial« nachgewiesen werden konnte (Libet et al. 1979), d. h. es ist schon eine elektrische Aktivität des Gehirns messbar, bevor der Betreffende sich der Handlung (Einleitung der Bewegung) bewusst wird. Dieser und ähnliche Versuche wurden als Bestätigung der These angesehen, dass der Wille nicht frei, sondern determiniert ist (u. a. G. Roth 2012; Singer 2010). Neuere Untersuchungen führten zu komplexeren integrativen Modellvorstellungen (Dias 2016, Lavazza 2016).

Anzumerken ist aber im Hinblick auf die in diesem Buch behandelten komplexen mentalen Fähigkeiten, dass es in den oben genannten Experimenten um »Willkürbewegungen« ging, d. h. um die Planung und Ausführung von Bewegungen. Die zugrundeliegenden »Bewegungsmuster« sind in dem sogenannten prozeduralen Gedächtnis, einem Teil des impliziten Gedächtnisses, gespeichert (▶ Kap. 4.3.2). Die Ausführung der Bewegungen wird im Wesentlichen durch das Kleinhirn und den motorischen Cortex veranlasst.

Dagegen kommt es bei den im Kontext dieses Buches behandelten mentalen Fähigkeiten (v. a. eine Entscheidung vorzubereiten und zu treffen [Decision-making]) auf die Funktionsfähigkeit anderer Hirnstrukturen an (Darby und Dickerson 2017, Fellows 2018, Lee und Seo 2016), v. a. des präfrontalen Cortex und des funktionierenden episodischen (autobiografischen) Gedächtnisses. Auf Letzteres kann nach dem aktuellen neuropsychologischen Erkenntnisstand »bewusst« zugegriffen werden (Piefke und Fink 2013) (▶ Kap. 4.3.2).

Im Allgemeinen wird unter Willensfreiheit verstanden: sich frei fühlen, Entscheidungen darüber zu treffen, was man nach persönlichen Motiven und Neigungen und im Rahmen der Möglichkeiten tun oder lassen will. Hierbei handelt es sich genau genommen um die Handlungsfreiheit. Dabei ist für das Gefühl der Freiheit wichtig, dass man sich keinem inneren oder äußeren Zwang bei der Entscheidung ausgesetzt fühlt (vgl. Hegel 1986). In einem gesellschaftlichen Rahmen sollten alle diese personale Freiheit haben. Dieses Konzept ist dem Determinismus und neurowissenschaftlichen Erkenntnissen verträglich (H. Walter 2004). Dieses »Selbstbestimmungsrecht« ist eine wesentliche Grundlage der freiheitlich demokratischen Grundordnung. Auf ihm basiert auch die deutsche Rechtsphilosophie, deren wesentliche Prinzipien der Willensfreiheit auf Immanuel Kant zurückgeführt werden können (H. Walter 1999). In der deutschen Rechtsprechung geht es vorrangig um die Urteilsfähigkeit, die Fähigkeit des Abwägens »Für und Wider« und die Fähigkeit, hieraus einen Entschluss zu fassen im Sinne des Kant'-schen Alternativismus.

In Anlehnung an Pauen (2004) sind als wesentliche Punkte einer Willensfreiheit anzusehen:

- Die Fähigkeit einer Person, unabhängig von äußeren Einflüssen autonom über eine eigene Willensbestimmung zu verfügen (Autonomieprinzip)
- Die Person ist Verursacher einer Kausalkette (Urheberprinzip)

- Die Person hätte den Willensakt auch unterlassen können (Deliberationsprinzip)
- Die Person hätte unter identischen Umständen auch anders handeln können (Prinzip der alternativen Möglichkeiten)
- Freiwillige Handlungen müssen als auf einer vernünftigen (reflektierten) Entscheidung basierend erklärt werden (Intelligibilitätsprinzip)

Die philosophischen Überlegungen zum freien Willen beziehen sich nicht auf Personen mit einer »Geisteskrankheit«. In diesem Zusammenhang ist der Hinweis wichtig, dass nicht nur von neurowissenschaftlicher Seite, sondern auch von tiefenpsychologischer Seite der Wille nicht als frei angesehen wird. So ist Freud (1915) davon ausgegangen, dass Triebe den Willen wesentlich bestimmen. Diese Betrachtungsweise findet sich in dem BGH-Urteil v. 19.06.1970 – IV ZR 83/69 wieder: von einer freien Willensbildung kann nicht mehr gesprochen werden, wenn die Willensbildung durch unkontrollierte Triebe und Vorstellungen ähnlich einer mechanischen Verknüpfung von Ursache und Wirkung ausgelöst wird.

Es stellt sich also die Frage, welche Anhaltspunkte für eine Einschränkung der freien Willensbildung bei Personen mit einer »Geisteskrankheit« herangezogen werden können. Nach Habermeyer und Saß (2002a) kann von freier Willensbestimmung nicht mehr gesprochen werden, wenn eine Erkrankung

- die Umsetzung persönlicher Wertvorstellungen verhindert, indem sie kognitive Voraussetzungen der Entscheidungsfindung, Planung, Reflektion und Zielgerichtetheit verunmöglicht, oder
- die Persönlichkeit des Betroffenen soweit verändert, dass der Zugang zu persönlichen Wertvorstellungen verstellt bzw. das Wertgefüge verformt wird.

4.2 Rechtsprechung

Der BGH hat in seinem Urteil vom 05.12.1995 (XI ZR 70/95) Anhaltspunkte für eine freie Willensbestimmung zusammengestellt. Ein Ausschluss der freien Willensbestimmung liegt vor, wenn

- jemand nicht imstande ist, seinen Willen frei und unbeeinflusst von der vorliegenden Geistesstörung zu bilden und
- nach zutreffend gewonnenen Einsichten zu handeln.
- Abzustellen ist dabei darauf, ob eine freie Entscheidung nach Abwägung des Für und Wider bei sachlicher Prüfung der in Betracht kommenden Gesichtspunkte möglich ist oder
- ob umgekehrt von einer freien Willensbildung nicht mehr gesprochen werden kann, etwa weil infolge der Geistesstörung Einflüsse dritter Personen den Willen übermäßig beherrschen (▶ Kap. 10.4.1).

In weiteren Urteilen hat der BGH die Voraussetzung für eine freie Willensbestimmung präzisiert:

> **BGH, Urteil v. 23.10.1975 – II ZR 109/74 (Willensschwäche)**
>
> Die freie Willensbestimmung bei Abgabe einer Willenserklärung fehlt nur dann, wenn sie nicht nur geschwächt und gemindert, sondern völlig ausgeschlossen ist. Bloße Willensschwäche schließt die Möglichkeit freier Willensbildung nicht aus. Bestimmte krankhafte Vorstellungen und Empfindungen des Erklärenden müssen derart übermäßig geworden sein, dass eine Bestimmung des Willens durch vernünftige Erwägungen ausgeschlossen war.

> **BGH, Urteil v. 19.06.1970 – IV ZR 83/69**
>
> Eine Person, die in der Lage ist, ihren Willen frei zu bestimmen, deren intellektuelle Fähigkeiten aber nicht ausreichen, um bestimmte schwierige rechtliche Beziehungen verstandesmäßig zu erfassen, ist deswegen noch nicht geschäftsunfähig. Es muss ihr vielmehr überlassen bleiben, auf welche Weise sie mit besonderen Lagen fertig werden will. Wenn sie sich dem Rat einer dritten Person fügt, so ist dies aufgrund einer vernünftigen freien Willensentschließung geschehen, sie steht dann auch insoweit nicht unter einem ihre eigene Willensfreiheit ausschließenden Einfluss eines anderen.

Die Frage, wie »Wille« im zivilrechtlichen Kontext definieren werden kann, ist nicht zufriedenstellend geklärt (Habermeyer und Saß 2002b; Habermeyer 2009, S. 55–61; Reischies 2007, S. 114).

4.3   Prozess der Willensbestimmung

Nicht nur die rechtliche Lage, sondern auch die Begrifflichkeit ist komplex, daher wird hier ein Versuch unternommen, den Prozess der Willensbestimmung darzustellen (▶ Abb. 4.1). Die Willensbestimmung umfasst drei wesentliche Aspekte:

- *Willensbildung:* Hiermit ist der Prozess gemeint, aus einem Motiv, das in einer Idee oder einem Gedanken, der auf der Lebenserfahrung des Betreffenden aufbaut, bestehen oder auf einem Gefühl (z. B. Hunger) beruhen kann,
- *Urteilsbildung:* durch Abwägen auf dem Boden der im Leben gemachten Erfahrungen und der daraus abgeleiteten Wertmaßstäbe die verschiedenen Möglichkeiten zur Erreichung des Ziels (z. B. essen, um den Hunger zu stillen) herauszuarbeiten und zu beurteilen, um

- *Willensentschluss:* dann aus diesen Möglichkeiten eine auszuwählen und umzusetzen.

Dieser Willensentschluss kann sich in verschiedenen Formen einer Willenserklärung manifestieren:

- Handlung (z. B. Unterschreiben einer vorbereiteten Vereinbarung)
- Schriftliche Willenserklärung (z. B. Schreiben eines Testaments) oder
- Mündliche Willensäußerung (z. B. Anruf beim Notar zur Terminvereinbarung für Vertragsabfassung und dortige Erörterung der Vertragsbestandteile)

Auch Nichtstun oder Schweigen können auf einem Willensentschluss beruhen, z. B. kein Testament zu errichten und damit die gesetzliche Erbfolge eintreten zu lassen.

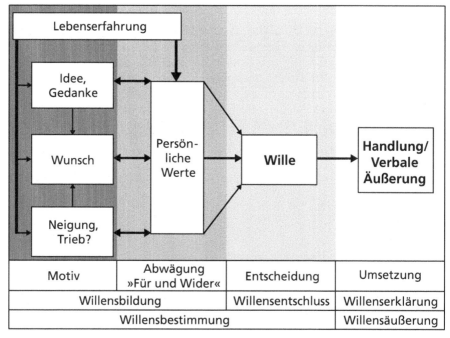

Abb. 4.1: Schematischer Ablauf der Stufen der Willensbildung, Willensbestimmung und der Willensäußerung

Ein Phasenmodell des Willensprozesses ist von Heckhausen (1989) vorgeschlagen wurden. Es unterscheidet die Phasen: Abwägen, Planen, Handeln und Bewerten. Die Willensbildung und der Willensentschluss sind als ein komplexer neuropsychologischer Prozess anzusehen, der das Vorhandensein bestimmter Fähigkeiten voraussetzt (▶ Abb. 4.2) (Wetterling 2002, 2010a):

Der Prozess von Willensbildung und -entschluss

- Aufnahme von Information (aus der Umgebung)
- Speicherung von Informationen
- Abruf von gespeicherten Informationen
- Verarbeiten von Informationen
- Beurteilen von Informationen und ggf. daraus abgeleitet eine Entscheidung (Entschluss)
- Umsetzung des Entschlusses

Dabei besteht eine Hierarchisierung derart, dass der Prozess der Willensbildung nur dann geordnet erfolgt, wenn in der Abfolge der oben genannten einzelnen Funktionen die vorangehende ohne größere Störungen abgelaufen ist. Bei Beeinträchtigung einer oder mehrerer dieser Fähigkeiten kann die freie Willensbildung eingeschränkt oder bei einer schwerwiegenden Funktionsstörung auch aufgehoben sein. In diesem Kontext ist unter Fähigkeit zu verstehen, dass der Betreffende aufgrund seiner körperlichen und mentalen Anlagen, die durch Lernen bzw. Training modifiziert werden können, im Stande ist, aktiv konkrete Aufgaben zu bewältigen. Im Folgenden werden diese Fähigkeiten genauer charakterisiert.

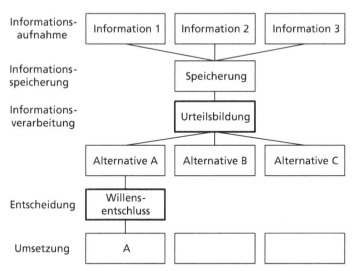

Abb. 4.2: Schematische Darstellung der Fähigkeiten, die zur Willensbestimmung erforderlich sind (in Anlehnung an Wetterling 2002, 2010a)

4.3.1 Informationsaufnahme

Die Wahrnehmung der Außenwelt durch die Aufnahme von Informationen in Form von optischen oder akustischen Signalen (z. B. Schrift und Sprache) ist eine wichtige Voraussetzung, um einen freien Willen zu bilden (Northoff 2010). Die Wahrnehmung von Signalen aus der Umgebung ist an eine Reihe von Voraussetzungen gebunden. Hier sind vor allem die sensorischen Fähigkeiten und die Bereitschaft, die Signale wahrzunehmen, zu nennen. Die Wahrnehmung unterliegt vielfältigen kurz- und langfristigen Einflüssen bzw. Faktoren, die in der Person des Betreffenden liegen (Scocchia et al. 2014), u. a. inwieweit der wahrgenommene Gegenstand oder Sachverhalt schon vorher bekannt war und/oder mit Emotionen und bestimmten Erwartungen verbunden war/ist.

Sensorische Voraussetzungen

Um Informationen aus der Umwelt aufnehmen zu können, bedarf es funktionierender Sinnesorgane. In Hinblick auf die Willensbildung sind v. a. die Seh- und Hörfähigkeit von Bedeutung. Diese können einzeln oder auch gleichzeitig gestört sein, z. B. aufgrund einer Beeinträchtigung von Geburt an (z. B. angeborene Blindheit, Taubheit) oder (zunehmender) Funktionsverlust im Laufe des Lebens. Besonders bei Hochbetagten sind häufig die Sehfähigkeit (z. B. bei grauem Star oder Makuladegeneration) oder/und die Hörfähigkeit (Presbyakusis) stark eingeschränkt (Steinhagen-Thiessen und Borchelt 2010). Eine starke Minderung der Sehfähigkeit kann dazu führen, dass die Betroffenen nicht mehr in der Lage sind, zu lesen, d. h. geschriebene, gedruckte oder Bildschirminformationen aufzunehmen. Eine Einschränkung der Hörfähigkeit (Schwerhörigkeit) kann je nach Ausprägungsgrad zu einer Beeinträchtigung der verbalen Kommunikationsfähigkeit führen und so eine Aufnahme von akustischen Informationen stören bzw. bei Taubheit unmöglich machen. Ein Ausgleich einer beeinträchtigten Seh- bzw. Hörfähigkeit ist durch Hilfsmittel (Brille, Hörgeräte) bis zu einem gewissen Grad möglich.

Die Informationsaufnahme aus der Umwelt kann auch dadurch beeinträchtigt sein, dass Bilder oder Geräusche etc. wahrgenommen werden, ohne dass entsprechende äußere Reize vorhanden sind. Hierbei sind verschiedene Formen zu unterscheiden (zur weiteren Differenzierung s. Scharfetter 2010, S. 205):

1. Der Betreffende kann reflektieren und auf Nachfrage angeben, dass es sich dabei um Fehlwahrnehmungen handelt (psychopathologisch: Pseudohalluzinationen)
2. Der Betreffende kann seine Wahrnehmungen nicht genau einordnen, weil er sie nicht genau erkennen kann (psychopathologisch: Illusion)
3. Der Betreffende sieht die Wahrnehmungen als real an, d. h. meint, dass sie wirklich vorhanden sind (psychopathologisch: Halluzinationen) (▶ Kap. 10.1.1)

Bei dem ersten Phänomen handelt es sich um ein schon lange bekanntes Phänomen. Am bekanntesten ist der sogenannte Phantomschmerz. Die Betreffenden nehmen Schmerzsensationen wahr, die sie in amputierte Gliedmaßen lokalisieren. Dieses Phänomen beruht wahrscheinlich auf fehlerhaften Reorganisationsprozessen in der Hirnrinde (Flor et al. 2006). Die Wahrnehmung von optischen Reizen bis hin zu Bildsequenzen tritt vor allem bei älteren Menschen mit einer stark eingeschränkten Sehfähigkeit auf (Teunisse et al. 1996). Nach dem Erstbeschreiber Bonnet (1760) wird dieses Phänomen oft als Charles-Bonnet-Syndrom bezeichnet. Die Wahrnehmung von akustischen Reizen (Murmeln von Menschen bis hin zu Musiksequenzen) tritt vor allem bei älteren Menschen mit einer stark eingeschränkten Hörfähigkeit auf. Meist besteht gleichzeitig ein ausgeprägter Tinnitus (Geräusch im Hochtonbereich). Ein Erklärungsversuch für die genannten Störungen ist, dass wenn die entsprechenden sensorischen Fähigkeiten nicht mehr vorhanden sind (z. B. Hörverlust für hohe Töne, Visusverlust etc.), keine entsprechenden Signale mehr an das Gehirn übermittelt werden. Aber das Gehirn »erwartet« (aus jahrzehntelanger Erfahrung) ein Signal aus der Peripherie und produziert dann selbst ein Pseudo-Signal. Besondere hohe Anforderungen stellt die Wahrnehmung multimodaler Reize dar, z. B. das gleichzeitige Erkennen der Mimik und des gesprochenen Wortes einer Person (▶ Kap. 4.3.2 »Dekodierung«). Hierzu ist es bei einer Vielzahl von Reizen (z. B. Menschengruppe) erforderlich, die Wahrnehmung fokussieren zu können (s. u. »Wachheit und Aufmerksamkeit«).

Eine Störung der Fähigkeit, Informationen aus der Umwelt aufnehmen zu können, manifestiert sich im Alltag oft in Schwierigkeiten in der Kommunikation und/oder einer Desorientiertheit, die verschiedene Bereiche (v. a. zeitlich, örtlich und zur Situation) umfassen kann.

Wachheit und Aufmerksamkeit (Vigilanz)

Die Aufnahme von Informationen aus der Außenwelt ist abhängig davon, dass der Betreffende wach ist. Der Mensch schläft mehrere Stunden am Tag. Verminderter Schlaf führt zu einer Störung der kognitiven Leistungsfähigkeit tagsüber (Yun et al. 2015). Durch Hirnschädigungen unterschiedlicher Art können Zustände verursacht werden, die Schlafzuständen ähneln (Scharfetter 2010, S. 63–70) (▶ Abb. 4.3):

• Benommenheit
• Somnolenz (= schläfrig, aber leicht aufzuwecken)
• Sopor (= tiefer Schlaf, nur durch starke Reize, z. B. Schmerz, aufzuwecken)
• Koma (= nicht aufzuwecken)

Diese Zustände werden als quantitative Bewusstseinsstörungen bezeichnet (▶ Kap. 7). Zur schnellen Erfassung wird meist die Glasgow-Coma-Scale (Teasdale und Jennett 1974) verwendet. Mit dieser Skala kann eine Schweregradeinteilung anhand der Fähigkeit zu kommunizieren, die Augen zu öffnen und der motorischen Reaktion vorgenommen werden. Bei schweren Hirnschädigungen, z. B. nach einer Reanimation, kommt es mitunter zu einem Zustand, in dem der Betreffende wach wirkt, aber keinerlei Reaktion auf Außenreize zeigt. Dieser schwer beschreibbare Zustand, der aphallisches Syndrom oder Coma vigile genannt wurde, sollte daher nach neueren Erkenntnissen als reaktionslose Wachheit bezeichnet werden (Bender et al. 2015).

Dieses Zustandsbild weist darauf hin, dass neben der Wachheit auch die Fähigkeit, äußere Reize wahrnehmen und auf sie reagieren zu können, von Bedeutung ist. Sie wird meist als Aufmerksamkeit bezeichnet. Die Aufmerksamkeit kann unterschiedlich ausgeprägt sein. In dem Zustand der Relaxation (z. B. »Dösen« oder auch Meditation) werden nur sehr starke Außenreize wahrgenommen (▶ Abb. 4.3). Eine adäquate Informationsaufnahme ist vor allem abhängig von der Fähigkeit, die Aufmerksamkeit auf ein bestimmtes Objekt zu richten, z. B. den Sprechenden in einer größeren Anzahl von Menschen. Für die Informationsaufnahme ist auch die Fähigkeit wichtig, die Aufmerksamkeit (auf ein bestimmtes Objekt) längere Zeit aufrechterhalten zu können (Konzentrationsfähigkeit). Die Aufmerksamkeit und Konzentrationsfähigkeit können bei Schlafstörungen erheblich beeinträchtigt sein (Durmer und Dinges 2005; Killgore 2010). Folgende Faktoren können die Aufmerksamkeit und Konzentrationsfähigkeit ebenfalls beeinflussen:

Äußere Faktoren wie

- Tageszeit (zirkadiane Rhythmik)
- Umgebung (z. B. Lärm, zu viele oder zu wenig Reize)
- Arbeitsbelastung
- Komplexität und Schwierigkeit der Aufgabe
- Vertrautheit mit der Aufgabe
- Ausmaß des Risikos bei Versagen/Nichtbewältigung der Aufgabe

In der Person des Betreffenden liegende Faktoren wie

- Emotionale Betroffenheit
- Körperliche Erschöpfung (z. B. bei schwerer Erkrankung)
- Schmerzen

Die Fähigkeit, die Aufmerksamkeit längere Zeit auf eine bestimmte Sache/Aufgabe konzentrieren zu können, wird meist als Vigilanz, (lat. vigilantia »Wachheit«, »Schlauheit«) bezeichnet. Die Vigilanz ist Ausdruck des Aktivierungsniveaus des Gehirns. Dabei sind verschiedene Stadien zu unterscheiden, die mithilfe der Elektroenzephalografie (EEG) abgrenzbar sind (B. Roth 1961). Die Aktivierung des Gehirns erfolgt über das aufsteigende retikuläre System (ARAS) im Hirnstamm (Teil der Formatio reticularis) (Hansen 2013a), dessen Aktivität eine zirkadiane Rhythmik zeigt. Ein erhöhtes Aktivierungsniveau wird als Hyperarousal und ein vermindertes als Hypoarousal bezeichnet. Sowohl ein Hyperarousal als auch ein Hypoarousal beeinträchtigen die Aufmerksamkeit (▶ Abb. 4.3). Die Vigilanz kann durch einige neuropsychiatrische Erkrankungen (▶ Kap. 10.1.2) oder auch durch emotionale Einflüsse erheblich beeinträchtigt sein. Bei den letz-

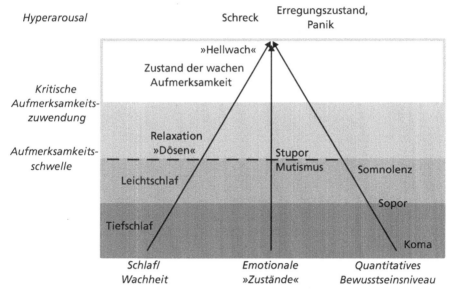

Abb. 4.3: Schematische Darstellung der verschiedenen Stufen der Aufmerksamkeit.

teren handelt es sich meist um sehr kurzzeitige »Ausnahmezustände« (Ausnahme: Stupor) (▶ Kap. 7.2) oder längere Bedrohungssituationen.

Eine Störung der Vigilanz macht sich im Alltag meist durch Schwierigkeiten in der Kommunikation (z.B. verstärkte Ablenkbarkeit) und eine Einschränkung der Orientierung zur Situation oder der Schwierigkeit, einem längeren Gespräch zu folgen, bemerkbar.

4.3.2 Speicherung und Abruf von Informationen

Die Speicherung von Informationen ist eine wichtige Voraussetzung für die freie Willensbildung, da durch Lernen bzw. das Sammeln von Erfahrungen während des Lebens Wertvorstellungen gebildet werden können (▶ Abb. 4.1).

Dekodierung

Die Speicherung von Informationen im Gedächtnis kann stark gestört bzw. unmöglich sein, wenn Schwierigkeiten bei der Dekodierung der aufgenommenen Information bestehen. So kann der Sinngehalt einer schriftlichen Information z.B. bei Analphabetismus, Dyslexie etc. (▶ Kap. 6.2) oder bei Informationen in einer dem Betreffenden fremden Sprache bzw. in einer nicht bekannten Schrift/Symbolen nicht erfasst werden. Analphabetismus, die Unfähigkeit lesen und schreiben zu können, beruht häufig auf einer unzureichenden schulischen Ausbildung. Einer Dyslexie, der Unfähigkeit, lesen zu lernen, liegen sehr komplexe

41

Störungen zugrunde, die sowohl die Verknüpfung optischer und akustischer Signale als auch die visuelle Wahrnehmung betreffen. Dabei ist die Fähigkeit eingeschränkt, bestimmte Stimuli (Buchstaben) von anderen ähnlich aussehenden in deren Umfeld diskriminieren zu können, z. B. D und P oder B und R (Gori und Facoetti 2015). Die gesprochene Sprache kann von Menschen mit sensorischer Aphasie, z. B. nach einem Schlaganfall (▶ Kap. 5.8.8), oder Autismus (▶ Kap. 5.8.1) nicht richtig dekodiert werden.

Eine besonders schwierige Aufgabe besteht für das Gehirn darin, verschiedene gleichzeitig auftretende sensorische Reize, z. B. visuelle und akustische, einem bestimmten Objekt (z. B. einem Menschen in einer Gruppe) zuzuordnen und entsprechend als zusammengehörig zu dekodieren oder zu erkennen, dass die Reize von zwei verschiedenen Objekten/Personen kommen (Driver und Noesselt 2008; Kayser und Shams 2015; Rohe und Noppeney 2015). Auch wenn die Reize (z. B. gesprochenes Wort und Mimik) von einer Person nicht stimmig sind, bzw. widersprüchlich erscheinen, entstehen große Schwierigkeiten in der Dekodierung. Solche Personen werden im Volksmund mitunter als »falsch« bezeichnet. Dies ist Ausdruck dafür, dass eine Verunsicherung durch die Unstimmigkeit von Reizen ausgelöst werden kann. Die Fähigkeit zur Wahrnehmung im sozialen Kontext, z. B. Mimik erkennen, wird in der wissenschaftlichen Literatur meist als »Theory of Mind« bezeichnet (Förstl 2012).

Speicherung von Informationen

Die Speicherung von Informationen nach der Umwandlung von sensorischen Reizen in neuronale ist wiederum ein komplexer Vorgang (Konsolidierung), der erst zum Teil geklärt ist (Squire und Wixted 2011; Wixted et al. 2014). Dabei kommt dem Schlaf eine wichtige Rolle zu (Dudai et al 2015). Der Fähigkeit zum Speichern von Informationen kommt in Hinblick auf das Lernen eine sehr große Bedeutung zu. Denn das Lernen besteht u. a. darauf, Erfahrungen, die nach dem Prinzip »Versuch und Irrtum« erworben wurden, speichern und später wieder gezielt abrufen zu können.

Die Gesamtheit der gespeicherten Informationen wird meist als Gedächtnis bezeichnet. Das Gedächtnis beruht auf einem komplexen Zusammenwirken verschiedener Hirnstrukturen im Rahmen von Netzwerken (Bartsch und Falkai 2013b; Piefke und Fink 2013) und ist daher bei Hirnschädigungen sehr störungsanfällig. In der Neuropsychologie wird unterschieden zwischen Arbeitsgedächtnis und Langzeitgedächtnis (Piefke und Fink 2013). Während das Arbeitsgedächtnis eine sehr begrenzte Kapazität und nur eine kurze Speicherdauer hat, verfügt das Langzeitgedächtnis über eine sehr große Kapazität und lange Speicherdauer (Jahre). Das Langzeitgedächtnis wird unterteilt in das deklarative (explizite) und das nondeklarative (implizite) Gedächtnis (Squire und Zola-Morgan 1991). Für das deklarative Gedächtnis werden auch andere Bezeichnungen verwendet, die zum Teil auf anderen Definitionen beruhen (Calabrese 1998). Der gemeinsame Aspekt ist, dass die Möglichkeit des direkten, bewussten Zugriffs auf die Gedächtnisinhalte (z. B. Lerninhalt) besteht. Oft wird das deklarative Gedächtnis noch weiter unterschieden in episodisches und semantisches Gedächtnis (Tulving 1972). Dabei wird mit dem episodischen Gedächtnis das auf persönlicher, individueller Erfahrung beruhende Wissen (»Erlebniswissen«) und mit semantischem Gedächtnis im weitesten Sinne »Schulwissen«, also bewusst Erlerntes bezeichnet. Die einzelnen Informationen im deklarativen Gedächtnis sind eng mit anderen vernetzt und können daher auch ohne direkten Bezug abgerufen werden (Gedankenassoziation). Das implizite Gedächtnis umfasst Erfahrungen, die das Verhalten beeinflussen, ohne dass diese bewusst werden, z. B. automatisierte Handlungsabläufe oder Bewegungen im Alltag (atmen, gehen, radfahren etc.) (Squire & Zola-Morgan 1991). Meist ist bei Gedächtnisstörungen das episodische Gedächtnis stärker als das semantische beeinträchtigt, z. B. die Erinnerungen an bestimmte Ereignisse sind verlorengegangen, während das erlernte Wissen noch vorhanden ist. Für die Willensbestimmung ist v. a. das autobiografische Gedächtnis von Bedeutung, denn in ihm sind die persönlichen Lebenserfahrungen und damit auch die persönlichen Wertvorstellungen bzw. Wertmaßstäbe gespeichert (▶ Abb. 4.1). Das autobiografische Gedächtnis kann in wesentlichen Teilen dem episodischen Gedächtnis zugerechnet werden (Kopelman et al. 1989).

Das implizite Gedächtnis umfasst Erfahrungen, die das Verhalten beeinflussen, ohne dass diese bewusst werden, z. B. automatisierte Handlungsabläufe oder Bewegungen im Alltag (atmen, gehen, Rad fahren etc.). Dieses sogenannte prozedurale Gedächtnis ist der wichtigste Teil des impliziten Gedächtnisses.

Bei einer Störung der Speicherung von Informationen kommt es zu einer anterograden Amnesie. Hiermit wird die Unfähigkeit bezeichnet, sich nach Eintritt der verursachenden Schädigung neue Informationen für längere Zeit (> 5 min) zu merken. Es besteht also eine weitgehende Lernunfähigkeit. Die Speicherung von Informationen kann bei einer Reihe von neuropsychiatrischen Erkrankungen beeinträchtigt sein (▶ Kap. 5 & 10.1.4). Meist liegt neben einer anterograden Amnesie eine – wenn häufig auch geringer ausgeprägte – retrograde Amnesie vor (s. nächster Abschnitt).

Abruf von gespeicherten Informationen

Der gezielte Abruf von gespeicherten Informationen ist ein wichtiger Teil des Gedächtnisses. Er macht es möglich, auf Informationen etc. zurückgreifen zu können, die in der Umwelt nicht mehr verfügbar sind (z. B. Inhalte eines Gesprächs in der Vergangenheit). Grundsätzlich sind zwei Störungsmöglichkeiten zu unterscheiden:

1. Information ist noch gespeichert, kann aber nicht abgerufen werden.
2. Information ist gelöscht worden.

Im ersten Fall können bestimmte Inhalte doch noch erinnert werden, wenn sie anders abgerufen werden bzw. Hilfestellung geleistet wird (»priming«), z. B. bei Wortfindungsstörungen durch Vorgeben des Anfangsbuchstaben oder -silbe (Wiese 2011).

Eine retrograde Amnesie liegt dann vor, wenn gespeicherte Informationen aus der Zeit vor der Schädigung nicht mehr erinnert werden können. Am stärksten betroffen sind im Allgemeinen die Erinnerungen an Geschehnisse unmittelbar vor dem schädigenden Ereignis. Das Erinnerungsvermögen nimmt meist mit dem Abstand zur Schädigung wieder zu, sodass mitunter Sachverhalte aus der Kindheit und Jugend noch gut erinnert werden können. Der Abruf von gespeicherten Informationen kann bei einer Reihe von neuropsychiatrischen Erkrankungen beeinträchtigt sein (▶ Kap. 6.1 & 10.1.4).

4.3.3 Informationsverarbeitung und Urteilsbildung

Die Informationsverarbeitung umfasst die wesentlichen Teile dessen, was allgemein als Intelligenz bezeichnet wird. Die Fähigkeiten, Informationen zu verarbeiten, können sich im Lauf der kindlichen Entwicklung unterschiedlich ausbilden (Piaget 2003; W. Schneider und Lindenberger 2018). Sie sind bildungsabhängig. Für die Verarbeitung aufgenommener Informationen ist es notwendig, diese behalten und sie sowie die Ergebnisse der Informationsverarbeitung langfristig speichern zu können. Also stellt eine ausreichende Funktionsfähigkeit des Gedächtnisses (▶ Kap. 5.4) eine unabdingbare Voraussetzung für die Informationsverarbeitung dar. Die Verarbeitung kann bestehen in:

- Ordnen von Informationen
- Vergleich von Informationen (z. B. Angeboten, Meinungen anderer)
- Verknüpfung von Informationen
- Bewertung von Informationen
- Entwicklung von Lösungsstrategien für Probleme in der Umwelt
- Entwicklung von eigenen Zielen und Wertmaßstäben
- Planung von Handlungen
- Überprüfung der Durchführung von Handlungen

Die meisten dieser Funktionen werden auch als Exekutivfunktionen bezeichnet. Wichtiges Ziel der Informationsverarbeitung ist das Beurteilen bzw. Bewerten von verschiedenen Möglichkeiten, z. B.:

- Situationen, z. B. gefährlich – nicht gefährlich
- Strategien, z. B. kürzester – einfachster Weg zum Ziel
- Ziele, z. B. erstrebenswert – von geringem Wert

Eine Beurteilung dient also dazu, zu einer Wertung zu kommen. Bei verschiedenen Möglichkeiten ist es Ziel der Beurteilung, die für den Betreffenden aktuell bestmögliche Alternative für eine ihn betreffende oder von ihm selbst aufgeworfene Frage oder Problem zu finden (»Lösung«). Zur Urteilsbildung ist der Rückgriff auf bisher im Leben gemachte Erfahrungen und Gelerntes unabdingbare Voraussetzung, da nur hieraus die persönlichen Bewertungsmaßstäbe abgeleitet werden können. Auf der Basis dieser individuellen Wertvorstellungen können dann Bewertungen bzw. Beurteilungen vorgenommen werden, die zur Auswahl einer Lösungsmöglichkeit führen (► Abb. 4.2).

Die Informationsverarbeitung kann bei einigen neuropsychiatrischen Erkrankungen gestört sein. Die Betreffenden imponieren meist als stark verlangsamt, konfus, ratlos etc. Die Informationsverarbeitung kann aber auch durch emotionale Einflüsse, z. B. Erregungszustand, Panik, Stupor, beeinträchtigt sein. Bei den letzteren handelt es sich meist um sehr kurzzeitige »Ausnahmezustände«, die mit einem Hyperarousal einhergehen. Gemeinsam ist diesen Zuständen, dass eine (geordnete) Kommunikation mit den Betreffenden nicht möglich ist.

4.3.4 Willensbildung und -umsetzung

Die freie Willensbildung ist auch davon abhängig, dass der Betreffende sich entscheiden kann, d. h. eine Wahl bei mehreren alternativen Möglichkeiten treffen kann (Willensentschluss). Weiter ist es erforderlich, dass er seinen Entschluss umsetzen kann, damit das gewünschte Ergebnis erreicht werden kann. Diese Willensäußerung kann in einer Handlung (z. B. den Notar anrufen), einer mündlichen Äußerung (z. B. Besprechung der testamentarischen Verfügungen mit dem Notar) oder in schriftlicher Form (z. B. Erbvertrag unterschreiben) bestehen. Sie kann aber auch in Nichtstun bestehen, z. B. um die gesetzliche Erbfolge eintreten zu lassen.

Diese Fähigkeit zur Willensäußerung kann beeinträchtigt sein bei Störungen des Antriebs (► Kap. 10.1.8), der Exekutivfunktionen (► Kap. 10.2.2) und auch bei affektiven Symptomen (► Kap. 10.1.7).

4.4 Natürlicher Wille

Das Konstrukt des natürlichen Willens ist ein Rechtsbegriff, der nur in Deutschland benutzt wird, aber im BGB nicht explizit vorkommt. Er wird v. a. in Zusammenhang mit einigen Paragrafen des »Betreuungsgesetzes« (§ 1896 Abs. 1, § 1901 Abs. 3 und § 1905 Abs. 1 Nr. 1 BGB) bei Personen verwendet, die geschäfts- und einwilligungsunfähig sind.

Der Begriff geht auf die Rechtsphilosophie von Hegel (Neuauflage 1986) zurück. Hegel spricht von »natürlichem Willen« als von einer ursprünglichen, naturgegebenen, niederen Form des Willens, u. a. im Sinne von Trieb, Neigung, Leidenschaft, physische Begierde oder das Unmittelbare wollend. Ein unkontrollierter Trieb schließt einen freien Willen aus (vgl. BGH, Urteil v. 19.06.1970 – IV ZR 83/69). Der Begriff »natürlicher Wille« ist kritisiert worden, weil er oft missverstanden wird. Es wurde vorgeschlagen, ihn durch den Begriff »Willensäußerung bei fehlender Kompetenz« zu ersetzen (Jox et al. 2014).

Nach der Rechtsprechung sind für die freie Willensbestimmung die Einsichtsfähigkeit des Betroffenen und dessen Fähigkeit, nach dieser Einsicht zu handeln, erforderlich. Fehlt es an einem dieser beiden Elemente, liegt kein freier, sondern nur ein natürlicher Wille vor. Einsichtsfähigkeit setzt die Fähigkeit des Betroffenen voraus, im Grundsatz die »Für und Wider« sprechenden Gesichtspunkte zu erkennen und gegeneinander abzuwägen (vgl. BGH, 27.4.2016 – XII ZB 7/16) (▶ Abb. 4.4).

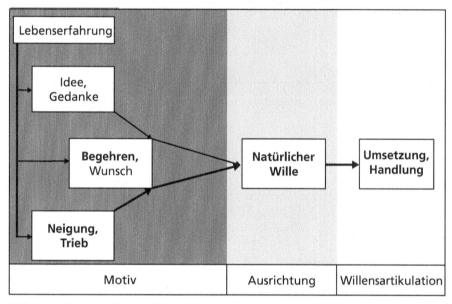

Abb. 4.4: Schematische Darstellung der Entstehung eines natürlichen Willens: Aus einem Motiv entsteht ein Begehren ohne Abwägung auf dem Boden eines eigenen Wertegefüges (Reflexion), das dann umgesetzt wird.

4.5 Mutmaßlicher Wille

Der mutmaßliche Wille bezeichnet im Recht einen hilfsweise angenommenen Willen (vgl. § 683 BGB). Er ist vor allem bei Patienten von Bedeutung, die keine Einwilligung in eine ärztliche Maßnahme mehr geben können (Wetterling 2018a). Die gesetzlichen Voraussetzungen sind in § 630d Abs. 1 Satz 3 BGB und § 1901a Abs. 2 BGB geregelt.

5 Krankhafte Störung der Geistestätigkeit

Eine krankhafte Störung der Geistestätigkeit wird sowohl als Voraussetzung einer Geschäftsunfähigkeit in § 104 Abs. 2 BGB bzw. § 105 Abs. 2 BGB als auch als eine der Voraussetzungen für eine Testierunfähigkeit in § 2229 Abs. 4 BGB genannt.

Die Frage, was unter krankhaft zu verstehen ist, ist nicht einfach zu beantworten. Nach dem BGH Urteil v. 21.03.1958 – 2 Str 393/57 gibt es »weder im Allgemeinen, noch im medizinischen Sprachgebrauch einen einheitlichen Krankheitsbegriff, der Begriff der Krankheit ist auch in der Rechtssprache nicht einheitlich. Sein Inhalt muß je nach Entstehungsgeschichte und Zweck derjenigen Vorschrift, um deren Anwendung es sich im Einzelfall handelt, gesondert ermittelt werden. Dies ist besonders für psychische Erkrankungen erforderlich.« Es wird also von juristischer Seite ein Bezug der Definition für Krankheit zu dem entsprechenden Geltungsbereich gefordert. Im Kontext dieses Buches ist das Bürgerliche Gesetzbuch (BGB) als Bezugssystem anzusehen.

Im BGB findet sich keine Definition einer krankhaften Störung der Geistestätigkeit und in der Rechtsprechung finden sich nur ältere BGH-Urteile in Strafrechtsverfahren (Sexualdelikte). Danach können »alle Störungen der Verstandestätigkeit sowie des Willens-, Gefühls- oder Trieblebens in Betracht kommen [...] Willensschwäche oder sonstige reine Charaktermängel, die nicht selbst Folge einer krankhaften Störung der Geistestätigkeit sind, rechtfertigen die Annahme erheblich verminderter Zurechnungsfähigkeit nicht« (BGH, Urteil v. 08.02.1955 – 1 StR 475/54; BGH, Urteil v. 27.11.1959 – 4 StR 394/59). »Zu den Geisteskrankheiten zählen alle Störungen des Trieblebens, die bei einem normalen und geistig reifen Menschen vorhandene zur Willensbildung befähigende Vorstellungen und Gefühle beeinträchtigen« (vgl. BGH, Urteil v. 10.01.1956 – 1 StR 546/55; BGH, Urteil v. 28.02.1956 – 1 StR 529/55).

Schwierig ist insbesondere eine Festlegung des Schweregrads der Störung bzw. der Beschwerden, ab dem ein Krankheitswert besteht. Mit dieser Frage haben sich zwei höchstrichterliche Urteile auseinandergesetzt (BGH, Urteil v. 21.03.1958 – 2 StR 393/57 und BVerwG, 16.02.1971 – BVerwG I C 25.66): Danach kann die Norm, an der die Begriffe Krankheit und Gesundheit zu messen sind, eine gewisse Schwankungsbreite aufweisen. »Norm« kann nur Durchschnitt innerhalb einer gewissen Variationsbreite bedeuten. Die Norm ist aber gerade bei psychischen Erkrankungen schwer zu definieren und daher umstritten (Frances 2013).

Ähnliches gilt auch für eine »Altersnorm«. Dies wird z. B. an der Frage des Unterschieds der diagnostischen Kategorien »leichte kognitive Störung« (ICD-10: F06.7 bzw. ICD-11: 6D71) und »Demenz« (ICD-10 F00–03 bzw. ICD-11: 6D80-

8Z) (International Classification of Diseases der WHO 1991, 2019) deutlich. Zur Unterscheidung soll vor allem das Kriterium alltagsrelevant bzw. noch nicht alltagsrelevant dienen. In diesem Zusammenhang ist darauf hinzuweisen, dass das BGB keine Altersnorm kennt, d. h. sich nicht auf die Norm einer gleichen Altersgruppe bezieht. Eine derartige Normierung wäre auch problematisch angesichts der hohen Prävalenz von neuropsychiatrischen Störungen, insbesondere einer Demenz bei Hochbetagten (> 80 Jahre).

Eine krankhafte Störung der Geistestätigkeit ist als Störung von bestimmten Hirnfunktionen anzusehen (Schramme 2015). Hier ein Definitionsversuch: Als Geistestätigkeit ist die Gesamtheit aller Funktionen anzusehen, die in dem Kapitel 1 (mentale Funktionen) der ICF (International Classification of Functioning, Disability and Health) (WHO 2005) aufgeführt sind. Das Konzept der Funktionsstörung wurde in der von der WHO 2001 veröffentlichten ICF-Klassifikation auch für mentale (= geistige) Funktionen zugrunde gelegt. Es bezieht dabei auch Aspekte wie Aktivitäten und Partizipation (Teilhabe am sozialen Leben) sowie Umweltfaktoren und personenbezogene Faktoren mit ein. Die ICF bildet damit die wesentlichen Aspekte von psychischen Erkrankungen (M. Linden 2015) und auch krankhafter Störungen der Geistestätigkeit im juristischen Sinne angemessen ab. Störung ist nach diesem Konzept als Einbuße an voller Funktionsfähigkeit definiert. Das ICF unterscheidet vier Schweregrade einer Störung.

In Deutschland wird bei der Betrachtung zivilrechtlicher Fragen im Gegensatz zu sozialmedizinischen Fragen in Zusammenhang mit neuropsychiatrischen Erkrankungen, insbesondere der nach einer krankhaften Störung der Geistestätigkeit, die ICF kaum herangezogen. Meist wird bei der Begutachtung der Geschäftsfähigkeit etc. ein zweischrittiges Vorgehen praktiziert (vgl. BayObLG, Urteil v. 14.09.2001 – 1Z BR 124/00) mit den Betrachtungsebenen: 1. Nosologie (psychiatrische Diagnose) und 2. Auswirkungen der nachgewiesenen neuropsychologischen und psychopathologischen Symptome auf die Geschäftsfähigkeit etc. (▶ Kap. 9.6). Auf der nosologischen Betrachtungsebene werden häufig die Krankheitsdefinitionen des ICD-10 (WHO 1991) herangezogen, obwohl nur das Vorliegen einer schweren psychopathologischen Auffälligkeit i. S. einer psychischen oder geistigen »Anomalie« gefordert ist (Staudinger und Knothe 2004, S. 276). Von der Rechtsprechung werden Störungen von Hirnfunktionen wie des Auffassens, des Urteilens und des kritischen Stellungnehmens als wesentlich für das Vorliegen einer krankhaften Störung der Geistestätigkeit im rechtlichen Kontext angesehen (vgl. BayObLG, Beschluss v. 14.09.2001 – 1 Z BR124/00).

Die Willensbildung ist – wie in Kapitel 4.3 beschrieben – als koordinierter Ablauf von verschiedenen Hirnfunktionen anzusehen, die allgemein als kognitive und exekutive Funktionen bezeichnet werden (▶ Abb. 4.2). Hierbei handelt es um einen wichtigen Aspekt der Geistestätigkeit (neben anderen wie z. B. Affekten etc.). Der Begriff Kognition (lat. cognoscere »erkennen«, »erfahren«, »kennenlernen«) wird in verschiedenen wissenschaftlichen Disziplinen nicht einheitlich gebraucht, weil z. B. auch Emotionen (Gefühle) kognitive Anteile haben. Mit exekutiven Funktionen (lat. exsequi »ausführen«) werden die Prozesse bezeichnet, die der Selbstregulation und zielgerichteten Handlungssteuerung eines Individuums in seiner Umwelt dienen (▶ Kap. 4.3 & Kap. 10.2.2). Mitunter wird nicht zwischen kognitiven und exekutiven Funktionen unterschieden und die exekutiven Funktionen werden als kognitive Kontrollfunktionen bezeichnet.

Dem zweischrittigen Vorgehen in Deutschland wird in diesem Buch insoweit Rechnung getragen, als die wesentlichen neuropsychiatrischen Erkrankungen in den Kapiteln 6–8 dargestellt werden. Dabei werden die für eine krankhafte Störung der Geistestätigkeit wichtigen kognitiven und exekutiven Funktionsstörungen und psychopathologischen Symptome hervorgehoben und unter Berücksichtigung der ICF dargestellt. Ferner wird auf die Verlaufsdynamik, der bei einer retrograden oder posthumen Begutachtung eine besondere Bedeutung zukommt, eingegangen (▶ Kap. 10.3).

Grundsätzlich ist anzumerken, dass es sich bei fast allen psychischen Erkrankungen, wie sie im ICD-10 (WHO 1991) bzw. ICD-11 (2019) oder DSM-5 (APA 2013) beschrieben worden sind, um Syndrome (von griechisch ×σύνδρομος sýndromos »begleitend«, »zusammentreffend«) handelt, d. h. zur Diagnosestellung muss aus einer Anzahl von vorgegebenen Krankheitszeichen (Symptomen) eine bestimmte Anzahl gleichzeitig vorhanden sein. Wenn die Anzahl der möglichen Symptome sehr groß ist, wie z. B. für eine Depression, können zwei Betroffene sehr unterschiedliche Symptomkomplexe aufweisen und erhalten trotzdem die gleiche Diagnose. Auch kann es vorkommen, dass ein Betroffener nicht die ausreichende Anzahl von Symptomen aufweist, um nach den diagnostischen Kriterien eine sichere Diagnose stellen zu können (subsyndromale Störung). Weiter ist es möglich, dass der Betreffende erst im Verlauf (z. B. bei einer Demenz) alle diagnostischen Kriterien sicher erfüllt, aber noch nicht zu dem strittigen Zeitpunkt (z. B. Testamentserrichtung) die nötige Anzahl an Symptomen zeigte.

Da in der ICD-10 bzw. ICD-11 (2019) (WHO 1991, 2019) und im DSM-5 (APA 2013) Krankheitsbilder als Störung bezeichnet werden, z. B. bipolare affektive Störung, ist darauf hinzuweisen, dass die medizinische und juristische Begrifflichkeit unterschiedlich ist (Nedopil 2007; Wetterling 2002, 2010a; vgl. BayObLG, Beschluss v. 24.08.2001 – 3 Z BR 246/01; ▶ Tab. 5.1). Zum besseren Verständnis werden in diesem Buch die psychiatrischen Krankheitsbilder abweichend von den oben genannten diagnostischen Manualen (ICD-10, DSM-5) als Syndrome bezeichnet, da sie ganz überwiegend durch das gleichzeitige Vorliegen verschiedener Symptome definiert sind. Die Zusammenfassung der Symptome zu einem Syndrom (Diagnose) ist z. T. medizinhistorisch begründet, beruht aber im Wesentlichen auf wissenschaftlichen, vorwiegend epidemiologischen Untersuchungen (s. DSM-5, APA 2013) bzw. soweit wissenschaftlich schon geklärt auf biochemisch bzw. genetisch nachweisbaren Veränderungen (z. B. Trisomie 21 oder Chorea Huntington). Ein ursächlicher Zusammenhang (Ätiologie) ist aber meist wie auch die Entstehung (Pathogenese) (noch) nicht sicher bekannt. Es wird davon ausgegangen, dass bei einem gehäuften Zusammentreffen von vergleichbaren Symptomen mit einiger Wahrscheinlichkeit auf einen ätiologischen Zusammenhang geschlossen werden kann. Aber die einzelnen Symptome, die im Rahmen eines Syndroms auftreten, können eine unterschiedliche Verlaufsdynamik zeigen und diese können von dem Verlauf des Syndroms abweichen, d. h. Symptome können im Rahmen einer Erkrankung neu auftauchen oder sich auch zurückbilden, obwohl das Syndrom (z. B. das schizophrene Syndrom) bestehen bleibt.

Während die juristischen Termini im Bürgerlichen Gesetzbuch (BGB) teilweise seit der Einführung im Jahr 1900 unverändert geblieben sind, sind die Begriffe in der Medizin, insbesondere in der Psychiatrie, teilweise einem raschen Wandel unterworfen gewesen. Ein wesentlicher Grund hierfür waren der auf neuen wissenschaftlichen Erkenntnissen beruhende Wandel der vorherrschenden Konzepte zur Entstehung psychischer Erkrankungen, aber auch gesellschaftliche Veränderungen, in deren Kontext die Konzeptualisierung psychischer Erkrankungen erfolgte (z. B. psychodynamisch, psychosozial, biologisch, genetisch, biopsychosozial).

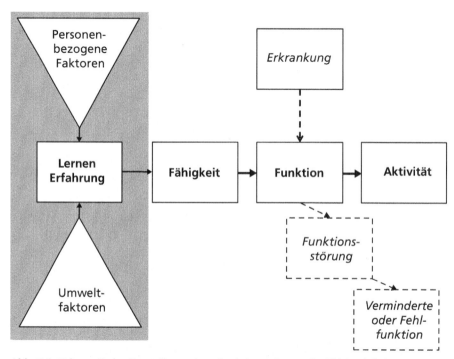

Abb. 5.1: Schematische Darstellung einer Funktionsstörung: In Abhängigkeit von personen- und umweltbezogenen Faktoren werden durch Lernen Erfahrungen erworben, die zur Ausbildung von Fähigkeiten führen, z. B. Lesen. Wenn diese Fähigkeit zu einer Aktivität befähigt, z. B. der Aufnahme schriftlicher Informationen, wird sie als Funktion bezeichnet. Durch neuropsychiatrische Erkrankungen kann diese Funktion gestört werden. Aus dieser Funktionsstörung resultiert eine verminderte Funktionsfähigkeit.

Da eine klare Begrifflichkeit zum gegenseitigen Verständnis zwischen Juristen und Medizinern erforderlich ist, werden in diesem Buch teilweise im Gegensatz zu den gängigen diagnostischen Klassifikationsmanualen ICD-10 (WHO 1991) bzw. ICD-11 (WHO 2019) und DSM-5 (APA 2013) in Anlehnung an die ICF andere Begriffe benutzt (▶ Abb. 5.1):

Tab. 5.1: Gegenüberstellung juristischer und medizinischer Begriffe

Juristisch	Medizinisch (Syndrome)	Im Vordergrund stehende Störungen folgender Hirn-funktionen (orientiert an ICF)	Kapitel
Krankhafte Störung der Geistestätigkeit	Demenzielles Syndrom	Gedächtnis, Denken, höhere kognitive Funktionen	5.2
	Amnestisches Syndrom	Gedächtnis	5.1
	Schizophrenes/ wahnhaftes Syndrom	Denken, Wahrnehmung, höhere kognitive Funktionen	5.6
	Depressives Syndrom	Emotionale Funktionen, psychische Energie und Antrieb	5.3
	Manisches Syndrom	Emotionale Funktionen, psychische Energie und Antrieb	5.4
	Persönlichkeits-veränderung	Temperament und Persönlichkeit, psychosoziale Funktionen	5.5
Geistes-schwäche	Intelligenzminderung	Funktionen der Intelligenz	6
	Residualzustand nach Psychose	Höhere kognitive Funktionen, Antrieb, emotionale Funktionen	5.3, 5.4, 5.6
Bewusstseins-störung	Delirantes Syndrom	Bewusstsein, Aufmerksamkeit, Orientierung, Psychomotorik	7.2
	Intoxikation	Bewusstsein, Aufmerksamkeit, Orientierung	5.7.1
	Koma	Bewusstsein	7.1

Erkrankung = Oberbegriff

Symptom = Krankheitszeichen = Zeichen einer Abweichung von der Norm

Syndrom = Zusammenfassung häufig vorkommender Symptome/Funktionsstörungen zu einer Einheit

Funktion = (lat.) Tätigkeit, Aufgabe bzw. Arbeit in einem größeren Zusammenhang

Störung = eine Beeinträchtigung einer Hirnfunktion (in verschiedenen Schweregraden)

Schädigung = eine Anomalie, ein Defekt, Verlust oder eine andere wesentliche Abweichung der Körperstruktur bzw. Organstruktur

Kognitive Funktionen = Informationsaufnahme (Wahrnehmung), Denken

Kognition = Gesamtheit aller kognitiven Funktionen

Exekutive Funktionen = Tätigkeit zur Planung und Handlungsausführung

Psychische Funktionen = Motivation, Emotionen, Affekte, Selbstwahrnehmung etc.

Psyche = Gesamtheit aller psychischen Funktionen
Mentale Funktionen = Gesamtheit aller exekutiven, kognitiven und psychischen Funktionen, entspricht weitgehend dem juristischen Terminus »Geistestätigkeit«

5.1   Amnestisches Syndrom

Gedächtnisstörungen gehören zu den häufigsten Klagen v. a. von älteren Menschen und auch bei neuropsychiatrischen Erkrankungen (Bartsch und Falkai 2013a). Gedächtnisstörungen können isoliert bei einem amnestischen Syndrom oder im Zusammenhang mit weiteren neuropsychologischen und psychopathologischen Symptomen bei anderen Syndromen (v. a. beim demenziellen Syndrom) vorkommen. Wenn im Alter Gedächtnisstörungen isoliert, d. h. ohne weitere Hirnfunktionsstörungen auftreten, werden diese in der internationalen medizinischen Literatur als »amnestic mild cognitive impairment« (aMCI) bezeichnet. Das Konzept der »leichten kognitiven Störung» (Mild Cognitive Impairment, MCI) unterscheidet reine Gedächtnisstörungen (aMCI) von anderen leichteren kognitiven Störungen (Artero et al. 2006; Reischies und Wertenauer 2011). In der ICD-11 (WHO 2019) wird keine entsprechende Differenzierung vorgenommen (ICD-11: 6D71).

5.1.1   Neuropsychologische und psychopathologische Symptome

Die Auffälligkeiten bei einem amnestischen Syndrom bestehen nach der ICD-10 (WHO 1991) in Gedächtnisstörungen in zwei Bereichen (▶ Kap. 10.1.4):

- Störung der Merkfähigkeit (Speicherung neuer Informationen = anterograde Amnesie) (▶ Kap. 4.3.2) und
- verminderte Fähigkeit, vergangene Erlebnisse zu erinnern (Unfähigkeit, vorhandene Informationen abzurufen = retrograde Amnesie) (▶ Kap. 4.3.2). Diese kann weniger auffallen als die Kurzzeitgedächtnisstörung und kann sich im Verlauf bessern.

Eine Störung des Immediatgedächtnisses (der unmittelbaren Wiedergabe) (geprüft z. B. durch Zahlennachsprechen) fehlt ebenso wie Bewusstseins- und Auffassungsstörungen. Zusätzliche Merkmale, einschließlich Konfabulationen, affektive Veränderungen (Apathie, Entschlusslosigkeit) und Mangel an Einsichtsfähigkeit können vorhanden sein.

Im Alltag fällt v. a. eine deutliche Störung der Merkfähigkeit auf, die sich in der Unfähigkeit des Betreffenden zeigt, sich Namen, Daten, kurze Gesprächsinhalte etc. über fünf Minuten zu merken. Prüfungen der Merkfähigkeit sind in den häufig verwendeten »Demenztests« (z. B. MMST) (▶ Kap. 10.2.4) enthalten.

Eine retrograde Amnesie, die insbesondere die Erinnerung an autobiografische Ereignisse betrifft, kann ohne neutrale Anhaltspunkte (z. B. ältere Dokumente) auch mithilfe von Angehörigen oder nahestehenden Personen nicht immer sicher ermittelt werden. Tests haben gezeigt, dass häufig auch mehrere Jahre zurückliegende Ereignisse nicht erinnert werden können. Im Allgemeinen sind die Gedächtnisinhalte umso schlechter erinnerlich, je kürzer sie vor der Hirnschädigung gebildet wurden. Mitunter werden bestimmte Ereignisse immer wieder berichtet, ohne dass die Erzählung im Kontext zu dem Gesprächsinhalt steht (Fassadenphänomen; ▶ Kap. 9.5.3). Wenn auf gleiche Fragen verschiedene Ereignisse geschildert werden, um das Nicht-Erinnern-Können zu verbergen bzw. zu überspielen, liegen Konfabulationen vor (▶ Kap. 10.1.5).

Neuropsychologische Untersuchungen haben ergeben, dass bei einem alkoholinduzierten Korsakoff-Syndrom nicht nur Gedächtnisstörungen, sondern häufig deutliche Beeinträchtigungen der Exekutivfunktionen (▶ Kap. 8.1.3 & 10.2.2), u. a. bei planerischen Aufgaben, nachweisbar sind (Maharasingam et al. 2013). Bei einem Korsakoff-Syndrom ist auch die räumliche und zeitliche Einordnung von Ereignissen beeinträchtigt (Kessels und Kopelman 2012). Bei der aMCI ist vor allem das episodische Gedächtnis betroffen. Meist ist aber auch die Aufmerksamkeit verringert bzw. bei Aufgaben die Bearbeitung verlängert (psychomotorische Verlangsamung) (Artero et al. 2006) und/oder es sind Störungen der Exekutivfunktionen nachweisbar (Chen et al. 2013).

5.1.2 Differenzialdiagnose

Ein amnestisches Syndrom ist vor allem von einem demenziellen Syndrom abzugrenzen, bei dem neben den Gedächtnisstörungen noch weitere Hirnfunktionsstörungen bestehen (▶ Kap. 5.2). Auch ist eine Abgrenzung von anderen Formen der leichten kognitiven Störung vorzunehmen (Reischies und Wertenauer 2011), da bei diesen noch weitere Hirnfunktionsstörungen vorhanden sind, die die freie Willensbildung beeinträchtigen können (▶ Kap. 4.3).

5.1.3 Ursachen

Ein amnestisches Syndrom kommt häufig bei Alkoholkranken vor und wird in diesen Fällen meist als Korsakoff-Syndrom bezeichnet (Korsakoff 1891). Wenn es sich innerhalb weniger Tage entwickelt, liegt eine nach dem Erstbeschreiber benannte Enzephalopathie vor (Wernicke 1881) (▶ Kap. 5.8.2). Gedächtnisstörungen können außer bei einem amnestischen Syndrom bei einer Reihe von Erkrankungen auftreten (▶ Tab. 5.2) (Bartsch und Falkai 2013a).

Tab. 5.2: Mögliche Ursachen eines amnestischen Syndroms; + selten, ++ häufig, +++ sehr häufig (in Anlehnung an Wetterling 1995); TGA = transitorische globale Amnesie, TI = Thalamusinfarkt

	Akuter Beginn mit schneller Rückbildung	Akuter Beginn mit langsamer, oft inkompletter Rückbildung	Langsame Entwicklung/ persistierend
Durchblutungsstörungen	++ (TGA)	++ (TI)	
Schädel-Hirn-Trauma (Commotio/Contusio)	++	++	++
Alkoholismus (»Filmriss«, »Black out«)	+++		
(Wernicke-)Korsakoff-Syndrom		++	++
Intrazerebrale/subarachnoidale Blutung		++	++
Hypoxie (z. B. Herzstillstand)		+++	++
Epileptischer Anfall	++		+
Hirntumor (nahe 3. Ventrikel)		+	+
Benzodiazepin-Behandlung/ -überdosierung	++		
Chronischer Drogenmissbrauch (Amphetamine etc.)	++	+	+
Schizophrenes Syndrom			+
Depressives Syndrom (Pseudodemenz)		++	
Demenzielles Syndrom (z. B. Alzheimer Demenz)			+++

5.1.4 Verlauf

Es sind verschiedene Verlaufsformen eines amnestischen Syndroms zu unterscheiden (▶ Tab. 5.2). Häufiger als akut auftretende Gedächtnisstörungen sind sich langsam entwickelnde Beeinträchtigungen des Gedächtnisses. Sie kommen bei einer Vielzahl von Erkrankungen vor (Bartsch und Falkai 2013a). Im Vordergrund steht meist eine Störung der Merkfähigkeit und des Neugedächtnisses. Weiter zurückliegende Ereignisse und früher Gelerntes können zumindest zu Beginn einer amnestischen Störung meist noch gut erinnert werden, d. h. das Altgedächtnis ist noch nicht gestört. Ein aMCI entwickelt sich mit einer erheblichen Wahrscheinlichkeit (bis zu 10 %) im Folgejahr zum Vollbild einer Demenz (Busse et al. 2003; Katz et al. 2012).

5.1.5 Gutachterliche Beurteilung

Grundsätzlich ist für die Beurteilung der Willensbildung der Schweregrad der Gedächtnisstörung, insbesondere der Merkfähigkeit, von Bedeutung, da dem Gedächtnis eine sehr wichtige Funktion bei der Willens- und Urteilsbildung zukommt (▶ Kap. 4.3 & 10.1.4). Bei einem amnestischen Syndrom (Korsakoff-Syndrom) können die Betroffenen nicht nur vorwiegend anterograde Gedächtnisstörungen aufweisen, sondern häufig deutliche Beeinträchtigungen der Exekutivfunktionen, u. a. bei planerischen Aufgaben (Oscar-Berman 2012; Maharasingam et al. 2013) und der emotionalen bzw. kognitiven Kontrolle (Urteilsbildung) (Oscar-Berman 2012). Daher ist zu überprüfen, ob sich bei der zu begutachtenden Person Anhaltspunkte für entsprechende Hirnfunktionsstörungen finden lassen (▶ Kap. 10.2.2).

Geschäftsfähigkeit

Nach der Rechtsprechung ist bei einem amnestischen Syndrom (Korsakoff-Syndrom) von einer Geschäftsunfähigkeit auszugehen (BayObLG, Beschluss v. 30.11.1989 – BReg. 3 Z 153/89). Bei der Beurteilung der Geschäftsfähigkeit ist der Schweregrad der Gedächtnisstörung und eventuell zusätzlich bestehender Hirnfunktionsstörungen zu berücksichtigen. Meist sind bei einer aMCI die Voraussetzungen für eine deutliche Beeinträchtigung der freien Willensbildung noch nicht gegeben. Aber die Betreffenden sind leichter als Personen ohne Gedächtnisstörungen durch Dritte zu beeinflussen (Wetterling 2015f) (▶ Kap. 10.4.1).

Testierfähigkeit

Störungen des Gedächtnisses, insbesondere des Neugedächtnisses werden von der Rechtsprechung als ein wichtiger Anhaltspunkt für eine Testierunfähigkeit angesehen (vgl. OLG München, Urteil v. 14.08.2007 – 31 Wx 16/07). Daher ist bei einem amnestischen Syndrom der Grad der Gedächtnisstörungen und auch der anderen kognitiven Funktionen, insbesondere der Exekutivfunktionen zu prüfen (▶ Kap. 10.2.2). Bei einer erheblichen Beeinträchtigung ist von einer Testierunfähigkeit auszugehen, so z. B. bei einem Korsakoff-Syndrom (BayObLG Beschluss v. 11.02.2004 – 1Z BR 6/03). Bei Verlaufsbetrachtungen (▶ Kap. 10.3) kann, wenn nur wenige oder keine Angaben über den zu Begutachtenden über einen längeren Zeitraum vorliegen, der Übergang von der Altersvergesslichkeit zur Demenz nicht hinreichend sicher bestimmt werden, da der Verlauf variabel ist.

5.2 Demenzielles Syndrom

Als Demenz bezeichnet man einen Verlust erworbener Fähigkeiten, v. a. durch organische Hirnkrankheiten. In der älteren deutschsprachigen psychiatrischen Literatur wurde unter Demenz ein irreversibler Prozess mit zunehmender intellektueller Beeinträchtigung verstanden. Dagegen wird in den international gebräuchlichen diagnostischen Kriterien des ICD-10 (WHO 1991) und des DSM-5 (APA 2013) nur gefordert, dass die Hirnfunktionsstörungen mindestens sechs Monate bestanden haben sollen. Das heißt, es werden keine Einschränkungen bezüglich der Entwicklung (akut oder langsam progredient) und des Verlaufs (reversibel oder irreversibel) gemacht, sodass auch einmalige Ereignisse wie ein Schädel Hirn-Trauma oder eine Enzephalitis Ursache eines demenziellen Syndroms sein können (► Kap. 5.8).

Ein demenzielles Syndrom ist ein durch das gleichzeitige Vorhandensein von Störungen kognitiver und exekutiver Funktionen, psychopathologische Symptome und Verhaltensauffälligkeiten definiertes Syndrom. Im Rahmen von verschiedenen Erkrankungen, die zu einem demenziellen Syndrom führen können (► Kap. 5.2.1), können eine Vielzahl von neuropsychologischen und psychopathologischen Auffälligkeiten auftreten (Wetterling 2002, S. 281–380), die nicht zu den Kernsymptomen eines demenziellen Syndroms zu zählen sind. Die Diagnose eines demenziellen Syndroms sollte daher nach den von medizinischen Fachgesellschaften (DGPPN und DGN 2016) erarbeiteten Leitlinien anhand standardisierter Kriterien wie denen der ICD-10 (WHO 1991) erfolgen.

5.2.1 Neuropsychologische und psychopathologische Symptome

Die wesentlichen Merkmale eines demenziellen Syndroms, die für eine sichere Diagnose mindestens sechs Monate lang vorgelegen haben müssen, bestehen in (vgl. ICD-10, WHO 1991):

- Abnahme des Gedächtnisses, v. a. der Merkfähigkeit (► Kap. 10.1.4)
- Abnahme anderer kognitiver und exekutiver Hirnfunktionen (Sprache, Rechnen, Planung von Handlungen etc.) (► Kap. 10.2.1 & 10.2.2)
- Die Beeinträchtigung dieser Hirnfunktionen führt zu einer Verminderung der Urteilsfähigkeit und des Denkvermögens (► Kap. 10.1.6 & 10.2.2)

Von einem demenziellen Syndrom sollte erst gesprochen werden, wenn die Störung der Hirnfunktionen so ausgeprägt ist, dass sie den Betreffenden bei der Durchführung von Aktivitäten des täglichen Lebens (ATLs) (z. B. Körperhygiene, Essen zubereiten etc.) beeinträchtigen. Eine Bewusstseinstrübung fehlt zumindest in den Anfangsstadien. Typisch für ein demenzielles Syndrom ist eine Verminderung der Affektkontrolle (z. B. emotionale Instabilität, Reizbarkeit) und des Antriebs (z. B. Apathie) (► Kap. 10.1.7) oder/und eine Veränderung des Sozialverhaltens (► Kap. 10.1.9).

Eine Unterteilung des demenziellen Syndroms in verschiedene Ausprägungsformen, bei denen jeweils unterschiedliche Hirnfunktionsstörungen im Vordergrund stehen (Jahn 2010), ist immer wieder diskutiert worden, aber in der wissenschaftlichen Literatur nicht unumstritten. Die Differenzierung der verschiedenen Unterformen eines demenziellen Syndroms aufgrund von neuropsychologisch-psychopathologischen Kriterien ist dadurch erschwert, dass es kaum pathognomische Symptome gibt. Die Unterformen unterscheiden sich vor allem durch die Ausprägung der verschiedenen Symptome in den frühen Stadien des demenziellen Syndroms. Häufig wird eine frontotemporale Form gesondert betrachtet, da sie durch eine charakteristische Symptomatik zumindest am Anfang gekennzeichnet ist (Rascovsky et al. 2011):

- nur leichte Gedächtnisstörung
- Änderung der Persönlichkeit
- Verhaltensauffälligkeiten im sozialen Kontakt
- Enthemmung mit sozialem Fehlverhalten
- mangelnde Einsichtsfähigkeit (häufiger auch Wahn)
- Antriebsmangel
- stereotype Verhaltensmuster
- Störungen der exekutiven Funktionen (▶ Kap. 10.2.2)

Davon abzugrenzen sind seltene Formen, bei denen eine Sprachstörung im Vordergrund steht (Kirshner 2014; Neary et al. 1998).

5.2.2 Differenzialdiagnose

Ein demenzielles Syndrom ist von einigen anderen Syndromen abzugrenzen, bei denen eine Reihe der gleichen Symptome auftreten (können). Am schwierigsten ist die Abgrenzung zu einer leichten kognitiven Störung (aMCI) (▶ Kap. 5.1), da vielfach eine Störung des episodischen Gedächtnisses (▶ Kap. 4.3.2) als erstes Symptom auftritt (Bennett et al. 2006) und Personen mit einer aMCI mit einer Wahrscheinlichkeit von etwa 10 % innerhalb eines Jahres ein demenzielles Syndrom entwickeln (Busse et al. 2003; Katz et al. 2012; Langa und Levine 2014). Aber ein aMCI ist nicht sicher als Vorstufe eines demenziellen Syndroms einzuschätzen, da nicht alle Menschen mit einer Altersvergesslichkeit eine Demenz entwickeln. Die Entwicklung zu einer Alzheimer Demenz hängt u. a. von der Art der schon bestehenden neuropsychologischen Störungen ab (Lee et al. 2018, Zammit et al. 2019).

Differenzierung eines demenziellen von einem deliranten Syndrom

Die Differenzierung eines demenziellen von einem deliranten Syndrom ist in vielen Fällen nicht möglich (Morandi et al. 2017), da eine vorbestehende Demenz einer der Hauptrisikofaktoren für ein Delir ist (▶ Kap. 7.2.3), d. h. es kommt zu einer zeitweisen Komorbidität (▶ Kap. 5.10). Etwa die Hälfte aller Menschen mit einem demenziellen Syndrom entwickelt vorübergehend zusätzlich eine delirante Symptomatik. Diese ist an einer plötzlichen Verschlechterung erkennbar. Da Delirien die kognitiven Hirnfunktionen negativ beeinflussen können, wird nach Abklingen der deliranten Symptomatik häufig nicht mehr der Funktionsstatus wie vor Beginn der Delirsymptomatik erreicht (Davis et al. 2017). Ein delirantes Syndrom kann in vielen Fällen klinisch ein demenzielles Syndrom maskieren.

Differenzierung eines demenziellen von einem depressiven Syndrom

Die Differenzierung eines demenziellen von einem depressiven Syndrom ist schwierig, weil eine

- depressive Symptomatik sehr häufig im (frühen) Verlauf eines demenziellen Syndroms i. S. einer Komorbidität auftritt (Wetterling 2002, S. 157) (▶ Kap. 5.10).
- depressive Symptomatik oft mit kognitiven Störungen einhergeht (Konrad et al. 2015) (▶ Kap. 5.3.1).
- depressive Symptomatik einem kognitiven Abbau häufig vorhergeht (Almeida et al 2017).
- Behandlung eines depressiven Syndroms mit Antidepressiva bei älteren Menschen zu kognitiven Störungen führen kann (Culang et al. 2009).

Bei einem leicht ausgeprägten demenziellen Syndrom und gleichzeitiger depressiver Verstimmung wird mitunter die Diagnose depressive Pseudodemenz gestellt. Dieser Begriff ist nur deskriptiv und in der Literatur sehr umstritten (Wetterling 1997). Zur Diagnose einer depressiven Pseudodemenz sind Kriterien vorgeschlagen worden (Perini et al 2019).

5.2.3 Ursachen

Der zu einem demenziellen Syndrom führende pathologische Prozess kann das Gehirn selbst betreffen (auch als primäre Demenz bezeichnet) oder erst sekundär das Gehirn befallen, z. B. im Rahmen schwerer internistischer Krankheiten (z. B. Hypothyreose). Vielfältige Erkrankungen können zu einem demenziellen Syndrom führen. Eine Reihe der Grunderkrankungen ist prinzipiell therapierbar, während für andere noch keine Behandlungsmöglichkeiten bestehen (Übersicht Wetterling 1994a; 2002, S. 148).

Die verschiedenen Ursachen eines demenziellen Syndroms unterscheiden sich häufig hinsichtlich ihres psychopathologischen/neuropsychologischen Querschnittbildes nur wenig. Die meisten demenziellen Abbauprozesse sind durch neuropathologische Veränderungen definiert. Genauere Studien haben aber gezeigt, dass die typischen neuropathologischen Veränderungen wie veränderte Tau-Proteine (intrazellulär), α-synuclein (Lewy-Körperchen), ß-Amyloidproteine (Plaques) und lakunäre Infarkte sich in den meisten Gehirnen älterer Menschen, wenn auch in unterschiedlicher Konzentration und Lokalisation, nachweisen lassen (s. Übersicht Wetterling 2019a). Auch bei der frontotemporalen Demenz gibt es eine Anzahl von zugrundeliegenden biochemischen Veränderungen (Riedl et al. 2014). Die häufigsten Ursachen eines demenziellen Syndroms sind (in absteigender Häufigkeit):

- degenerative Erkrankungen des Gehirns (z. B. Alzheimer-Erkrankung, Lewy-Körperchen-Demenz, Parkinson-Syndrom, frontotemporale Demenz, Chorea Huntington etc.),
- vorwiegend vaskulär bedingte Demenzen,
- frontotemporale Demenzen, die schon früh, d. h. sehr häufig vor dem 65. Lebensjahr, beginnen.

Degenerative Demenz

Die weitaus häufigste Form der Demenz stellt die degenerative Demenz dar (Angaben in der Literatur bis zu etwa 75 % aller Demenzfälle). Hierzu zählen (Wetterling 2002, S. 145–176):

- *Alzheimer-Demenz* (etwa 60 % aller Demenzfälle): Diese ist gekennzeichnet durch das Vorliegen folgender morphologischer Veränderungen: Hirnatrophie, die in bildgebenden Verfahren wie cCT (craniale Computertomografie) oder MRT (Kernspintomografie) erkennbar ist. Die Alzheimer-typischen Veränderungen sind nur mikroskopisch erkennbar: Abnahme der Zahl der Nervenzellen und der Synapsen (Nervenverknüpfungspunkte), die für die Signalübertragung maßgeblich sind. Innerhalb und außerhalb der Nervenzellen kommt es zu Ablagerungen von pathologischen Eiweißkomplexen (tau- und ß-Amyloid-Protein), die wahrscheinlich indirekt die Signalübertragung beeinträchtigen.
- *Lewy-Körperchen-*Demenz (Häufigkeit mit bis zu 15 % angegeben): Wesentliches Kennzeichen ist die Ablagerung von pathologischen Eiweißkomplexen (Lewy-Körperchen) in der Hirnrinde.
- *Parkinson-Demenz* (Häufigkeit bis zu 5 %): Hier findet die Ablagerung von pathologischen Eiweißkomplexen (ähnlich Lewy-Körperchen) vorwiegend in bestimmten basalen Hirnkernen (Substantia nigra) statt.

Die verschiedenen neuropathologischen Veränderungen können in wechselnder Ausprägung bei allen degenerativen Demenzformen vorkommen (Wetterling 2019a). Der Beitrag dieser Veränderungen zur Entwicklung der Hirnfunktionsstörungen ist komplex (Jellinger 2013; Nelson et al. 2009, 2010, 2012; J. A. Schneider et al. 2007, 2012). Vieles spricht dafür, dass neben der Abnahme der Verknüpfungspunkte (Synapsen) auch den schon bei einer leichten (Alzheimer) Demenz nachweisbaren Schädigungen des neuronalen Netzwerkes besondere Bedeutung zukommt (Ahmed et al 2016, Pievani et al. 2011, Reijmer et al. 2013). Bei beiden handelt es sich um strukturelle Schädigungen (► Kap. 10.3.1).

Veränderung der Blutgefäße (vaskuläre Demenz)

Die zweithäufigste Ursache für ein demenzielles Syndrom stellen Veränderungen der Hirngefäße (Jellinger 2013; Thal et al. 2012) und Herz-Kreislauf-Erkrankungen dar (bis zu 20 % aller Demenzfälle). Für die unterschiedlichen Ausprägungsformen wird meist der Oberbegriff vaskuläre Demenz (vascular cognitive impairment) benutzt (Gorelick et al. 2011; Iadecola et al 2019; Jellinger 2013; Thal et al. 2012). Es sind u. a. folgende Formen zu unterscheiden:

Die weitaus häufigste Form ist die subkortikale vaskuläre Demenz (Chui 2007; Roh und Lee 2014; Román et al. 2002). Oft wird diese Diagnose oder weitgehend synonyme Bezeichnungen wie zerebrale Mikroangiopathie (small vessel disease), Morbus Binswanger (Binswanger 1894), subkortikale arteriosklerotische Enzephalopathie (SAE) anhand der neuroradiologischer Auffälligkeiten (Wardlow et al. 2013) gestellt, aber die psychopathologische Symptomatik kann sehr unterschiedlich sein (Wetterling 1992). Neuropathologisches Korrelat der im cCT oder MRT sichtbaren flächigen Veränderungen der weißen Hirnsubstanz (White Matter Hypodensities [WMH]; ▶ Kap. 5.8.2) sind meist progredient verlaufende Veränderungen der kleinen Arterien des Gehirns (zerebrale Mikroangiopathie) (Brown et al. 2009; Caplan 2015), die zu einer Verringerung der Anzahl an Arterien sowie zu pathologischen Veränderungen des Hirngewebes (der weißen Substanz = »Netzwerkstruktur« des Gehirns) führen. In der Regel findet sich bei der Obduktion eine Vielzahl kleiner Hirninfarkte (Lakunen) (Pantoni und Garcia 1997). WMHs und Lakunen stellen immer einen Residualzustand dar, d. h. strukturelle Schädigungen (▶ Kap. 10.3.1).

Bis zu 30 % der Menschen, die einen Schlaganfall erleiden (▶ Kap. 5.8.8), entwickeln innerhalb eines Jahres ein demenzielles Syndrom (post-stroke dementia) (Gorelick et al. 2011, Iadecola et al 2019). Bei einem Schlaganfall (Hirninfarkt) kommt es zu einer Minderdurchblutung eines Hirnareals, das in der Folgezeit »organisiert« wird, d. h. Nervengewebe wird abgebaut und durch nicht-neuronale Gewebe (i. S. einer »Narbe«) ersetzt. Nur die Randbezirke sind in der Lage, sich zu reorganisieren. Es liegt also wiederum eine strukturelle Hirnschädigung vor (▶ Kap. 10.3.1). In einigen Fällen kann im Rahmen einer Rehabilitation eine Besserung einzelner Funktionen (z. B. Sprache) erreicht werden, aber die kognitiven Funktionen verbessern sich meist nicht wesentlich (Cumming et al. 2013). Wenn Sprachstörungen bestehen, ist eine genaue Einschätzung der kognitiven Störungen oft nicht mehr möglich, weil diese genaue Untersuchungen behindern oder sogar unmöglich machen (Wetterling 2018b) (▶ Kap. 10.2.1).

5.2.4 Verlauf

Die klinische Symptomatik, insbesondere zu Beginn der demenziellen Entwicklung, ist sehr variabel (▶ Kap. 6.2.1). Häufig wird der Beginn des demenziellen Abbaus von den Betreffenden und den Angehörigen kaum bemerkt, da die Symptomatik sich schleichend ausbildet und eine anfänglich häufig geklagte Vergesslichkeit oft als altersgemäß angesehen wird. In einigen Fällen, v. a. bei der

Demenz bei Parkinson-Syndrom und auch der vaskulären Demenz, fallen zunächst neurologische Symptome (extrapyramidale Bewegungsstörungen, Gangstörungen etc.) auf. Bei einer frontotemporalen Demenz stehen anfangs meist deutliche Verhaltensänderungen im Vordergrund.

Erste Hinweise auf das mögliche Vorliegen eines demenziellen Syndroms sind:

- Merkfähigkeitsstörungen (▶ Kap. 10.1.4)
- Orientierungsstörungen (z. B. nächtliche Verwirrtheitszustände) (▶ Kap. 10.1.3)
- Wortfindungsstörungen, häufiges Benutzen von Floskeln (»Sie wissen schon«) (▶ Kap. 10.2.1)
- Verlangsamung der kognitiven Funktionen (▶ Kap. 10.1.8)
- Schwierigkeiten, mehrschrittige Handlungsabläufe richtig durchzuführen (▶ Kap. 10.2.2& 10.2.3)
- Wahn, bestohlen oder hintergangen zu werden (▶ Kap. 10.1.6)
- Schlafstörungen mit nächtlicher Unruhe (Tag-Nacht-Umkehr)
- Verhaltensänderungen (Ausbildung »sinnloser« stereotyper Verhaltensmuster) (▶ Kap. 10.2.2)
- Veränderungen der Persönlichkeit i. S. einer Akzentuierung oder Entdifferenzierung der Primärpersönlichkeit (▶ Kap. 10.4.5)

Aus den häufig zu Beginn des demenziellen Abbaus zu beobachtenden Merkfähigkeitsstörungen (v. a. des episodischen Gedächtnisses) (Bennett et al. 2006) resultiert eine weitgehende Unfähigkeit, sich Neues zu merken, und damit oft auch Orientierungsstörungen. Meist treten auch frühzeitig Wortfindungsstörungen und apraktische Störungen (Durchführung von mehrschrittigen Handlungen, z. B. Ankleiden, Kaffee kochen etc.) auf. In anderen Fällen fallen zu Beginn des demenziellen Abbaus ein hochgradiger Antriebsverlust (Apathie) und eine Depression, eine psychomotorische Verlangsamung oder Verhaltensveränderungen (meist Stereotypien) auf (▶ Kap. 10.1.8). Es gibt verschiedene Ansätze, die neuropsychologischen, psychopathologischen und Verhaltensänderungen im Verlauf eines demenziellen Syndroms in einem Schema zusammenzufassen, sodass eine Schweregradeinteilung daraus resultiert, z. B. CDR (Hughes et al. 1982; Morris 1993; Jahn 2010).

Grundsätzlich zu unterscheiden sind folgende Verlaufstypen (▶ Kap. 10.3.2):

1. Reversibles demenzielles Syndrom
2. Einmaliges Ereignis
3. Schnell fortschreitender Verlust von kognitiven Fähigkeiten
4. Langsam fortschreitender Verlust von kognitiven Fähigkeiten
5. Stufenförmiger Abbau der kognitiven Fähigkeiten

Reversibles demenzielles Syndrom

In der wissenschaftlichen Literatur wird der Anteil der Demenzfälle, die an einem potentiell reversiblen demenziellen Syndrom leiden, sehr unterschiedlich angegeben (mit etwa 1–18 %) (Clarfield 2003, Djukic et al. 2015). Überwiegend handelt es sich hierbei um Menschen unter 65 Jahren, die behandelbare Störungen aufweisen. Hierzu gehören u. a. (Wetterling 2002, S. 147–150):

- Schilddrüsenfunktionsstörungen (v. a. Unterfunktion)
- Hochgradiger Vitamin-B12-Mangel
- Normaldruck-Hydrozephalus
- Raumfordernde Prozesse (Hirntumoren, v. a. Meningeome)
- HIV und andere Enzephalitisformen

Aber bei den meisten dieser Erkrankungen vergehen, wenn die kognitiven Störungen über sechs Monate bestehen, auch bei adäquater Behandlung in der Regel mehrere Wochen, bevor eine deutliche Besserung der geistigen Fähigkeiten nachweisbar wird und es in vielen Fällen nur zu einer unvollständigen Rückbildung der kognitiven Defizite kommt. Im Vordergrund der Symptomatik steht bei diesen Erkrankungen häufig eine deutliche Verlangsamung des Denkens und auch der Entscheidungsfähigkeit bzw. Urteilsfähigkeit. Klinisch manifestiert sich dies oft an einer fehlenden Krankheitseinsicht.

Einmaliges Ereignis

Ein einmaliges Ereignis, das mit einer schweren strukturellen Schädigung des Gehirns (z. B. Schlaganfall, Hirnblutung, Schädel-Hirn-Trauma, Herpes simplex Enzephalitis etc.) einhergeht, kann ein demenzielles Syndrom verursachen. Dies entspricht nicht dem üblichen Sprachgebrauch in Deutschland, sondern in entsprechenden Fällen wird von einem hirnorganischen Psychosyndrom gesprochen (Wetterling 2002, S. 1–13). Bei diesen Hirnschädigungen können unterschiedliche Hirnfunktionen (z. B. Motorik, Sprache, Gedächtnis etc.) vorrangig betroffen sein (▶ Kap. 5.8). Nach einem Schlaganfall kommt es im weiteren Verlauf zu einem schnelleren kognitiven Abbau als bei Personen ohne Schlaganfall (Levine et al. 2015).

Schnell fortschreitender Verlust von kognitiven Fähigkeiten

Ein schnelles Fortschreiten der Hirnfunktionsstörungen innerhalb weniger Monate ist bei einer Reihe seltener Krankheitsbilder zu beobachten. Hierbei handelt es sich v. a. um im weitesten Sinne entzündlich oder autoimmunologisch bedingte Erkrankungen oder Tumoren des Zentralnervensystems (Geschwind et al. 2007) (▶ Kap. 5.8.4 & 5.8.9). Die bekannteste ist die sehr seltene Creutzfeldt-Jakobsche-Erkrankung (Karch et al. 2014). Diese wie die anderen schnell fortschreitenden Demenzformen gehen meist mit charakteristischen neurologischen Symptomen einher. Oft gehen diese der Entwicklung des demenziellen Syndroms zeitlich voraus. Sehr häufig zeigt die Bildgebung (cCT/MRT) Veränderungen. Aufgrund der schnellen Progredienz werden die Betreffenden früh klinisch auffällig, oft durch eine deutliche Persönlichkeitsänderung (▶ Kap. 5.5).

Langsam fortschreitender Verlust von kognitiven Fähigkeiten

Die weitaus häufigsten Ursachen eines demenziellen Syndroms sind degenerative Erkrankungen des Gehirns, die sich über Jahre entwickeln können. Der Beginn des Verlustes der kognitiven Leistungsfähigkeit ist oft schleichend und in vielen Fällen insbesondere retrospektiv nicht genau bestimmbar. Es gibt keine eindeutigen Zeichen für den Beginn eines langsam fortschreitenden demenziellen Syndroms.

Ein Auftreten der Symptome in der oben genannten Reihenfolge ist charakteristisch für den Verlauf bei der Alzheimer-Erkrankung, der weitaus häufigsten Ursache eines demenziellen Syndroms. Aber atypische Verläufe sind nicht selten. Andere degenerative Demenzformen zeigen einige Besonderheiten, z. B. die recht häufige Lewy-Körperchen-Demenz, bei der schon früh (szenische) Halluzinationen und Vigilanzschwankungen auftreten (Donaghy und McKeith 2014; D. R. Lee et al. 2014), während bei der Demenz bei Parkinson-Syndrom neben den typischen neurologischen Symptomen eine Verlangsamung der Denkabläufe imponiert (Williams-Gray et al. 2007). Bei der frontotemporalen Demenz kommt es meist schon frühzeitig zu schweren Verhaltensstörungen mit Enthemmung und Vernachlässigung sozialer Normen (Riedl et al. 2014) oder in selteneren Fällen zu charakteristischen Störungen der Sprache.

Bei der häufigsten vaskulär bedingten Demenz, einer zerebralen Mikroangiopathie, kommt es zu einem vorwiegend schleichenden Verlauf (J. S. Meyer et al. 2002). Dabei stehen Störungen in Exekutivfunktionen (z. B. Planung von Handlungen, Zielsetzung etc.) und eine Verlangsamung der Denkabläufe im Vordergrund (Lawrence et al. 2013; Pantoni 2010). Entscheidend für die Symptomatik ist die Lokalisation der vaskulären Läsionen im Gehirn (Benisty et al. 2009; Jellinger 2013), aber die Unterschiede sind meist, auch bei lakunären Infarkten, nicht groß (J. D. Edwards et al. 2013).

Die Entwicklung von Hirnfunktionsstörungen (meist gemessen mit dem Mini-Mentalstatus-Test (MMST) (Folstein et al. 1975; ▶ Kap. 10.4.4) zeigt eine große Variabilität, sowohl zwischen den Demenzformen verschiedener Ursache als auch bei gleicher Ursache (Breitve et al. 2014; Mez et al. 2013; Nelson et al. 2009, 2010; Z. Walker et al. 2012; Wetterling et al. 1995, 1996a). Im Verlauf werden die oben genannten Auffälligkeiten zunächst meist deutlicher. In fortgeschrittenen Stadien unterscheiden sich aber Demenzformen verschiedener Genese nur noch wenig hinsichtlich ihrer psychopathologischen Symptomatik. Die Betroffenen zeigen dann das Vollbild einer Demenz, wie es in den ICD-10-Kriterien beschrieben wird. Dies hat zu einer Diskussion um eine »Einheitsdemenz« geführt (Förstl 2011). Hintergrund ist auch, dass sich bei der Autopsie, v. a. bei Verstorbenen über 75 Jahren, neuropathologisch meist vielfältige Veränderungen

(= strukturelle Schädigungen) finden lassen, sodass eine eindeutige Zuordnung zu einer bestimmten Ursache schwierig ist und Mischformen häufig sind (Attems und Jellinger 2014, Gorelick et al. 2011, Jellinger 2013, J. A. Schneider et al. 2012, Wetterling 2019a).

Stufenförmiger Abbau der kognitiven Fähigkeiten

Eine Multi-Infarkt-Demenz (MID), die in der ICD-10 (WHO 1991) als typische vaskuläre Demenz aufgeführt wird, ist klinisch durch einen stufenförmigen Verlauf mit sukzessivem Hinzukommen neuer Hirnfunktionsstörungen gekennzeichnet (Hachinski et al. 1975), d. h. anfangs sind nur eine oder wenige Hirnfunktionen betroffen (je nach Lokalisation der zerebrovaskulären Schädigung, z. B. Aphasie), während andere im Anfangsstadium noch intakt bleiben. Meist wird bei umschriebenen Hirnfunktionsstörungen aber nicht die Diagnose eines demenziellen Syndroms gestellt, sondern es werden die einzelnen Funktionsstörungen angegeben (Karnath et al. 2014). Wenn Hirnfunktionsstörungen nach einem einmaligen kleinen (lakunären) Infarkt auftreten, sind im Verlauf leichte Besserungen möglich (J. D. Edwards et al. 2013). Erneute kleinere Hirninfarkte führen meist zu einer nur geringfügigen Verschlechterung (um 0,95 + 1,7 Punkte/Jahr im MMST) (Aharon-Peretz et al. 2002, 2003), sodass stufenförmige Verläufe, die als typisch für eine Multi-Infarkt-Demenz angesehen werden, selten sind und nur bei mehrfachen größeren Infarkten zu beobachten sind. Diese gehen meist mit einer neurologischen Symptomatik einher.

Die Zahl der Infarkte korreliert mit dem Ausprägungsgrad des demenziellen Syndroms (J. A. Schneider et al. 2003, 2004, 2007). Neuere MRT-Studien konnten eine Korrelation zwischen der Störung der Exekutivfunktionen und der Verarbeitungsgeschwindigkeit einerseits und der Anzahl der lakunären Infarkte anderseits nachweisen (Lawrence et al. 2013), dabei sind die Schädigungen des Leitungsnetzwerks in der weißen Hirnsubstanz von Bedeutung (Lawrence et al. 2014).

Auch bei der Ausbildung anderer Hirnfunktionsstörungen bei lakunären Infarkten ist eine Schädigung des Leitungsnetzwerkes in der weißen Hirnsubstanz (Marklager) von wesentlicher Bedeutung (Dacosta-Aguayo et al. 2015; Nyenhuis et al. 2002). Entsprechende strukturelle Veränderungen im Marklager (WMH) lassen sich in der ganz überwiegenden Mehrzahl von lakunären Infarkten mittels der cCT und vor allem eines MRTs nachweisen (Wetterling 1992).

Bei einem demenziellen Syndrom treten im Verlauf sehr häufig neben den Hirnfunktionsstörungen auch psychopathologische Auffälligkeiten auf (Steinberg et al. 2008; Wadsworth et al. 2012; Wetzels et al. 2010). Die psychiatrische Symptomatik kann im Verlauf wechseln, sodass unterschiedliche Symptome wie Halluzinationen, Depression, aggressives Verhalten etc. im Vordergrund stehen können (Steinberg et al. 2008; Tariot et al. 1995). In einer Verlaufsstudie (Brodaty et al. 2015) traten folgende Symptome zunehmend häufiger auf: Wahn, Halluzinationen, Apathie, Enthemmung, Erregbarkeit und psychomotorische Unruhe. Eine depressive oder Angstsymptomatik ist im Verlauf oft rückläufig (Wetzels et al. 2010). Zusammenfassend ist festzustellen, dass in den Verlaufsstudien v. a. die Apathie und motorische Unruhe bei Personen mit einem demenziellen Syndrom mit der Zeit zunahmen.

Krankheitsdauer

Untersuchungen hinsichtlich der Krankheitsdauer (ab Diagnosestellung bis zum Tod) zeigen eine große Varianz (Brodaty et al. 2012). Die mittlere Lebensspanne von den ersten Symptomen bis zum Tod beträgt 3,3 bis 11,7 Jahre (Todd et al. 2013). Kürzere Verläufe treten bei oft bei einer Poststroke-Demenz (Melkas et al. 2009) und einer frontotemporalen Demenz auf (Coon et al. 2011). Grundsätzlich ist zu berücksichtigen, dass die meisten Demenzpatienten multimorbide sind, d. h. sie leiden an mehreren Erkrankungen gleichzeitig. Sehr häufig ist daher eine körperliche Erkrankung (z. B. Lungenentzündung) die Todesursache.

5.2.5 Gutachterliche Beurteilung

Die Diagnose eines demenziellen Syndroms reicht allein nicht aus, um eine Beeinträchtigung der Urteilsfähigkeit und freien Willensbestimmung zu begründen (► Kap. 10.6 & 10.10.5), sondern es kommt auf den Schweregrad der Hirnfunktionsstörungen an. Für eine retrospektive Abschätzung des Schweregrades eines demenziellen Syndroms sind auch folgende Fragen von Bedeutung:

1. ob der Verlauf zwischen Diagnosestellung bzw. dem ersten Zeitpunkt mit hinreichenden Angaben zu demenztypischen Symptomen bis zum strittigen Termin (z. B. Testamentserrichtung) und weiter bis zum Tode weitgehend gleichförmig verläuft und
2. ggf. bei welchen Demenztypen ein anderer Verlauf auftritt sowie
3. ob Faktoren, die den Verlauf beeinflussen können, bekannt sind.

Stetige langsame Zunahme der demenztypischen Symptomatik

In den meisten Fällen eines demenziellen Syndroms nehmen die kognitiven Störungen stetig zu (Z. Walker et al. 2012; Wetterling 2014). Da die Progredienz aber sehr variabel ist, sind »Rückrechnungen«, insbesondere über einen längeren Zeitraum von mehr als sechs Monaten, nur mit einem erheblichen Unsicherheitsfaktor möglich, denn es sind z. B. auch schnell progrediente Alzheimer-Demenzfälle beschrieben worden (Schmidt et al. 2011). In der Literatur genannte Durchschnittswerte (Wetterling et al. 1995) können allenfalls als grober Anhaltspunkt für den demenziellen Abbau dienen. Patienten mit einer Alzheimer-Demenz mit stark ausgeprägter Störung der Exekutivfunktionen zeigen einen schnelleren kognitiven Abbau als Patienten, bei denen Gedächtnisstörungen im Vordergrund stehen (Mez et al. 2013).

Andere Verlaufsformen

Falls aufgrund der vorliegenden Befunde/Angaben von einem nicht stetigen Verlauf auszugehen ist, ist zu prüfen, ob sich Anhaltspunkte für eine der oben genannten Ursachen für ein demenzielles Syndrom finden lassen. Da es sich bei einmaligen Ereignissen, die zu einem demenziellen Syndrom führen, um sehr schwere, plötzlich einsetzende Krankheitsbilder handelt, deren Datum genau bekannt ist, ergeben sich in der Regel kaum Schwierigkeiten bei dem Bestreben einer rückblickenden Festlegung des Beginns der Hirnfunktionsstörungen.

Von der Rechtsprechung wird ein stufenweiser oder gar ein fluktuierender Verlauf bei einer Demenz für möglich gehalten (vgl. BayObLG, Beschluss v. 07.09.2004 – 1 Z BR 73/04). Derartige Fälle bedürfen einer eingehenden Betrachtung der Symptomatik im Verlauf.

Faktoren, die den Verlauf beeinflussen können

Vorbestehende Erkrankungen

Aus der epidemiologischen Forschung ist bekannt, dass einige Erkrankungen die Entwicklung eines demenziellen Syndroms begünstigen und den Verlauf beschleunigen (Etgen et al. 2011; Gorelick et al. 2011): u. a. vaskuläre Risikofaktoren wie Diabetes mellitus, Bluthochdruck, Schlaganfälle (Hirninfarkte) sowie Schädel-Hirn-Traumen und chronische metabolische Störungen (v. a. Niereninsuffizienz). Diese Erkrankungen sind im Alter häufig. Ein negativer Einfluss auf den Verlauf des demenziellen Syndroms ist v. a. bei einem Neuauftreten bzw. einer deutlichen Verschlechterung einer körperlichen Erkrankung zu erwarten (▶ Kap. 5.11).

Schlaganfälle (Hirninfarkte)

Ein nicht geringer Anteil der Hirninfarkte zeigt keine schwerwiegende klinische Symptomatik und wird daher nicht erkannt (»stille Hirninfarkte«) (Gorelick et al. 2011). Kleine (lakunäre) Infarkte, die bei Menschen mit vaskulären Risikofaktoren gehäuft auftreten, führen nur zu einem leicht verstärkten demenziellen Abbau (Aharon-Peretz et al. 2002).

Operationen

Es gibt eine Reihe von Studien (Mason et al. 2010; Terrando et al. 2011; Daiello et al. 2019), die zeigen, dass in einer Häufigkeit von bis zu 40 % bei älteren Menschen nach einer Vollnarkose eine Verschlechterung der kognitiven Leistungsfähigkeit auftreten kann. Dieses Phänomen ist besonders nach mehrfachen Operationen in kurzem Abstand zu berücksichtigen.

Delir

Viele Menschen mit einem demenziellen Syndrom erleiden im Krankheitsverlauf ein Delir (Morandi et al. 2017), z. B. aufgrund von Infekten oder Stoffwechselstörungen. Ein Delir kann bei Dementen zu einer deutlichen Verschlechterung der kognitiven Leistungsfähigkeit führen (Davis et al. 2017). Diese kann sich bei suffizienter Behandlung der Delirursache zurückbilden. In sehr vielen Fällen ist nach Abklingen der deliranten Symptomatik aber keine wesentliche Verbesserung der kognitiven Leistungen zu verzeichnen (▶ Kap. 7.2.4).

Aufgrund der zahlreichen Faktoren, die möglicherweise den Verlauf eines demenziellen Syndroms beeinflussen können, sind bei der Beurteilung der Urteilsfähigkeit und der freien Willensbestimmung eingehende und differenzierte Betrachtungen notwendig, die die individuellen Gegebenheiten des strittigen Falles berücksichtigen. Dies kann nur mit einem auch von der Rechtsprechung geforderten zweischrittigen Vorgehen erreichen werden, bei dem insbesondere auch die Auswirkungen der festgestellten psychopathologischen (▶ Kap. 10.1) und neuropsychologischen Symptome (▶ Kap. 10.2) auf die Willensbestimmung betrachtet werden.

5.3 Depressives Syndrom

Der Begriff Depression wird auch umgangssprachlich zur Beschreibung einer Verschlechterung der Stimmungslage häufig gebraucht. Um eine klare Unterscheidung von dem vielfältigen umgangssprachlichen Gebrauch des Begriffs zu machen und auch die am Anfang des Kapitels vorgeschlagene Nomenklatur zu berücksichtigen, wird hier der Begriff depressives Syndrom gebraucht. Eine genaue Definition ist angesichts der vielfältigen Symptomatik schwierig. Nach den international gebräuchlichen diagnostischen Kriterien der ICD-10 (WHO 1991) bzw. ICD-11 (2019) oder des DSM-5 (APA 2013) sind sowohl psychische Symptome wie auch körperliche (somatische) Symptome für ein depressives Syndrom charakteristisch.

5.3.1 Neuropsychologische und psychopathologische Symptome

Die Symptomatik eines depressiven Syndroms ist sehr vielfältig. Im Vordergrund stehen meist affektive Symptome (▶ Kap. 10.1.7), v. a. gedrückte Stimmung, die den Großteil des Tages anhält und das mindestens zwei Wochen lang; diese ist gekennzeichnet durch:

- Vermindertes Selbstwertgefühl und Selbstvertrauen
- Traurigkeit und Niedergeschlagenheit

- Unfähigkeit, Freude zu empfinden
- Interessenverlust oder Verlust der Freude an normalerweise angenehmen Aktivitäten
- Antriebsverlust (»Schwunglosigkeit«), Lustlosigkeit und Mutlosigkeit
- Ständiges Grübeln
- Unbegründete Selbstvorwürfe oder ausgeprägte, unangemessene Schuldgefühle
- Negative Kognitionen (»alles schwarz sehen«) und Perspektivlosigkeit, wiederkehrende Gedanken an den Tod oder an Suizid, suizidales Verhalten
- Ängste (v. a. den/die bevorstehende/n Tag/Aufgabe nicht zu schaffen)
- Klagen über ein vermindertes Denk- oder Konzentrationsvermögen (▶ Kap. 10.1.2)

Neben der Affektstörung kann noch eine Reihe von weiteren Symptomen auftreten, wie z. B.:

- Erhöhte Ermüdbarkeit/körperliche Erschöpfbarkeit
- Schlafstörungen (Ein- und Durchschlafstörungen, Früherwachen) mit Morgentief
- Psychomotorische Agitiertheit (»innere Unruhe«) oder Hemmung (▶ Kap. 10.1.8)
- Deutlicher Appetitverlust mit Gewichtsverlust, häufig mehr als 5 % des Körpergewichts im vergangenen Monat, aber mitunter auch vermehrter Appetit
- Deutlicher Libidoverlust
- Wahn (Schuld-, Verarmungs-, Versündigungs- oder nihilistischer Wahn) (▶ Kap. 10.1.6)

Depressive, insbesondere ältere, fallen häufig wenig auf. Dies liegt daran, dass sie sich sozial weitgehend isolieren. Aufgrund ihrer Antriebsschwäche und/oder Ängste verlassen sie nur noch selten ihre Wohnung. Bei genauer Beobachtung bzw. eingehender Befragung der Betreffenden und deren Angehörigen ergeben sich häufig Hinweise auf folgende Verhaltensauffälligkeiten (▶ Kap. 10.1.6):

- Sozialer Rückzug (Isolation)
- Rückzug ins Bett für den überwiegenden Teil des Tages
- Verminderte Aktivitäten, insbesondere auch die, die früher Freude gemacht haben
- Vernachlässigung von lebensnotwendigen Aktivitäten (Essen zubereiten, Körperhygiene etc.) (▶ Kap. 10.2.3)

Bei einem depressiven Syndrom sind auch eine Reihe von Hirnfunktionsstörungen nachweisbar (Zuckerman et al. 2018; Rock et al. 2014), v. a. Störungen der/des

- Aufmerksamkeit (▶ Kap. 10.1.2)
- Exekutiven Funktionen (▶ Kap. 10.2.2)
- Gedächtnisses (▶ Kap. 10.1.4)

5.3.2   Differenzialdiagnose

Die Symptomatik eines depressiven Syndroms ist sehr vielgestaltig, sodass die Differenzierung von anderen psychiatrischen Syndromen oft schwerfällt, weil es eine erhebliche Überlappung auf der Symptomebene geben kann. Auch eine Komorbidität eines depressiven Syndroms mit anderen psychiatrischen Syndromen ist sehr häufig (▶ Kap. 6.10). Weiter ist zu berücksichtigen, dass eine depressive Symptomatik sehr oft bei schweren körperlichen Erkrankungen auftritt (▶ Kap. 6.11). Schwierigkeiten kann wegen sehr ähnlicher Symptomatik die Differenzierung eines depressiven Syndroms von einem Parkinson-Syndrom machen. Oft ist eine Differenzierung nicht möglich, da Parkinson-Patienten häufig unter depressiven Verstimmungen leiden (▶ Kap. 5.8.6).

5.3.3   Ursachen

Bei einer Depression handelt es sich um ein komplexes psychopathologisches Phänomen, für das folgende Faktoren als pathogenetisch bedeutsam angesehen werden:

- biografische (psychodynamische)
- reaktive (psychologische)
- biologische (neuropathologische oder neurochemische)

Es ist wahrscheinlich, dass ein depressives Syndrom durch das komplexe Zusammenwirken dieser Faktoren zustande kommt. Dabei können von Fall zu Fall unterschiedliche Faktoren dominieren bzw. in verschiedenen Konstellationen zusammenwirken. Ein depressives Syndrom kann aber auch ohne erkennbaren Grund und ohne durch eine eingehende medizinische Untersuchung feststellbare Ursache auftreten (endogene Depression) oder auch im Rahmen einer degenerativen oder vaskulären Erkrankung (z. B. Parkinson-Syndrom oder Schlaganfall) bzw. Schädigung des Gehirns (z. B. SHT) und auch bei hormonellen Störungen auftreten. Häufig kommt es zu depressiven Verstimmungen bei schweren körperlichen Erkrankungen und/oder bei (vor allem lang andauernder) Einnahme von Medikamenten (Wetterling 2002, S. 184–193). Bei älteren Menschen kommt lebensgeschichtlich bedeutenden Ereignissen eine wichtige Rolle in der Pathogenese einer depressiven Störung zu:

- Tod des Partners oder anderer Angehöriger
- Übersiedlung in ein Altenheim oder Auszug von Angehörigen
- Berentung
- Schwerwiegende Erkrankung mit körperlichen und/oder intellektuellen Beeinträchtigungen (und daraus resultierender Hilfsbedürftigkeit bzw. Autonomieverlust)

5.3.4 Verlauf

Ein depressives Syndrom kann sehr unterschiedlich verlaufen (s. DSM-5 und ICD-10). Meist verläuft es episodisch, wobei die Episodendauer unterschiedlich ist (mehrere Wochen bis Monate) und im Alter meist zunimmt. Bei einem großen Teil der Betroffenen kommt es zu Rezidiven. Durch eine Behandlung mit Antidepressiva kann nach zwei bis drei Wochen eine Symptomreduktion und eine Verkürzung der Krankheitsdauer sowie eine Verbesserung der Gedächtnisstörungen erreicht werden (Keefe et al. 2014). Aber chronische (»therapieresistente«) Verläufe sind nicht selten, besonders im Alter (Comijs et al. 2015). In der Remission bleiben Hirnfunktionsstörungen, insbesondere Störungen der Aufmerksamkeit und der exekutiven Funktionen oft bestehen (Rock et al. 2014; Zuckerman et al. 2018). Bei älteren Depressiven bestehen besonders oft Gedächtnisstörungen (Thomas et al. 2009). Eine Reihe von Studien hat gezeigt, dass ein depressives Syndrom bei älteren Menschen einen Risikofaktor für die Entwicklung eines demenziellen Syndroms darstellt (Chan et al. 2019).

Bisher ist noch nicht hinreichend untersucht worden, ob, in welchem Umfang und in welchem Zeitraum eine Behandlung mit Antidepressiva zur Verbesserung der kognitiven Beeinträchtigungen bei einem depressiven Syndrom beiträgt (Zuckerman et al. 2018). Bei der Gabe von Antidepressiva können sich Symptome wie Antriebsmangel, Ambivalenz etc. verringern. Nach längerer Einnahme von Antidepressiva können bei Absetzen psychische Absetzphänomene auftreten (Henssler et al. 2019).

5.3.5 Gutachterliche Beurteilung

Ein depressives Syndrom kann zu einer Beeinträchtigung der Urteilsfähigkeit und der freien Willensbestimmung führen, insbesondere wenn folgende psychopathologischen Symptome vorliegen:

- Apathie (► Kap. 10.1.8)
- Denkhemmung oder Ambivalenz (Unmöglichkeit der Entscheidungsfindung) (► Kap. 10.2.2)
- Wahn (► Kap. 10.1.6)

Eine Einschränkung der Geschäftsfähigkeit durch eine Depression wird von der Rechtsprechung als möglich angesehen (BGH, Urteil v. 20.06.1984 – IVa ZR 206/82). Dabei ist zu prüfen, ob ein chronischer »therapieresistenter« Verlauf vorliegt und ob ggf. die vorliegenden Symptome ausreichen für eine Geschäftsunfähigkeit nach § 104 Abs. 2 BGB. In der Regel handelt es sich aber allenfalls um eine vorübergehende Geschäftsunfähigkeit nach § 105 Abs. 2 BGB. Hinsichtlich der Frage der freien Willensbestimmung bei einem Suizid kommt einem depressiven Syndrom erhebliche Bedeutung zu (► Kap. 9.6.3).

Bei der Beurteilung der Testierfähigkeit ist bei einem nachgewiesenen Wahn der Wahninhalt von Bedeutung, denn ein Schuld-, Verarmungs- oder Versündigungswahn kann sich auf das Erbe oder potenzielle Erben beziehen. Eine Apathie führt zu einer erhöhten Beeinflussbarkeit (▶ Kap. 10.4.1). Auch ein sozialer Rückzug kann wegen fehlender Informationsmöglichkeiten von Bedeutung sein. Weiter sollten die Ausprägung der oben beschriebenen Hirnfunktionsstörungen, die bei älteren Depressiven häufig auftreten, berücksichtigt werden.

5.4 Manisches und bipolar affektives Syndrom

Als »mania« wurde im Griechischen ein Zustand der Raserei, Wut, des Wahnsinns, aber auch der Begeisterung bezeichnet. Ein manisches Syndrom zeichnet sich durch eine gehobene Stimmung und einen gesteigerten Antrieb aus. Es tritt in der Regel zusammen mit einem depressiven Syndrom auf und wird daher auch als bipolar affektives Syndrom bezeichnet.

5.4.1 Neuropsychologische und psychopathologische Symptome

Typische Symptome für ein manisches Syndrom sind v. a.:

- Formale Denkstörungen (assoziativ gelockertes Denken bis zur Ideenflucht)
- Antriebssteigerung (mit motorischer Unruhe)
- Ablenkbarkeit oder andauernder Wechsel von Aktivitäten oder Plänen
- Gesteigerte Gesprächigkeit (»Rededrang«)
- Erhöhte Reizbarkeit und Erregungszustände
- Überhöhte Selbsteinschätzung/Kritiklosigkeit
- Distanzlosigkeit
- Leichtsinniges bzw. risikoreiches Verhalten
- Vermindertes Schlafbedürfnis
- Gesteigerte Libido
- Wahngedanken (v. a. Größenwahn)

Auch bei Personen mit einem bipolar affektiven Syndrom treten im episodenfreien Intervall Hirnfunktionsstörungen auf, v. a. (Bourne et al. 2013):

- Aufmerksamkeit (▶ Kap. 10.1.2)
- Exekutive Funktionen (▶ Kap. 10.2.2)
- Gedächtnis (▶ Kap. 10.1.4)

5.4.2 Differenzialdiagnose

Psychopathologisch ist ein schizophrenes Syndrom mitunter schwierig von einem manischen Syndrom zu differenzieren, v. a. wenn eine wahnhafte Symptomatik auftritt. Nicht selten treten Symptome von beiden Syndromen gemischt
oder nacheinander auf. Dies wird dann als schizoaffektives Syndrom bezeichnet
(s. DSM-5; ICD-10 bzw. ICD-11). Die Abgrenzung der verschiedenen Syndrome
ist aufgrund neuer Forschungsergebnisse ebenso wie die Differenzierung in ein
depressives und ein bipolar affektives Syndrom wahrscheinlich nicht mehr auf-
rechtzuhalten, da es häufig Übergänge bzw. Mischzustände gibt (Brieger 2014,
Muneer 2017). Personen mit einer bipolar affektiven Störung weisen eine hohe
Komorbidität mit psychiatrischen Erkrankungen auf (▶ Kap. 5.10), v. a. mit
Suchterkrankungen (▶ Kap. 5.9). Sie leiden auch häufig an körperlichen Erkrankungen (▶ Kap. 5.11) (Wetterling 2019a).

5.4.3 Ursachen

Bei einer Reihe von Erkrankungen (z. B. MS, Hyperthyreose) und bei Drogenab-
usus sowie einer Behandlung mit Corticoiden sind maniforme Zustandsbilder
beschrieben worden (Wetterling 2002, S. 205–214). Die Pathogenese eines manischen bzw. bipolar affektiven Syndroms ist noch nicht zufriedenstellend geklärt.
Es besteht häufig eine familiäre Belastung, die auf eine genetische Grundlage
hinweist.

5.4.4 Verlauf

Ein manisches Syndrom kann sehr unterschiedlich verlaufen. Meist verläuft es episodisch mit hoher Rezidivwahrscheinlichkeit, wobei die Episodendauer unterschiedlich ist (meist nur einige Wochen). Bei den meisten Betroffenen überwiegen
die depressiven Phasen (▶ Kap. 5.3). Eine medikamentöse Behandlung kann häufig nach zwei bis drei Wochen eine Symptomreduktion und eine Verkürzung der
Phasendauer bewirken. Durch eine vorbeugende prophylaktische medikamentöse
Behandlung kann eine Verringerung der Phasenhäufung und der Ausprägung der
Symptomatik erreicht werden (Vázquez et al. 2015). Allerdings unterbrechen viele
Betroffene die notwendige regelmäßige Medikamenteneinnahme. Die Hirnfunktionsstörungen beim bipolaren affektiven Syndrom können mit jeder Phase zunehmen bzw. akkumulieren (Torrent et al. 2014). Die Suizidrate ist bei Personen
mit einem bipolar affektiven Syndrom sehr hoch (B. Schneider 2003).

5.4.5 Gutachterliche Beurteilung

Ein bipolar affektives Syndrom kann zu einer Beeinträchtigung der Urteilsfähigkeit und der freien Willensbestimmung führen, insbesondere wenn folgende psychopathologischen Symptome vorliegen:

- Formale Denkstörungen (v. a. Ideenflucht) (▶ Kap. 10.1.5)
- Kritiklosigkeit
- Wahn (▶ Kap. 10.1.6)

Geschäftsfähigkeit: Bei einem manischen Syndrom kommt es oft zu einer Art »Kaufrausch«. Die Betroffenen tätigen oft viele, zum Teil sehr risikoreiche Geschäfte, die sie sich entweder finanziell nicht leisten können oder/und die sie im Normalzustand als völlig unsinnig betrachten. Daher stellt sich häufig die Frage nach einer vorübergehenden Geschäftsunfähigkeit. Eine Einschränkung der Geschäftsfähigkeit durch ein bipolares affektives Syndrom wird als möglich angesehen (BGH, Urteil v. 27.04.1956 – 1 ZR 178/54; BGH, Urteil v. 04.12.1998 – V ZR 314/97), aber es ist der Nachweis erforderlich, dass eine entsprechende Symptomatik am strittigen Termin vorgelegen hat. Es handelt sich dann um eine vorübergehende Geschäftsunfähigkeit nach § 105 Abs. 2 BGB (vgl. Habermeyer und Saß 2002a). Hinsichtlich der Frage der freien Willensbestimmung bei einem Suizid kommt einem bipolar affektiven Syndrom erhebliche Bedeutung zu (▶ Kap. 9.6.3).

Testierfähigkeit: Die Beurteilung der Testierfähigkeit bei einem bipolar affektiven Syndrom ist abhängig davon, ob eines der oben genannten Symptome an dem fraglichen Termin nachgewiesen werden kann, dann sind diese zu bewerten (▶ Kap. 10.1.5& 10.1.6).

5.5 Persönlichkeitsveränderungen

Von der Rechtsprechung wird in Zusammenhang mit der Beurteilung der Geschäfts- und Testierfähigkeit mitunter eine Berücksichtigung von Persönlichkeitsveränderungen erwartet (OLG Düsseldorf, Urteil v. 06.03.1998 – 7 U 210/95). Persönlichkeitsveränderungen sind von Persönlichkeitsstörungen abzugrenzen, denn diesen Kategorien liegen unterschiedliche Konzepte zu Grunde: eine Persönlichkeitsveränderung kann in Folge einer strukturellen Hirnschädigung entstehen, während eine Persönlichkeitsstörung v. a. als Störung der Entwicklung und auch der genetischen Veranlagung angesehen werden kann. Letztere ist daher auch dadurch gekennzeichnet, dass sich meist schon im Jugend- bzw. jungen Erwachsenenalter psychopathologische Auffälligkeiten nachweisen lassen.

5.5.1 Neuropsychologische und psychopathologische Symptome

Eine Reihe von Symptomen gilt neben einer Nivellierung oder Akzentuierung prämorbider Persönlichkeitszüge als charakteristisch für eine Persönlichkeitsveränderung i. S. einer erworbenen Veränderung der Primärpersönlichkeit (vgl. ICD-10; WHO 1991):

- Denkstörungen (▶ Kap. 10.1.5), v. a.: Starrheit (im Denken und auch im Handeln), exzessive Beschäftigung mit einem Thema, zähflüssiges Denken
- Inhaltliche Denkstörungen (▶ Kap. 10.1.6): ausgeprägtes Misstrauen und paranoide Ideen
- Störungen der Affektivität (▶ Kap. 10.1.7): Euphorie und flache, inadäquate Scherzhaftigkeit, verminderte Frustrationstoleranz mit erhöhter Reizbarkeit bis zur Aggressivität, emotionale Labilität
- Störungen des Antriebs oder der Psychomotorik (▶ Kap. 10.1.8), u. a.: verringerte Spontanität und Initiative sowie herabgesetztes psychomotorisches Tempo, aber auch ziellose Umtriebigkeit, andauernd reduzierte Fähigkeit, zielgerichtete Aktivitäten durchzuhalten, besonders wenn es sich um längere Zeiträume handelt und darum, Befriedigungen aufzuschieben
- Verhaltensauffälligkeiten (▶ Kap. 10.1.9), v. a.: ungehemmte Äußerung von Bedürfnissen oder Impulsen, ohne Berücksichtigung der Konsequenzen oder der sozialen Konventionen, verändertes Sexualverhalten (Hyposexualität oder sexuelle Enthemmung)
- Veränderung der Sprache (▶ Kap. 10.2.1): auffällige Veränderung der Sprachproduktion und des Redeflusses mit Umständlichkeit, Begriffsunschärfe und Zähflüssigkeit

Diese Symptome können einzeln und in unterschiedlichen Kombinationen auftreten. Ob es bestimmte Prägnanztypen gibt, wird in der Literatur kontrovers diskutiert (Wetterling 2002, S. 264–275, Lang et al. 2015).

5.5.2 Differenzialdiagnose

Eine Persönlichkeitsveränderung ist von einer Reihe anderer Störungen, u. a. einer schon seit Längerem, d. h. vor der Hirnschädigung bestehenden Persönlichkeitsstörung und auch neurotischen und posttraumatischen Belastungsreaktionen abzugrenzen.

5.5.3 Ursachen

Als Ursache für schwere Persönlichkeitsveränderungen kommt eine Vielzahl von Erkrankungen in Frage:

- Degenerative Hirnerkrankung (z. B. Alzheimer-Demenz, frontotemporale Demenz, Parkinson-Syndrom, Chorea Huntington etc.) (▶ Kap. 5.2)
- Enzephalopathien (▶ Kap. 5.8.2)
- Epilepsie (v. a. Temporallappenepilepsie) (▶ Kap. 5.8.3)
- Infektionen des Zentralnervensystems (z. B. Meningoenzephalitis) (▶ Kap. 5.8.4)
- Multiple Sklerose (▶ Kap. 5.8.5)
- Schädel-Hirn-Trauma (SHT) (▶ Kap. 5.8.7)
- Schizophrenes Syndrom (▶ Kap. 5.6)

- Schlaganfall (z. B. Hirninfarkt, Hirnblutung) (▶ Kap. 5.8.8)
- Suchterkrankungen (▶ Kap. 5.7)
- Tumoren des Zentralnervensystems (ZNS) (▶ Kap. 5.8.9)

5.5.4 Verlauf

Der Verlauf ist abhängig von der Grunderkrankung. Dabei handelt es sich meist um strukturelle Hirnschädigungen, sodass v. a. zwei Verlaufsformen vorliegen (▶ Kap. 10.3.2): plötzlicher Beginn nach einmaligem Ereignis mit geringer Progredienz (z. B. bei Enzephalopathien, ZNS-Infektionen, Schlaganfall, SHT) und der Möglichkeit einer Rückbildung in den ersten Monaten, v. a. bei Teilnahme an einem Rehabilitationsprogramm, oder eine progrediente Entwicklung bei den übrigen Grunderkrankungen.

5.5.5 Gutachterliche Beurteilung

Die gutachterliche Beurteilung einer Persönlichkeitsveränderung ist schwierig, da die oben genannten Symptome (▶ Kap. 5.5.1) – für sich allein genommen – meist nicht ausreichen, um eine Beeinträchtigung der Urteilsfähigkeit und freien Willensbestimmung hinreichend zu begründen.

Eine Persönlichkeitsveränderung ist aber als Anhaltspunkt für einen Verlust der Kontinuität der Persönlichkeit zu werten. Daher ist nach weiteren Anhaltspunkten für eine Unterbrechung der Kontinuität der zeitlebens erworbenen Wertmaßstäbe zu suchen. Diese können bestehen in Verhaltensauffälligkeiten (▶ Kap. 10.1.9), v. a. schnelle Umsetzung von Bedürfnissen oder Impulsen, ohne Berücksichtigung der Konsequenzen oder der sozialen Konventionen (z. B. enthemmtes Sexualverhalten). Diese Verhaltensauffälligkeiten können dafür sprechen, dass früher vorhandene Wertmaßstäbe nicht mehr präsent sind und/oder keine Abwägung »Für und Wider« mehr stattfindet. In entsprechenden Fällen ist von einer schwerwiegenden Beeinträchtigung der Urteilsfähigkeit und freien Willensbestimmung auszugehen. Ein weiterer Anhaltspunkt kann die Störung von Exekutivfunktionen sein, die sich v. a. in einer exzessiven Beschäftigung mit einem Thema/einer Sache manifestieren kann bei Vernachlässigung von wichtigen Aktivitäten des täglichen Lebens (ATLs) oder einer reduzierten Fähigkeit, zielgerichtete Aktivitäten umzusetzen bzw. durchzuhalten.

Wenn entsprechende Anhaltspunkte vorliegen, ist von einer Geschäftsunfähigkeit nach § 104 Abs. 2 BGB bzw. einer Testierunfähigkeit auszugehen, denn bei einer Persönlichkeitsveränderung auf der Basis einer strukturellen Hirnschädigung handelt es sich um einen dauerhaften Zustand.

5.6 Schizophrenes Syndrom und andere Wahnerkrankungen

Der Begriff Schizophrenie ist von Eugen Bleuler (1911) eingeführt worden. Die Schizophrenie gilt als die klassische Psychose. Als Psychose wird meist eine schwerwiegende Beeinträchtigung wichtiger psychischer und kognitiver Fähigkeiten bezeichnet, die zu einer deutlichen Störung des Realitätsbezugs führen (s. ICD-11 (WHO 2019)).

5.6.1 Neuropsychologische und psychopathologische Symptome

Nach neueren Forschungsergebnissen wird ein schizophrenes Syndrom als vorwiegend auf kognitiven Störungen (v. a. Aufmerksamkeit, Gedächtnis, exekutive Funktionen) basierend betrachtet. Diese beginnen häufig schon in der prämorbiden Phase, d. h. bevor das schizophrene Syndrom voll ausgebildet ist, und bleiben trotz antipsychotischer Therapie weitgehend bestehen (Keefe 2014; Nuechterlein et al. 2014). Das psychopathologische Bild eines schizophrenen Syndroms kann sehr unterschiedlich aussehen (z. B. Paranoia, Hebephrenie, Katatonie, Residuum). Es gibt keine pathognomischen Symptome, typisch sind insbesondere bei gemeinsamem Auftreten (s. ICD-10 bzw. ICD-11; WHO 1991, 2019):

- Ich-Störungen (▶ Kap. 10.1.1): Gedankenlautwerden, -eingebung, -entzug oder -ausbreitung
- Halluzinationen (▶ Kap. 10.1.1): kommentierende oder dialogische Stimmen, die über den Patienten und sein Verhalten sprechen, anhaltende Halluzinationen anderer Sinnesmodalitäten, eventuell begleitet von Wahngedanken
- Formale Denkstörungen (▶ Kap. 10.1.5), v. a.: Gedankenabreißen oder Einschiebungen in den Gedankenfluss, was zu Zerfahrenheit, Danebenreden oder Wortneuschöpfungen (Neologismen) führt.
- Inhaltliche Denkstörungen (▶ Kap. 10.1.6): Verfolgungswahn, Beeinflussungswahn, Gefühl des Gemachten bezogen auf Körperbewegungen oder bestimmte Gedanken, Tätigkeiten oder Empfindungen, andere anhaltende, kulturell unangemessene und völlig unrealistische Wahninhalte
- Störungen der Affektivität (▶ Kap. 10.1.7) i. S. von inadäquatem oder verflachtem Affekt
- Störungen des Antriebs oder der Psychomotorik (▶ Kap. 10.1.8): katatone Symptome wie Erregung, Haltungsstereotypien, Mutismus, Apathie, Sprachverarmung

Bei älteren Menschen ist eine wahnhafte Realitätsverkennung nicht selten. Die Wahninhalte können sehr unterschiedlich sein, z. B. bestohlen worden oder von Nachbarn bestrahlt etc. zu werden (um die Wohnung aufzugeben), aber auch Verkennungen von Personen kommen vor (Capgras- oder Fregoli-Syndrom).

5.6.2 Differenzialdiagnose

Da es oft im Verlauf eines schizophrenen Syndroms zu schwerwiegenden kognitiven Störungen kommen kann, ist bei älteren Patienten mit einem chronischen Verlauf die Abgrenzung zu einem demenziellen Syndrom häufig schwierig. Von einem bipolar affektiven Syndrom ist ein schizophrenes Syndrom oft nicht sicher zu differenzieren, da es Übergänge bzw. Mischzustände (schizoaffektives Syndrom) gibt (▶ Kap. 6.4.2). Ein sehr großer Anteil der Menschen mit einem schizophrenen Syndrom leidet an einer psychiatrischen Komorbidität (▶ Kap. 6.10), v. a. mit Suchterkrankungen (M. Walter und Gouzoulis-Mayfrank 2013) (▶ Kap. 6.7) und/oder einer somatischen Multimorbidität (Wetterling 2019a) (▶ Kap. 6.10).

5.6.3 Ursachen

Die Ursache eines schizophrenen Syndroms ist bisher nicht hinreichend geklärt. Allgemein wird davon ausgegangen, dass es sich um eine sogenannte multifaktoriell bedingte Erkrankung handelt, d. h. eine Reihe von Faktoren (z. B. genetische Faktoren, Stress) müssen gleichzeitig vorhanden sein, damit die Erkrankung »auftritt« und wesentliche Symptome erkennbar werden.

Als Ursachen für einen Wahn im Alter werden zahlreiche Faktoren diskutiert, z. B.:

- Psychosoziale Faktoren (Kontaktmangel) (Janzarik 1973)
- Sensorische Deafferenzierung (v. a. durch zunehmende Taubheit, auch bei Visusverlust) (Kraepelin 1915; ▶ Kap. 4.3.1& 10.1.6)
- Zunehmender Verlust der intellektuellen Leistungsfähigkeit (beginnende Demenz)
- Induktion durch Medikamente (▶ Tab. 5.3)

5.6.4 Verlauf

Ein schizophrenes Syndrom tritt gehäuft erstmals im Alter zwischen 20 und 40 Jahren auf (bei Männern tendenziell früher als bei Frauen). Spätmanifestationen nach dem 45. Lebensjahr sind selten. Da die Schizophrenie sehr häufig chronisch verläuft (Ciompi und Müller 1976; G. Huber et al. 1979), kommen schizophrene Störungen auch bei älteren Menschen vor. Jedoch ist die Symptomatik im Alter oft wenig ausgeprägt. Bestimmte Symptome wie Wahn oder Halluzinationen kommen bei älteren Menschen oft isoliert vor. Meist sind in diesen Fällen keine anderen typischen schizophrenen Symptome in der Vorgeschichte bekannt.

Die Schizophrenie ist kein einheitliches Krankheitsbild (Häfner 2015, Tebartz van Elst 2017). Es gibt verschiedene Unterformen mit unterschiedlichen psychopathologischen Charakteristika und Verlaufsformen (Deister 2002, ICD-10 bzw. ICD-11 [WHO 1991, 2019]). Im Alter treten nur noch selten Phasen mit einer floriden (produktiven) Symptomatik (Verfolgungswahn, Halluzinationen etc.) auf.

Es überwiegen die chronifizierten Störungen. Dabei können eine Wahnsymptomatik oder/und kognitive Hirnfunktionsstörungen im Vordergrund stehen. Oft handelt es sich um einen systematisierten Wahn. Ein Wahn im Alter entwickelt sich oft schleichend mit Fortschreiten der Grunderkrankung (z. B. bei degenerativen ZNS-Erkrankungen).

5.6.5 Gutachterliche Beurteilung

Die Diagnose eines schizophrenen oder wahnhaften Syndroms ist in vielen Fällen schwierig, da die Betreffenden sehr misstrauisch sind und oft nicht spontan über ihre Symptome und Wahninhalte berichten. Insbesondere im Alter wird ein Wahn oft als solcher nicht erkannt (Lange 1989). Wenn konkrete Anhaltspunkte für entsprechende Symptome bestehen, dann können diese entsprechend bewertet werden (▶ Kap. 10.1). Dabei ist auf das Vorliegen von Ich-Störungen und formalen Denkstörungen zu achten, denn diese führen zu einem Verlust der Urteilsfähigkeit und freien Willensbestimmung, während Halluzinationen und ein Wahn, nur relevant sind, wenn sie/er sich auf das »Geschäft« beziehen (▶ Kap. 10.1.1 & 10.1.6). Bei der Beurteilung sind auch immer die kognitiven Hirnfunktionsstörungen, insbesondere der Aufmerksamkeit (▶ Kap. 10.1.1), des Gedächtnisses (▶ Kap. 10.1.4) und der Exekutivfunktionen (▶ Kap. 10.2.2) zu berücksichtigen.

5.7 Suchterkrankungen (Gebrauch psychotroper Substanzen)

In der Medizin und Psychologie gibt es kein allgemein akzeptiertes Konzept für eine Sucht (APA 2013; G. Edwards und Gross 1976; G. Edwards et al. 1981; WHO 1991; Jellinek 1960; Wise und Koob 2014). Mit dem Begriff Sucht wird ein Verhalten bezeichnet, das trotz nachteiliger Folgen ständig wiederholt wird. Häufig wird unterschieden zwischen der Sucht nach einer Substanz, z. B. Alkohol, und nicht stoffgebundenen Süchten, z. B. Spielsucht, Internetsucht etc. Bei den stoffgebundenen Suchterkrankungen handelt es sich um durch eine von außen zugeführte Substanz (z. B. Alkohol, Cannabis) induzierte Veränderungen des Körpers, insbesondere der Hirnfunktionen. Entscheidend für die Ausbildung einer Sucht ist, dass die Substanz über eine Wirkung auf psychische Hirnfunktionen (Stimmung, Wahrnehmung etc.) verfügt. Stoffe mit diesen Eigenschaften werden in der Medizin als psychotrope Substanzen bezeichnet. Hierzu zählen Alkohol und illegale Drogen sowie eine Reihe von Medikamenten (insbesondere Psychopharmaka).

5.7.1 Neuropsychologische und psychopathologische Symptome

Da die Wirkungen von psychotropen Substanzen auf die Hirnfunktionen eine deutliche Abhängigkeit von dem aktuellen Konsum sowie der Dauer des Konsums zeigen, sind insbesondere in Hinblick auf die Urteilsfähigkeit und freie Willensbestimmung verschiedene Möglichkeiten der Beeinflussung der Hirnfunktionen zu betrachten (Wetterling 2015b):

1. Einfluss bei akutem Gebrauch (Intoxikation)
2. Einfluss bei chronischem Gebrauch
3. Einfluss im Entzug nach längerem Gebrauch
4. Mögliche positive Effekte

Akuter Gebrauch (Intoxikation)

Eine Intoxikation ist bei einigen Drogen schwierig zu diagnostizieren, denn es bestehen keine hinweisenden körperlichen Symptome. Aus der eingenommenen Menge einer psychotropen Substanz oder auch Messung der Konzentration im Blut (Beispiel: Alkohol) ergeben sich nur bedingt Anhaltspunkte auf das Vorliegen einer Intoxikation. In der Regel liegen entsprechende Angaben zum strittigen Termin nicht vor. Auch sind die Dauer der Einnahme und damit eine Toleranzentwicklung sowie das Alter des Betreffenden zu berücksichtigen (Wetterling 2015b). In hohem Alter kann aufgrund des veränderten Stoffwechsels schon bei geringeren Mengen als bei Jüngeren eine Intoxikation auftreten.

Tab. 5.3: Effekte bei akutem Gebrauch von psychotropen Substanzen auf Hirnfunktionen, die für die Willensbildung und Urteilsfähigkeit von Bedeutung sind (nach Wetterling 2015b); *v. a. Amphetamine bzw. Amphetaminderivate, X = häufig (X) = selten

	Störung der Aufmerksamkeit	Störung der Urteilsfähigkeit	Bewusstseinsstörung	Sedierung	Psychomotorische Verlangsamung	Halluzination, paranoide Vorstellung
Alkohol	X	X	X	X	X	
Cannabis	X	X	(X)			X
Kokain	(X)	X	(X)		(X)	X
Opiate	X	X	X	X	X	
Sedativa	X		X	X	X	
Stimulantien*	X					X

Chronischer Gebrauch

Bei chronischem Konsum von psychotropen Substanzen kommt es aufgrund von Anpassungsprozessen im Gehirn (Verringerung der Empfindlichkeit der entsprechenden Rezeptoren) zur Entwicklung einer Toleranz. Damit ist gemeint, dass der Konsument mehr von der psychotropen Substanz benötigt, um den gleichen von ihm gewünschten Effekt (z. B. Aktivierung oder Sedierung) zu erreichen. Daher treten bei chronischem Konsum erst bei größeren Substanzmengen Intoxikationserscheinungen auf. Mit zunehmender Dauer des Substanzkonsums kommt es zu Schädigungen von Körperorganen, vor allem des Gehirns. Bei vielen Substanzen kommt es bei einem Teil der Konsumenten zu deutlichen Störungen von Hirnfunktionen (▸ Tab. 5.4). Grund für die Gedächtnisstörungen sind in vielen Fällen zerebrovaskuläre Veränderungen (Spronk et al. 2013).

Bei chronisch Alkoholkranken können sich innerhalb weniger Tage schwere kognitive Störungen, v. a. des Gedächtnisses entwickeln (Wernicke-Enzephalopathie) (▸ Kap. 5.8.2).

Tab. 5.4: Effekte bei chronischem Gebrauch von psychotropen Substanzen auf Hirnfunktionen, die für die Willensbildung und Urteilsfähigkeit von Bedeutung sind (in Anlehnung an Wetterling 2015b); *v. a. Amphetamine bzw. Amphetaminderivate (z. B. Ecstasy, Chrystal Meth etc.); X = häufig (X) = selten bei chronischem Gebrauch, + selten ++ häufig +++ sehr häufig im Entzug

	Störung der Aufmerksamkeit	Gedächtnisstörungen	Psychomotorische Verlangsamung	Psychomotorische Unruhe	Halluzination, Paranoia	Craving	Bewusstseinsstörung (Delir)
Alkohol	X	++	X	X +++	X ++	+(+)	++
Cannabis	(X)	+	(X)	+	X	+	
Kokain	(X)	++ +	(X)	(X) +++	X	+	+++
Opiate	(X)	++	(X)	+++		+++	
Sedativa	X	++	(X)	X +++	+	++	+++
Stimulantien*	X	++ +	(X)	X +++	+	+	+

Entzug

Unter Entzug wird ein Absetzen, d. h. die Beendigung der Einnahme der psychotropen Substanz verstanden. Viele Abhängige werden aber schon bei Nachlassen der psychotropen Wirkung psychopathologisch auffällig. Sie zeigen dann ein starkes Verlangen nach der Substanz (Craving) (Wetterling et al. 1996c; Schalast und Leygraf 2010). Dies ist meist von einer starken psychomotorischen Unruhe, einer gedanklichen Einengung auf Wiedererlangung der psychotropen Substanz und vegetativen Symptomen begleitet. Wenn eine psychotrope Substanz ganz entzogen wird, z. B. nach Aufnahme ins Krankenhaus, kann es zu schweren Entzugserscheinungen mit Unruhe, Störungen der Aufmerksamkeit, Halluzinationen oder/und Wahnvorstellungen bis hin zu einem Delir (= Bewusstseinsstörung) kommen (▶ Kap. 7.2) (Wetterling und Veltrup 1997; Wetterling et al. 2006). Substanzinduzierte Halluzinationen oder paranoide Wahnvorstellungen können bis einige Wochen nach dem Entzug bestehen bleiben (▶ Kap. 10.1.1 & 10.1.6).

Positive Effekte

Die Frage, ob und inwieweit eine Verbesserung der Hirnfunktionen durch psychotrope Substanzen erreicht werden kann, ist bisher wenig untersucht worden, obwohl eine Reihe von illegalen Substanzen, v. a. Kokain und Stimulantien subjektiv zu einer Verbesserung der kognitiven Leistungsfähigkeit führen. Dieser Effekt ist aber bei längerer Einnahme (Spronk et al. 2013), insbesondere bei höheren Dosen, nicht objektivierbar (Wood et al. 2013).

5.7.2 Differenzialdiagnose

Die differenzialdiagnostische Zuordnung von psychischen und Hirnfunktionsstörungen ist bei nachgewiesenem Gebrauch einer psychotropen Substanz schwierig, da diese sowohl durch die Substanz selbst verursacht werden können als auch Ausdruck einer psychiatrischen Komorbidität (▶ Kap. 5.10), einer substanzinduzierten strukturellen Hirnschädigung (Wetterling 2019a, 2020) oder einer substanzbedingten psychosozialen (Krisen-)Situation sein können (M. Walter und Gouzoulis-Mayfrank 2013).

5.7.3 Ursachen

Sowohl bei der Entwicklung als auch bei Aufrechterhaltung eines Missbrauchs oder einer Abhängigkeit von psychotropen Substanzen wie z. B. Alkohol spielen eine Reihe von Faktoren eine Rolle: biologische (genetische), psychologische, soziale und kulturelle Faktoren sowie das Lebensalter und Geschlecht (Wetterling 2020). Diese können individuell sehr unterschiedlich ausgeprägt sein. Zwischen diesen Faktoren bestehen vielfältige Wechselwirkungen, sodass eine Suchterkrankung als ein multifaktoriell bedingter Prozess anzusehen ist. Die der Suchtentwicklung zu Grunde liegenden psychologischen Phänomene waren Gegenstand vieler Studien, die zur Bildung von verschiedenen Modellansätzen geführt haben (Leonard und Blane 1999), für die es zum Teil schon eine experimentelle Validierung mithilfe neurowissenschaftlicher Methoden gibt (Wise und Koob 2014, Wetterling 2020).

5.7.4 Verlauf

Die Verläufe bei einer Suchterkrankung sind sehr variabel. Sie werden durch eine Reihe von Faktoren bestimmt (Wetterling 2020):

- Psychiatrische Komorbidität (M. Walter und Gouzoulis-Mayfrank 2013)
- Andere Erkrankungen (z. B. HIV, Lungenerkrankungen etc.) (Wetterling 2019a)
- Folgeerkrankungen (z. B. Korsakoff-Syndrom) (Wetterling 2000)
- Inanspruchnahme von Hilfen (z. B. Entgiftung, Langzeitentwöhnung)
- Lebensumstände (Umgebungsmilieu, z. B. andere Abhängige)
- Wichtige Ereignisse (z. B. neue Partnerschaft, Führerscheinentzug, Haft)

Häufig wird v. a. von Drogenabhängigen die psychotrope Substanz gewechselt, wenn andere leichter bzw. billiger zu bekommen sind. Der Verlauf wird bei Alkohol- oder Drogenabhängigen durch andere gleichzeitig bestehende psychiatrische Erkrankungen (Komorbidität) mitbestimmt (M. Walter und Gouzoulis-Mayfrank 2013). Auch körperliche Erkrankungen treten mit zunehmender Konsumdauer häufiger auf (Wetterling et al. 1999). Nur der kleinere Teil der Betroffenen nimmt spezifische Hilfen in Anspruch. Der Krankheitsverlauf ist bisher bei Menschen mit Substanzgebrauch, die keine Hilfen in Anspruch nehmen, wenig untersucht worden. Der Anteil der Alkoholkranken, der ohne spezifische Hilfe das Alkoholtrinken beendete, betrug in einer Studie in Norddeutschland etwa 40 % (Bischof et al. 2000).

5.7.5 Gutachterliche Beurteilung

Eine Suchterkrankung ist häufig, insbesondere retrospektiv, schwierig zu diagnostizieren, da die Angaben der Betroffenen sehr ungenau sind, bzw. diese jeglichen erhöhten Substanzkonsum negieren. Die wesentlichen Gründe hierfür sind, dass Suchterkrankungen sozial geächtet sind (Angermeyer et al. 2013) und viele psychotrope Substanzen nur illegal beschafft werden können, da sie dem Betäubungsmittelgesetz (BtM Gesetz) unterliegen. Auch ist zu berücksichtigen, dass die Ansichten des Konsumenten, der den Substanzgebrauch als »Genuss« ansieht, und die Einschätzung seiner Umgebung (Angehörige etc.), die den Konsum schon als krankhaft ansieht, in vielen Fällen deutlich divergent sind. Dies kann auch für die Angaben verschiedener Zeugen zutreffen.

Die Diagnose einer Suchterkrankung anhand der diagnostischen Kriterien der ICD-10 bzw. ICD-11 (WHO 1991, 2019) bzw. dem DSM-5 (APA 2013) erfordert eine gezielte Befragung des Betreffenden, z. B. zum Verlangen nach der psychotropen Substanz (Craving), Toleranzentwicklung etc. Daher ist eine nachträgliche Diagnosestellung nach ICD-10 oder DSM-5 anhand von Zeugenaussagen kaum hinreichend sicher möglich. Auch ist zu berücksichtigen, dass die Erreichung einer (längeren) Abstinenz auch ohne fremde Hilfe durchaus möglich ist. Bei der Auswertung der Angaben ist daher das Schwergewicht nicht auf die Diagnose einer Suchterkrankung, sondern auf die geschilderten Beeinträchtigungen der Hirnfunktionen sowie das Konsumverhalten (täglich oder gelegentlich) in dem strittigen Zeitraum zu legen.

Geschäftsfähigkeit

Die Einschätzung der Geschäftsfähigkeit bei Suchterkrankungen ist sehr schwierig, da der Grad der Störung der Hirnfunktionen wesentlich vom aktuellen Konsum der psychotropen Substanz abhängt. Die Rechtsprechung sieht die Wirkung von Alkohol als zeitlich limitiert an, sodass eine Geschäftsunfähigkeit nach § 104 Abs. 2 BGB ausscheidet und für den Zeitraum der Alkoholisierung nur der § 105 Abs. 2 BGB Anwendung finden kann (vgl. OLG Naumburg, Beschluss v. 09.12.2004 – 4 W 43/04). Entscheidend für die Einschätzung der Willensbestimmung und Urteilsfähigkeit sind also die für den strittigen Zeitpunkt/-raum beschriebenen kognitiven und psychischen Hirnfunktionsstörungen des Betreffenden (▶ Tab. 5.3). Falls im Rahmen einer Alkohol- bzw. Drogenintoxikation entsprechende Auffälligkeiten berichtet werden, sind diese hinsichtlich der Frage einer möglichen vorübergehenden Störung der Geistestätigkeit (gemäß § 105 Abs. 2 BGB) zu bewerten. Kurze Delirien, ausgelöst durch Medikamente (Opiate), werden von der Rechtsprechung als möglich angesehen (OLG Koblenz, Urteil v. 15.11.2018 – 1 U1198/17).

Ein Alkoholmissbrauch über drei Wochen reicht nicht aus, um einen dauerhaften Zustand zu begründen, der eine freie Willensbestimmung nach § 104 Abs. 2 BGB ausschließt (vgl. BGH, Beschluss v. 26.02.1992 – XII ZB 145/91). Auch ein chronischer Alkohol- und Drogenmissbrauch rechtfertigt für sich allein noch nicht die Annahme einer dauerhaften Störung der Geschäftsfähigkeit. Der Missbrauch erreicht erst dann den Grad einer krankhaften Störung der Geistestätigkeit,

- wenn die Sucht entweder Symptom einer bereits vorhandenen Geisteskrankheit oder Geistesschwäche ist,
- wenn der Missbrauch zu einer organischen Veränderung des Gehirns geführt hat, infolge dessen es zu einem Abbau der Persönlichkeit gekommen ist, der zum dauerhaften Ausschluss der freien Willensbildung geführt hat, oder
- wenn eine aktuelle Intoxikation nachgewiesen ist (vgl. BayObLG, Urteil v. 23.08.2002 – 1 Z BR 61/02; OLG Naumburg, Beschluss v. 09.12.2004 – 4W 43/04).

Wenn der Alkoholmissbrauch dergestalt war, dass das Denken des Betreffenden weitgehend auf den Genuss des Alkohols gerichtet und durch den Genuss von Alkohol bestimmt war (vgl. OLG Brandenburg, Urteil v. 07.10.2004 – 5 U 229/97), kann dies ein Gesichtspunkt zur Beurteilung des Einflusses von Alkohol sein.

Testierfähigkeit

Nach der Rechtsprechung reicht der Umstand, dass ein Erblasser alkoholabhängig war, nicht aus für die Annahme, dass er zum Zeitpunkt der Testamentsnum=«82«errichtungTestamentnum=«82errichtung testierunfähig war. Nur wenn eine Alkoholisierung oder Medikamenteneinnahme zum strittigen Zeitpunkt sicher nachgewissen werden kann, kann mit hinreichender Sicherheit auf das Bestehen einer Testierunfähigkeit geschlossen werden (vgl. BayObLG, Beschluss v. 23.08.2002 – 1 Z BR 61/02).

Der Alkoholmissbrauch schränkt die Kritik-, Urteils- und Handlungsfähigkeit lediglich vorübergehend für die Phasen der akuten Alkoholintoxikation ein und hat keinen überdauernden Einfluss auf die Willensbildung und Urteilsfähigkeit. Das Urteilsvermögen und die eigene Lebenssituation sei bei Suchtkranken zwar typischerweise einseitig bewertet (im Sinne von Bagatellisierung, Leugnung und Rationalisierung der Suchterkrankung sowie deren Folgen), jedoch habe auch diese psychisch einseitige Bewertung keine Auswirkungen auf die Testierfähigkeit. Eine Testierunfähigkeit liegt erst vor, wenn die psychopathologischen Symptome einen erheblichen Schweregrad erreicht haben (vgl. OLG Brandenburg, Beschluss v. 20.03.2014 – 3 W 62/13). Für einen chronischen Substanzkonsum sind die gleichen Maßstäbe heranzuziehen wie für die Geschäftsfähigkeit (s. o.)

Versicherungsrecht (Suizid)

Bei Suchterkrankungen treten im Vergleich zur Allgemeinbevölkerung gehäuft Suizide auf (B. Schneider und Wetterling 2015). Suizidales Verhalten ist häufig mit einem aktuellen Alkoholkonsum assoziiert (Wetterling und Schneider 2013). Ein erheblicher Anteil der an einem Suizid Verstorbenen weist bei der Autopsie eine starke Alkoholisierung auf (Holmgren und Jones 2010). Vielfach werden Medikamente und Alkohol in suizidaler Absicht zusammen eingenommen. Daher stellt sich die Frage, ob und inwieweit Suizidopfer, bei denen eine Alkoholisierung nachweisbar ist, bei der Suizidhandlung noch geschäftsfähig waren. Zur Klärung der Frage ist eine Alkoholisierung und ggf. auch eine Tabletteneinnahme nachzuweisen (vgl. BGH, Beschluss v. 19.11.1985 – IVa ZR 40/84). Die entsprechenden gerichtsmedizinisch festgestellten Konzentrationen im Blut sind für die Beurteilung von wesentlicher Bedeutung. Eine Alkoholisierung von 2,2 Promille sowie eine Tabletteneinnahme reichen nicht aus, um einen die freie Willensbildung ausschließenden Zustand krankhafter Störung der Geistestätigkeit hinreichend zu begründen (OLG Köln, Urteil v. 21.02.2001 – 5U 127/00). Mögliche Wechselwirkungen bedürfen eines gutachterlichen Nachweises.

Inwieweit bei einem Entzugssyndrom eine Beeinträchtigung der freien Willensbestimmung vorliegt, ist mit wenigen Ausnahmen (Habermeyer 2009; Wetterling 2015b) bisher kaum im Zusammenhang mit der Frage nach der Geschäfts- und Testierfähigkeit erörtert worden. Bei strafrechtlichen Begutachtung, vor allem bei der sogenannten Beschaffungskriminalität, wird eine mögliche Beeinträchtigung der Schuldfähigkeit durch schwere Entzugssymptome und/oder

Craving diskutiert (Schalast und Leygraf 2010). Dabei wird eine individuelle Beurteilung anhand weiterer psychopathologischer Symptome vorgeschlagen. Ein vergleichbares Vorgehen wird auch bei der Frage nach der Geschäftsfähigkeit empfohlen (Wetterling 2015b).

In diesem Zusammenhang ist auf das BGH Urteil v. 05.06.1972 – II ZR 119/70 zu verweisen: Danach kommt es nicht

> »ausschließlich auf die vor der Unterschrift genossene Alkoholmenge, also den Grad der eingetretenen Trunkenheit, an, der nicht feststellbar sei. Vielmehr war auch in Betracht zu ziehen, dass bereits die krankhafte Trunksucht des Beklagten dazu geführt haben kann, dass er die Unterschrift leistete, weil er erwartete, seine Gefälligkeit und ›Freundschaftsdienst‹ werde entsprechend ›begossen‹ und ihm noch mehr von dem bereitstehenden Alkohol ›spendiert‹ werden, sodass er zu einem billigen Rausch kam. Seine auf der krankhaften Sucht beruhende Begehrensvorstellung kann so stark gewesen sein, dass er nicht imstande war, sie zu beherrschen, weil ihm die Aussicht auf mehr Alkohol jede Überlegung raubte.«

In diesem BGH-Urteil ist ein übermäßiges Verlangen nach Alkohol (Craving) gut beschrieben und dessen Folgen als ein zu berücksichtigender Punkt für die Beurteilung der Geschäftsfähigkeit angeführt worden. Das Phänomen Craving ist in den letzten Jahren Gegenstand intensiver Forschung gewesen. Es geht mit einem erhöhten Speichelfluss, einer höheren Herzfrequenz und Ausschüttung von Stresshormonen sowie Angst und Stimmungsverschlechterung einher (Haass-Koffler et al. 2014). Nach fMRT-Studien sind bei Alkoholabhängigen bei der Reaktion auf stress- und alkoholassoziierte Reize andere Hirnareale aktiviert als bei anderen Menschen (Schacht et al. 2013). Diese Veränderungen beruhen wahrscheinlich auf neuroadaptiven Vorgängen im Gehirn (»Suchtgedächtnis«) (Breese et al. 2011), d. h. die Veränderungen sind eher struktureller als funktionaler Art (▶ Kap. 10.3).

5.8 Sonstige Erkrankungen

Im Folgenden werden kurz die wesentlichen Charakteristika von weiteren Erkrankungen dargestellt, die aufgrund der in ihrem Rahmen auftretenden neuropsychologischen oder/und psychopathologischen Symptomatik mitunter als Grund für eine schwerwiegende Beeinträchtigung der Urteilsfähigkeit und freien Willensbestimmung angeführt werden.

5.8.1 Autismus

Autismus (von griechisch χαὐτός *autós* »selbst«) wird als eine tiefgreifende Störung der frühkindlichen Entwicklung angesehen (Steinhausen und Gundelfinger 2010). Dabei kommt es wahrscheinlich zu einer ungenügenden Ausbildung des neuronalen Netzwerkes (Stigler et al. 2011) und der Hirnrinde (Levman et al.

2019). Es gibt verschiedene Ausprägungsformen. Die Symptomatik kann schon im frühesten Kindesalter (frühkindlicher Autismus, auch Kanner-Syndrom genannt) beginnen oder erst ab etwa dem dritten Lebensjahr (auch Asperger-Syndrom genannt). Da es keine klare Abgrenzung gibt, wurden alle Ausprägungsformen im DSM-5 (APA 2013) und der ICD-11 (WHO 2019) unter einem Oberbegriff zusammengefasst: Autismus-Spektrum-Störung (ICD-11: 6A02). Hierunter wird ein breites Spektrum an neuropsychologischen und psychopathologischen Symptomen subsumiert (Girsberger 2015).

Die vorrangige Hirnfunktionsstörung besteht auf dem Gebiet der Wahrnehmungs- und der Informationsverarbeitung. Diese manifestiert sich in unterschiedlichen Beeinträchtigungen der sozialen Interaktion und Kommunikation, die in Schwierigkeiten bestehen, mit anderen Menschen zu sprechen, Gesagtes richtig zu interpretieren, Mimik und Körpersprache einzusetzen und zu verstehen. Wahrscheinlich liegt eine Störung bei der Dekodierung vor (► Kap. 4.3.2). Charakteristisch sind auch stereotype oder ritualisierte Verhaltensweisen. Die Symptomatik ist individuell stark unterschiedlich ausgeprägt, in leichten Fällen sind nur geringe Verhaltensauffälligkeiten festzustellen, während in schweren Fällen ausgeprägte Lernschwierigkeiten und eine erhebliche Intelligenzminderung (► Kap. 6) vorliegen können.

Es gibt aber auch Fälle mit einer normalen oder überdurchschnittlichen Intelligenz, die als hochfunktionaler Autismus bzw. Asperger-Syndrom bezeichnet werden (Lehnhardt et al. 2012). Sie zeigen oft sehr spezielle Begabungen. Obwohl die typischen Autismus-Symptome (s. o.) bestehen bleiben, können die Betreffenden durch hohe sozial-adaptive Kompensationsleistungen ein sozial weitgehend unauffälliges Leben erreichen (Hofvander et al. 2009; Lehnhardt et al. 2012). Sie weisen eine hohe psychiatrische Komorbiditätsrate auf (Tebartz van Elst et al. 2013). Die Autismussymptomatik bleibt lebenslang bis in hohe Alter bestehen (Geurts und Vissers 2012).

Gutachterliche Beurteilung

Ein großer Teil der Menschen mit einer Autismus-Spektrum-Störung zeigt eine deutliche Intelligenzminderung, die zu einer Einschränkung der Geschäfts- und Testierfähigkeit führt (► Kap. 6.6.1 & 6.6.2). Schwierig ist dagegen die Einschätzung bei einem hochfunktionalen Autismus bzw. Asperger-Syndrom. Wenn keine schwerwiegende Komorbidität besteht, liegt keine wesentliche Beeinträchtigung der Urteilsfähigkeit und der freien Willensbestimmung vor.

5.8.2 Enzephalopathien

Der Begriff Enzephalopathie ist aus dem Griechischen ×ἐγκέφαλος, *enképhalos* »Gehirn« und ×πάθεια, *pátheia* »Leiden« abgeleitet. Eine allgemein anerkannte Definition gibt es für Enzephalopathie nicht. Dementsprechend lassen sich unter dem Stichwort Enzephalopathie eine ganze Reihe von Krankheitsbildern subsumieren (Hansen 2013b). Auch die nachweisbaren neuropathologischen Veränderungen sind heterogen (Hagel 2013). Im Kontext der Frage der Urteilsfähigkeit und der freien Willensbestimmung werden hier nur vier häufige Ursachen einer Enzephalopathie dargestellt.

Metabolisch bedingte Enzephalopathien

Hepatische Enzephalopathie

Als hepatische Enzephalopathie wird eine schwerwiegende Funktionsstörung der Hirnfunktionen bezeichnet, bei der eine Lebererkrankung mit (weitgehendem) Ausfall der Entgiftungsfunktion als wesentliche Ursache angenommen wird (z. B. bei einer schweren Leberzirrhose). Sie kann mit einer Vielzahl an neuropsychiatrischen Symptomen einhergehen (Wetterling 2002, S. 413–415). Die hepatische Enzephalopathie kann in vielen Ausprägungsformen auftreten (Ferenci 2017). Meist wird eine Einteilung in vier Stadien vorgenommen. Bei einer chronischen Leberschädigung, z. B. bei einer Hepatitis oder einer alkoholtoxisch induzierten Leberzirrhose, werden die Stadien sehr langsam durchlaufen (Zeitraum über mehrere Monate). Insbesondere bei Alkoholkranken können die Störungen auf einem Niveau stehen bleiben. Bei der portosystemischen Form der hepatischen Enzephalopathie sind drei Verlaufsformen möglich (EASL 2014): episodisch, chronisch progredient und minimale hepatische Enzephalopathie. Bei der episodisch verlaufenden Form persistieren die kognitiven Störungen (v. a. Gedächtnisstörungen) und nehmen bei jeder Episode zu (Bajaj et al. 2010).

Gutachterliche Beurteilung

Da bei der hepatischen Enzephalopathie unterschiedliche Verlaufstypen bekannt sind und der Verlauf durch eine medikamentöse Behandlung beeinflusst werden kann, muss sich die Beurteilung der Urteilsfähigkeit und der freien Willensbestimmung an dem zeitnahen neuropsychologisch/psychopathologischen Befund orientieren (► Kap. 9.6.1–9.6.3). Bei der häufigsten Form, der minimalen hepatischen Enzephalopathie, die bei einer Leberzirrhose auftritt, lassen sich oft neuropsychologisch Störungen der Aufmerksamkeit und der psychomotorischen Geschwindigkeit nachweisen (Weißenborn et al. 2005). Diese sind aber in der Regel nicht so schwerwiegend, dass daraus Einschränkungen auf rechtlichem Gebiet resultieren.

Urämische Enzephalopathie

Als urämische Enzephalopathie wird ein neuropsychiatrisches Zustandsbild bezeichnet, das im Endstadium einer Niereninsuffizienz auftritt und bei dem eine »Intoxikation« des ZNS mit Stoffwechselprodukten aufgrund der mangelnden Ausscheidungsfunktion der Niere angenommen wird. Die klinische Symptomatik ist abhängig von dem Grad der Niereninsuffizienz und der Zeitspanne, in der sich diese entwickelt. Bei einem akuten Nierenversagen kommt es zu einer Bewusstseinsstörung bis hin zum Koma. Bei leichteren chronifizierten Nierenfunktionsstörungen bzw. bei behandelter Niereninsuffizienz kann es zu unspezifischen psychischen Störungen kommen (Wetterling 2002, S. 415–417). Die kognitiven Störungen korrelieren grob mit dem Grad der Niereninsuffizienz (glomeruläre Filtrationsrate) (Etgen et al. 2011). Es treten vermehrt Störungen des Benennens, der Exekutivfunktionen und des Gedächtnisses auf (Yaffe et al. 2010). Langfristig kann es zu einem demenziellen Syndrom kommen (Etgen 2015). Bei der Behandlung der Niereninsuffizienz mit einer Hämodialyse treten häufig kognitive Störungen auf, v. a. des Gedächtnisses und der exekutiven Funktionen (Tiffin-Richards et al. 2014).

Gutachterliche Beurteilung

Da bei der urämischen Enzephalopathie der Verlauf ohne Behandlung meist chronisch progredient ist, muss sich die Beurteilung der Urteilsfähigkeit und der freien Willensbestimmung an dem zeitnahen neuropsychologisch/psychopathologischen Befund orientieren (▶ Kap. 9.6.1–9.6.3). Schwierig zu beurteilen ist der Grad der Störung von Hirnfunktionen bei Patienten mit einer langfristigen Dialysebehandlung, da dieser in kurzen Abständen wechselt (Costa et al. 2014). Hier ist – ähnlich wie bei einem Delir – davon auszugehen, dass durch die ständigen Schwankungen die Erlebniskontinuität unterbrochen ist (▶ Kap. 7.1.6).

Vaskulär bedingte Enzephalopathien

Nicht selten findet sich in ärztlichen Befunden die Diagnose »zerebrovaskuläre Insuffizienz« oder »Zerebralsklerose«. Für diese Diagnosen existieren keine einheitlichen und operationalisierten Kriterien. Meist liegt in diesen Fällen kein akutes Ereignis im Sinne eines Schlaganfalls (▶ Kap. 5.8.7) vor, sondern diese Begriffe werden vorwiegend benutzt, um einen langsam progredienten Prozess mit zunehmenden kognitiven und auch affektiven Störungen zu beschreiben.

In den meisten Fällen liegt diesen Störungen eine »Durchblutungsstörung« auf der Ebene der kleinen Hirngefäße (zerebrale Mikroangiopathie) zu Grunde. Diese betrifft das Marklager (weiße Hirnsubstanz). In der Literatur werden eine Reihe von Termini weitgehend synonym benutzt (Wetterling 2002, S. 340–345; ▶ Kap. 5.2.4). Einige dieser Termini, wie Leuko-Araiose, white matter disease, white matter changes, white matter lucencies, white matter hypodensities (WMH), sind streng genommen nur Beschreibungen eines neuroradiologischen Befundes im cCT bzw. MRT von diffusen, konfluierenden, nicht einem Versorgungsgebiet einer Hirnarterie zuzuordnenden Veränderungen im Marklager und keine Krankheitsentität. Häufig sind gleichzeitig kleine (lakunäre) Infarkte nachweisbar. Aber nur bei einem kleinen Anteil der Betroffenen ist ein akutes zerebrovaskuläres Ereignis wie ein Schlaganfall (▶ Kap. 5.8.7) oder eine transitorische Attacke (▶ Kap. 5.1.4) nachweisbar. Die Häufigkeit von im cCT oder MRT feststellbaren Marklager-Veränderungen (WMH) ist stark altersabhängig (Wetterling 2002, S. 340–345). Sie ist bei über 70-Jährigen sehr hoch. Nur ein Teil dieser Menschen weist neuropsychologisch und psychopathologisch fassbare Symptome auf.

Bei Personen mit neuroradiologisch nachgewiesenen WMH sind gehäuft neuropsychiatrische Auffälligkeiten beschrieben worden (Wetterling 2002, S. 343) und zwar in absteigender Häufigkeit: Hirnfunktionsstörungen bis zum Vollbild eines demenziellen Syndroms, affektive (v. a. depressive) und wahnhafte Störungen sowie Verwirrtheitszustände (Wetterling 1992). Der Verlauf ist meist langsam progredient. Neuropsychologisch lässt sich vor allem eine Verlangsamung der kognitiven und exekutiven Funktionen nachweisen (disconnection-syndrome). Die Betreffenden zeigen oft eine deutliche Antriebsminderung und Schwierigkeiten bei der Umstellung auf neue Sachverhalte. »Fokale« Defizite sind selten.

Gutachterliche Beurteilung

Da die neuropsychologisch und psychopathologisch nachweisbaren Symptome bei einer zerebralen Mikroangiopathie bzw. WMHs sehr vielfältig sein können, ist die bei dem zu Begutachtenden nachgewiesene Symptomatik bei der gutachterlichen Beurteilung maßgebend (▶ Kap. 9.6.1–9.6.3). Der Verlauf ist meist langsam progredient. Plötzliche Verschlechterungen sind möglich, z. B. bei lakunären Infarkten (▶ Kap. 5.2.3). Schwierig ist oft der Grad der Antriebsminderung einzuschätzen, da meist konkrete Angaben fehlen. In entsprechenden Fällen können Beeinträchtigungen der Aktivitäten des täglichen Lebens (ATLs) einen Anhaltspunkt liefern (▶ Kap. 10.2.3). Eine weitere Schwierigkeit bei der Begutachtung besteht darin, die oft starke Verlangsamung der kognitiven und exekutiven Funktionen von einer Störung im Sinne von »nicht mehr fähig sein« zu differenzieren.

Wernicke-Enzephalopathie

Dieser Typ einer Enzephalopathie ist nach dem Erstbeschreiber Wernicke (1881) benannt und durch typische neuropathologische Veränderungen charakterisiert (Victor et al. 1989; Wetterling 2000). Es sind zwei Verlaufsformen zu unterscheiden: eine akute und eine progredient verlaufende Form. Klinisch ist eine Wernicke-Enzephalopathie im akuten Stadium oft nicht sicher von einem Delir zu differenzieren. Allgemein akzeptierte Kriterien für das Wernicke-Korsakoff-Syndrom existieren bisher nicht (Arts et al. 2017). Die häufigsten initialen Symptome sind neben der Bewusstseinsstörung neurologische Symptome (v. a. Augenmuskelparesen und Ataxie), die aber nicht obligat auftreten (Victor et al. 1989). Auch akut auftretende Gedächtnisstörungen (v. a. anterograd, aber auch retrograd) können das führende Symptom sein. Die Symptomatik entwickelt sich meist innerhalb weniger Tage. Die chronisch verlaufende Form der Wernicke-Enzephalopathie betrifft bevorzugt Männer im fünften und sechsten Lebensjahrzehnt. Bei einem günstigen Verlauf bilden sich unter der Behandlung die Gedächtnis- und Orientierungsstörungen innerhalb einiger Wochen zurück. In vielen Fällen ist der Verlauf jedoch ungünstig und es tritt keine bzw. nur eine inkomplette Rückbildung der Gedächtnisstörungen ein (Wernicke-Korsakoff-Syndrom) (▶ Kap. 5.1).

Gutachterliche Beurteilung

Die Beurteilung der Geschäfts- und Testierfähigkeit richtet sich nach dem Schweregrad der Hirnfunktionsstörungen. Bei ausgeprägten Gedächtnisstörungen i. S. eines Korsakoff-Syndroms ist von einer Geschäftsunfähigkeit (BayObLG, Beschluss v. 30.11.1989 – BReg. 3 Z 153/89) und auch Testierunfähigkeit (vgl. OLG München, Urteil v. 14.08.2007 – 31 Wx 16/07) auszugehen.

5.8.3 Epilepsie

Als Epilepsien (von griechisch: ×ἐπίληψις *epílepsis* »Angriff, Überfall«) werden zerebrale Krampfleiden, d. h. neuropsychiatrische Störungen, bezeichnet, die als Folge einer plötzlichen übermäßigen Entladung von Neuronen in einem Teil des Großhirns (fokale Anfälle) oder im gesamten Großhirn (generalisierte Anfälle) auftreten. Epilepsien manifestieren sich klinisch durch ein weites Spektrum an Symptomen. Eine Klassifikation erfolgt u. a. nach dem Anfallstyp (generalisiert und fokal) (Fisher et al. 2017). Eine Epilepsie ist in allen Altersgruppen etwa gleich häufig (Fiest et al. 2017). Gehäuft treten epileptische Anfälle bei einer Demenz (Beagle et al. 2017) oder nach einem Schlaganfall (Gaitatzis et al. 2012) sowie anderen strukturellen Hirnschädigungen (z. B. Schädelhirn-Trauma; Hirntumor [▶ Kap. 5.8.7, 5.8.8]) auf.

Die klinische Symptomatik bei Epilepsien ist sehr vielgestaltig und abhängig vom Anfallstyp. Es ist zu unterscheiden zwischen kurzen, nach Anfällen oder unmittelbar vor Anfällen auftretenden psychischen Veränderungen im Sinne von einem postiktalen Zustand bzw. einer (präiktalen) Aura und länger andauernden, durch eine Epilepsie verursachten psychischen Veränderungen, die im Intervall, d. h. zwischen zwei Anfällen (interiktal) auftreten können. Postiktale Zustände, die im Anschluss an einen zerebralen Krampfanfall, besonders nach Grand-mal-Anfällen auftreten können, sind vor allem gekennzeichnet durch: Desorientiertheit, erhöhte Reizbarkeit, Schwerbesinnlichkeit und Aufmerksamkeitsstörungen.

Bei fokalen Anfällen kommt es postiktal v. a. zu psychischen Symptomen, wie affektiven, Angst- und psychotischen Zuständen (Kanner et al. 2004). Psychotische Zustände mit Halluzinationen und Wahn können zu allen Zeitpunkten, also vor, während und nach dem Anfall, aber auch im Intervall auftreten (Schmitz und Trimble 2005). Die im Intervall auftretenden psychotischen Zustände zeigen eine Symptomatik, die stark einer Schizophrenie ähnelt (▶ Kap. 5.6.1). Depressive Zustände treten v. a. im Intervall auf (Rothenhäusler 2006). Bei älteren Epilepsiekranken bestehen häufig persistierende kognitive Störungen, die einer Demenz stark ähneln (Sen et al. 2018).

Bei Epilepsiekranken können v. a. bei einer hohen Anfallsfrequenz Veränderungen der Persönlichkeit (▶ Kap. 5.5) auftreten, bei denen eine Verlangsamung des Denkens, eine verringerte Umstellungsfähigkeit in neuen Situationen sowie ein starkes Haften an bestimmten Gedanken oder Vorstellungen beobachtet werden können. Die betreffenden Personen sind oft im Kommunikationsverhalten auffällig.

Gutachterliche Beurteilung

Die sogenannte postiktale Phase kann unterschiedlich lang dauern (von wenigen Minuten bis zu Tagen). Für diesen Zeitraum ist von einer vorübergehenden Geschäftsunfähigkeit nach § 105 Abs. 2 BGB auszugehen. Bei länger andauernden interiktalen psychotischen oder depressiven Zuständen kann sich die Beurteilung an der eines schizophrenen bzw. depressiven Syndroms orientieren (▶ Kap. 5.3.5, 5.6.5 & 9.6). Bei schweren Persönlichkeitsveränderungen kann in Einzelfällen die Frage nach der Geschäfts- oder Testierfähigkeit auftauchen. Ob die Voraussetzungen vorliegen, ist mithilfe des üblichen Vorgehens zu klären (▶ Kap. 9.6.1 & 9.6.2).

5.8.4 Infektionen des zentralen Nervensystems

Eine akute Infektion des Zentralen Nervensystems kann sowohl durch Bakterien (z. B. Meningokokken) als auch durch Viren (z. B. Herpes simplex) verursacht werden. Infektionen können aber auch schleichend verlaufen, z. B. Neurolues, Borreliose sowie Tuberkulose und HIV-Infektionen des ZNS. Auch sogenannte Prionen (kleine Eiweiße) können von Mensch zu Mensch übertragen werden, z. B. Creutzfeldt-Jakob-Erkrankung (Wetterling 2002, S. 426–428).

Die Symptomatik kann bei einer akuten ZNS-Infektion (z. B. durch Meningokokken oder Herpes-simplex-Viren) sehr foudroyant alle Stadien einer quantitativen Bewusstseinsstörung von einer Benommenheit bis hin zum Koma durchlaufen (▶ Kap. 7.1). Im Verlauf kann es im günstigen Fall innerhalb kurzer Zeit zu einer vollständigen Rückbildung der Symptomatik kommen, während im ungünstigen Fall der Betroffene in einem Zustand der reaktionslosen Wachheit verharren kann.

Gutachterliche Beurteilung

Bei chronischen ZNS-Infektionen (z. B. Tuberkulose, HIV, Pilze etc.), die in ihrem Verlauf oft schleichend sind, aber akute Exazerbationen zeigen können, ist die Geschäfts- und Testierfähigkeit abhängig vom psychopathologischen Befund und eine Beurteilung kann anhand der allgemeinen Kriterien (▶ Kap. 9.6.1 & 9.6.2) erfolgen. Wenn die ZNS-Infektion erfolgreich behandelt werden konnte, können sich die kognitiven Störungen langsam wieder zurückbilden, sodass eine Geschäfts- und Testierfähigkeit wieder erlangt werden kann, wenn sie in der Infektionsphase nicht mehr bestand. Entsprechende Beurteilungen sind anhand der zeitnahen Befunde/Angaben zu begründen.

5.8.5 Multiple Sklerose

Als Multiple Sklerose (MS) wird eine Erkrankung bezeichnet, die mit einer sehr vielgestaltigen neuropsychiatrischen Symptomatik einhergehen kann (Wetterling 2002, S. 428–433). Zu Grunde liegen (multiple) fleckförmige Entmarkungen (Demyelinisierungen) der weißen Substanz und/oder des Rückenmarks. Die Entmarkungsherde werden bindegewebig organisiert (Sklerose). Die Ursache ist noch nicht hinreichend geklärt. Wahrscheinlich sind genetische und Umweltfaktoren die wesentlichen Einflussfaktoren (McKay et al. 2015).

Symptomatik und Verlauf der MS sind sehr variabel. Meist wird zwischen drei Verlaufstypen unterschieden: chronisch progredient, schubhaft rezidivierend mit (Teil-)Remission und Mischformen. Meist stehen zu Beginn des Verlaufs neurologische Symptome im Vordergrund. Die Progredienz sowie die Ausprägung der neurologischen Symptomatik sind sehr unterschiedlich. Der überwiegende Teil der MS-Kranken, etwa 85 %, zeigt einen zunächst schubförmigen und ca. 15 % einen primär progressiven Verlauf (McKay et al. 2015). Kognitive Störungen sind bei MS-Patienten häufig (bis 65 % der Kranken) zu beobachten (Miller et al. 2018). Der Schweregrad der kognitiven Defizite hängt v. a. von der Verlaufsform und auch der Verlaufsdauer ab (Brochet und Ruet 2019). Die kognitiven Störungen bestehen v. a. in (Brochet und Ruet 2019, Oreja-Guevara et al. 2019, Sumowski et al. 2018):

- Störungen der Aufmerksamkeit (▶ Kap. 10.1.1),
- Störungen des Gedächtnisses, sowohl Merkfähigkeitsstörungen als auch Störungen des Langzeitgedächtnisses, insbesondere des episodischen Gedächtnisses (▶ Kap. 10.1.4),
- Störungen der Exekutivfunktionen (▶ Kap. 10.2.2),
- einer Verlangsamung der Denkabläufe (▶ Kap. 10.1.8).

Betroffen von Hirnfunktionsstörungen sind v. a. über 40-Jährige mit ausgeprägten körperlichen Beeinträchtigungen (Patti et al. 2015). Entscheidend scheint die Ausdehnung (und Lokalisation) der Entmarkungsherde zu sein. Kognitiv beeinträchtigte MS-Patienten weisen meist ausgedehnte Veränderungen im Marklager auf (Miller et al. 2018). Auch die psychopathologischen Auffälligkeiten bei MS-Kranken können sehr vielgestaltig sein (Oreja-Guevara et al. 2019; Wegener et al. 2013; Wetterling 2002, S. 428–433):

- Affektlabilität (in fortgeschrittenen Stadien)
- Angststörungen
- Apathie (▶ Kap. 10.1.8)
- Depressive Verstimmungen (Feinstein et al. 2014; Wegener et al. 2013)
- Euphorische Zustände (oft mit fehlender Krankheitseinsicht einhergehend)
- Wahnhafte oder schizophreniforme Zustände (Kosmidis et al. 2010)

Die kognitiven und psychopathologischen Auffälligkeiten können in seltenen Fällen auch das primäre Symptom einer MS sein. Im Verlauf kann es zu einer

Veränderung der Persönlichkeit kommen (▶ Kap. 5.5). Dabei stehen oft eine Affektlabilität oder eine affektive Verflachung mit euphorischer Grundhaltung und eine psychomotorische Verlangsamung sowie ein »Haften« im Vordergrund.

Gutachterliche Beurteilung

Da bei der MS der Verlauf variabel ist (McKay et al. 2015), muss sich die Beurteilung der Geschäfts- und Testierfähigkeit an dem zeitnahen neuropsychologisch/psychopathologischen Befund orientieren (▶ Kap. 9.6.1–9.6.3). Zur Therapie der MS stehen immunmodulierend bzw. immunsuppressiv wirkende Medikamente zur Verfügung (AWMF 030-050). Eine (teilweise) Rückbildung der neurologischen Symptomatik ist möglich. Nach den bisher vorliegenden Studien ist aber nicht klar, ob und inwieweit eine Rückbildung der Hirnfunktionsstörungen möglich ist (Skolov et al. 2018; Sumowski et al. 2018). In Fällen mit einer Affektlabilität und/oder einer euphorischen Stimmung ist auf Anhaltspunkte für eine fehlende Krankheitseinsicht und/oder kognitive Beeinträchtigungen zu achten. Falls entsprechende Hinweise vorliegen, ist von einer Einschränkung der Geschäfts- und Testierfähigkeit auszugehen. Neuropsychologische Studien zeigen, dass die Entscheidungsfähigkeit (Decision-making) von MS-Kranken oft beeinträchtigt ist (Neuhaus et al. 2018) (▶ Kap. 8.1.4). Gleiches gilt auch bei einer bei MS-Kranken nicht seltenen ausgeprägten Apathie (▶ Kap. 10.1.8).

5.8.6 Parkinson-Syndrom

Das Parkinson Syndrom ist kein einheitliches Krankheitsbild, sondern ein Symptomkomplex aus vorwiegend neurologischen Symptomen, v. a. der extrapyramidalen Motorik bzw. Bewegungsabläufe (Wetterling 2002, S. 303–307). Es wurde nach dem Erstbeschreiber James Parkinson (1817) benannt und verläuft in der Regel chronisch progredient über viele Jahre. Ursache sind meist degenerative Hirnabbauprozesse, aber auch vaskuläre Hirnschädigungen, krisenhafte Zuspitzungen der motorischen Störungen kommen vor. Beim Parkinson Syndrom sind eine Reihe von psychischen Auffälligkeiten und Hirnfunktionsstörungen beschrieben worden (Wetterling 2002, S. 303–307):

- Psychomotorische Verlangsamung (Bradyphrenie) (▶ Kap. 10.1.8)
- Apathie (häufig in späten Stadien) (▶ Kap. 10.1.8)
- Halluzinationen (optisch) und Wahnsyndrom (meist medikamenteninduziert) (▶ Kap. 5.9, 10.1.1 & 10.1.6)

Da auch bei einem depressiven Syndrom im Alter häufig eine Antriebsschwäche und eine Amimie bestehen, ist die Differenzialdiagnose häufig schwierig.

Gutachterliche Beurteilung

Beim Parkinson-Syndrom kommt es im Verlauf häufig zur Ausbildung eines depressiven Syndroms (▶ Kap. 5.3.5) und v. a. nach längerem Verlauf zu einem demenziellen Syndrom (Riedel et al. 2016) (▶ Kap. 5.2.3 & 5.2.5). Die in diesen Kapiteln dargestellten Überlegungen zur gutachterlichen Beurteilung sind auf Personen mit einem Parkinson-Syndrom mit entsprechender Symptomatik übertragbar. Besonders ist auf das Vorliegen einer Bradyphrenie oder Apathie zu achten (▶ Kap. 10.1.8). Ebenso sind bei Parkinson-Kranken vielfältige Störungen der Entscheidungsfindung (decision-making) beschrieben worden (u. a. Evens et al. 2016) (▶ Kap. 8.1.4). Im Krankheitsverlauf kann es zu einer weitgehenden Immobilität und in deren Folge zur Abhängigkeit von Pflegepersonen kommen (▶ Kap. 10.4.1). Zur Therapie der motorischen Störungen stehen eine Reihe von Medikamenten zur Verfügung, von denen einige relativ häufig optische Halluzinationen und/oder einen Wahn induzieren können (▶ Kap. 5.9, 10.1.1 & 10.1.6).

5.8.7 Schädel-Hirn-Traumen (Kopfverletzungen)

Kopfverletzungen können je nach Schwere des Unfalls sehr unterschiedliche akute neuropsychiatrische Symptome verursachen, die von einer leichten Benommenheit bis hin zum Koma reichen. Schädel-Hirn-Traumen (SHT) sind häufige Verletzungen bei Unfällen. Bei der Betrachtung der Hirnfunktionsstörungen nach SHT ist eine Unterscheidung zwischen akut auftretenden psychopathologischen Veränderungen und länger andauernden Störungen sinnvoll. Die Akutsymptomatik kann je nach Schwere des Schädel-Hirn-Traumas (Commotio oder Contusio [Hirnsubstanzschädigung]) sehr unterschiedlich sein. Die Symptomatik kann unterschiedlich lange andauern. Akut kommt es nach einem schweren Schädel-Hirn-Trauma meist zu einer Bewusstseinsstörung (im einfachsten Fall: kurze Bewusstlosigkeit) bis hin zum Koma. Die Länge der Bewusstlosigkeit ist abhängig vom Schweregrad der Hirnschädigung und eventuellen Komplikationen, insbesondere extrazerebralen Blutungen (epidurales oder subdurales Hämatom).

Wenn die akute Phase nach dem SHT überlebt wird, kommt es sehr häufig zu neuropsychiatrischen Störungen, deren Ausprägung sich v. a. nach der Lokalisation und Ausdehnung der Hirnschädigung richtet (Wetterling 2002, S. 381–392), u. a. schwerwiegende Störungen des Gedächtnisses und des Antriebs (Apathie). Häufig treten v. a. bei schweren SHT mehrere Störungen gemeinsam auf und es kommt auch zu einer deutlichen Veränderung der Persönlichkeit des Verletzten (▶ Kap. 5.5). Ein SHT erhöht die Wahrscheinlichkeit der Entwicklung einer »symptomatischen« Epilepsie (▶ Kap. 5.8.3). Die Rehabilitation nach einem SHT kann eine mehrmonatige Behandlung in Spezialkliniken erfordern. Im ungünstigen Fall kann der Betroffene nach einer schweren Hirnschädigung in einem Zustand der reaktionslosen Wachheit verharren.

Gutachterliche Beurteilung

Aufgrund der großen Vielgestaltigkeit der kognitiven und exekutiven Störungen bzw. psychopathologischen Symptomatik nach einem SHT ist eine Einschätzung der Geschäfts- und Testierfähigkeit nur anhand der neuropsychologischen und psychopathologischen Befunde im jeweiligen Fall zum strittigen Zeitpunkt möglich. Sehr häufig treten nach einem SHT Gedächtnisstörungen (▶ Kap. 6.1) sowie quantitative oder/und qualitative Bewusstseinsstörungen auf (▶ Kap. 8.1 & 8.2). Die in diesen Kapiteln dargestellten Überlegungen sind auf Personen mit einem SHT mit entsprechender Symptomatik übertragbar.

5.8.8 Vaskulär bedingte Enzephalopathie

Mit Schlaganfall wird ein plötzliches Ereignis bezeichnet, bei dem innerhalb kurzer Zeit (meist weniger Minuten) der Betroffene eine komplexe neuropsychiatrische Symptomatik ausbildet. Es sind v. a. zwei zugrunde liegende Störungen zu unterscheiden:

1. Minderdurchblutung, z. B. in dem Versorgungsgebiet einer Hirnarterie (territorialer Hirninfarkt)
2. Blutung in das Hirngewebe (Hirnblutung)

Eine Blutung kann auch sekundär in einem minderdurchbluteten Hirnareal auftreten. Die Hirninfarkte werden nach der betroffenen Hirnarterie unterteilt. Eine Minderblutung betrifft häufig nur sehr kleine Hirnarale ohne klaren Bezug zu einer Hirnarterie (Lakunärer Hirninfarkt).

Neuropsychologische/psychopathologische Symptome und Verlauf

Bei Hirninfarkten und Hirnblutungen kann es akut zu einer schweren quantitativen Bewusstseinsstörung kommen. Diese kann wegen des sich bildenden Hirnödems noch zunehmen. Wenn das Akutstadium überstanden wird, kann vorübergehend eine delirante Symptomatik auftreten. Die neuropsychologische Symptomatik nach einem Hirninfarkt bzw. einer Hirnblutung richtet sich v. a. nach dem geschädigten Hirnareal (Karnath et al. 2014). Es kann u. a. in Störungen der Wahrnehmung und der Sprache sowie von exekutiven Funktionen bestehen (Wetterling 2018d). Nach einem größeren Hirninfarkt kommt es nicht selten (bis zu 30 %) zu einer Demenz (▶ Kap. 5.2.3). Auch eine depressive oder eine organische wahnhafte Symptomatik sowie eine Persönlichkeitsänderung wurden häufig beschrieben (Wetterling 2002, S. 321–364; Karnath et al. 2014). Nach der Akutbehandlung ist meist eine längere Rehabilitationsbehandlung der Hirnfunktionsstörungen erforderlich. Diese richtet sich nach der Symptomatik (z. B. Aphasie oder Halbseitenlähmung). Im günstigsten Fall können sich Hirnfunktionsstörungen nach Hirninfarkten und Hirnblutungen innerhalb kurzer Zeit weitestgehend bessern. In vielen Fällen bleibt aber eine deutliche Störung,

z. B. der Sprache, bestehen. Infolge eines Schlaganfalls tritt häufig eine vorschreitende Verschlechterung der kognitiven Leistungsfähigkeit auf (Levine et al. 2015; Zheng et al. 2019). Diese ist abhängig von dem Vorliegen von Risikofaktoren (Levine et al. 2018; Tang et al. 2018).

Gutachterliche Beurteilung

Aufgrund der großen Vielgestaltigkeit der neuropsychiatrischen Symptomatik nach einem Schlaganfall ist eine Einschätzung der Geschäfts- und Testierfähigkeit nur anhand der neuropsychologischen und psychopathologischen Befunde zum strittigen Zeitpunkt möglich. Schwierig kann die Beurteilung kognitiver und auch exekutiver Funktionen bei Sprachstörungen werden (Wetterling 2018d). Wenn eine sensomotorische Aphasie besteht, ist der Grad der Kommunikationsfähigkeit (z. B. schriftlich) wichtig für die Beurteilung. Nach Schlaganfällen kommt es häufig zur Ausbildung eines demenziellen (▶ Kap. 5.2.3 & 5.2.5) oder eines depressiven Syndroms (▶ Kap. 5.3.5). Die in diesen Kapiteln dargestellten Überlegungen zur gutachterlichen Beurteilung sind auf Personen mit einem Schlaganfall mit entsprechender Symptomatik übertragbar.

5.8.9 Tumoren des Zentralnervensystems

Als Hirntumoren werden alle ungeregelt wachsenden Zellverbände bezeichnet, die von hirneigenen Zellen (z. B. Gliome) oder von Zellen der Hirnanhangsgebilde (z. B. Meningeome) ausgehen. Dabei sind eine Reihe verschiedener Zelltypen zu unterscheiden. Im Gegensatz dazu gehen Hirnmetastasen von Zellen anderer Organe (z. B. Lunge) aus.

Neuropsychologische/psychopathologische Symptome und Verlauf

Über die Häufigkeit von neuropsychologischen bzw. psychopathologischen Auffälligkeiten bei Hirntumoren liegen sehr divergierende Angaben vor (Wetterling 2002, S. 392–404). Die Symptomatik bei Hirntumoren richtet sich einerseits nach der Lokalisation des Tumors und andererseits nach der Wachstumsgeschwindigkeit sowie dem Begleitödem (Ausmaß der intrakraniellen Drucksteigerung).

- Bei im Frontallappen lokalisierten Tumoren kommt es bei einem hohen Prozentsatz zu Störungen der exekutiven Funktionen sowie psychischen Auffälligkeiten, v. a. zu affektiven und Persönlichkeitsveränderungen sowie Verhaltensstörungen (Frontalhirn-Syndrom) (▶ Kap. 5.2.1).
- Glioblastome und Hirnmetastasen rufen aufgrund ihres schnellen Wachstums meist nur kurzzeitig psychische Ausfälle hervor, bevor Hirndruckzeichen und neurologische Symptome auftreten. Die psychischen Störungen sind oft unspezifisch (erhöhte Reizbarkeit, Unruhe, Konzentrations- und leichtere kognitive Störungen sowie Müdigkeit).

- Bei den langsam wachsenden Hirntumoren, v. a. Meningeomen, können vielfältige psychische Störungen auftreten, v. a. organisch affektive Störungen (Depression), Angststörungen, Demenz und Persönlichkeitsveränderungen.

Die Verläufe hängen stark von der Wachstumsgeschwindigkeit des Hirntumors oder der Hirnmetastase ab. Die Überlebenszeit von der Diagnose bis zum Tod kann je nach Tumortyp zwischen wenigen Monaten bis zu Jahren betragen. Nach einer Bestrahlungsbehandlung kommt es häufig zu (oft aber nur leichten) kognitiven Störungen (Cramer et al. 2019). Durch eine operative Behandlung sind v. a. bei Meningeomen Heilungen möglich. In fortgeschrittenen Stadien kommt es aufgrund des zunehmenden Hirndrucks meist zu Bewusstseinstrübungen.

Gutachterliche Beurteilung

Eine Einschätzung der Geschäfts- und Testierfähigkeit ist bei einem Hirntumor aufgrund der Vielfalt der kognitiven und exekutiven Störungen bzw. psychopathologischen Symptomatik nur anhand der neuropsychologisch/psychopathologischen Befunde im jeweiligen Fall zum strittigen Zeitpunkt möglich. Sehr häufig treten bei einem Hirntumor eine depressive Symptomatik (▶ Kap. 5.3.5) und in den Spätstadien quantitative oder/und qualitative Bewusstseinsstörungen auf (▶ Kap. 7). Die in diesen Kapiteln dargestellten Überlegungen sind auf Personen mit einem Hirntumor mit entsprechender Symptomatik übertragbar.

5.9 Wirkungen von Arzneimitteln (Medikamenten)

Im § 2 AMG (Gesetz über den Verkehr mit Arzneimitteln: Arzneimittelgesetz) ist vom Gesetzgeber definiert worden, was unter einem Arzneimittel zu verstehen ist. Im medizinischen Bereich wird häufiger der äquivalente Begriff Medikament gebraucht. Bei der Betrachtung der Wirkungen, die nach Einnahme von Arzneimitteln auftreten (können), sind grundsätzlich zwei Arten von Effekten zu unterscheiden:

1. Gewünschte Wirkungen (positiver Effekt, entsprechend der Indikation)
2. Negative Wirkungen (unerwünschter Effekt = Nebenwirkung = UAW)

Diese Unterscheidung bezieht sich immer auf den vom verordnenden Arzt und Patienten gewünschten Effekt. So kann eine Sedierung eine gewünschte Wirkung bei starker Unruhe oder Anspannung sein, sie kann aber z. B. bei Patienten, die nach einer Operation mobilisiert werden sollen, unerwünscht sein. Oft ist die Dosis entscheidend, denn bei der pharmakologischen Prüfung von potenziellen Arzneimitteln wird nach Substanzen gesucht, bei denen die Nebenwirkungen erst bei höheren Dosierungen auftreten als die gewünschten Effekte. Mitunter sind aber dennoch unerwünschte Arzneimittel-Wirkungen (UAW) nicht zu vermeiden, da ansonsten die gewünschte Wirkung nicht zu erzielen wäre, z. B. bei Zytostatika (Chemotherapie). Auch andere Medikamente können schon in den Dosierungen, die üblicherweise verordnet werden, eine Vielzahl von UAWs haben.

Die bekannten UAWs sollen entsprechend ihrer Häufigkeit auf dem »Beipackzettel« angegeben werden. Besonders häufig treten UAWs aufgrund veränderter (langsamerer) Stoffwechselvorgänge bei älteren Menschen auf (Burkhardt und Wehling 2013). Dies ist von erheblicher Bedeutung, da ältere Menschen aufgrund ihrer Multimorbidität (▶ Kap. 5.11) oft mit einer Vielzahl von Medikamenten über einen längeren Zeitraum behandelt werden (Multimedikation). Epidemiologische Studien zeigen, dass der Anteil derjenigen, die Medikamente einnehmen, und die Anzahl der verordneten Medikamente mit dem Alter ansteigen (Knopf und Grams 2013). Nicht selten finden sich unter diesen Medikamenten solche mit einer potenziell psychotropen Wirkung, z. B. starke Schmerzmittel wie Opioide, Beruhigungs- oder Schlafmittel. Generell ist festzustellen, dass, wenn mehrere Medikamente gleichzeitig gegeben werden, mit Wechselwirkungen und damit vermehrt mit UAWs zu rechnen ist. Zu den häufig angegebenen UAWs zählen Beeinträchtigungen von kognitiven Hirnfunktionen.

5.9.1 Wirkungen von Medikamenten auf Hirnfunktionen

Da die Wirkungen von Medikamenten auf die Hirnfunktionen eine deutliche Abhängigkeit von dem aktuellen Gebrauch sowie der Dauer des Gebrauchs zeigen, sind insbesondere in Hinblick auf die freie Willensbestimmung und Urteilsfähigkeit verschiedene Möglichkeiten der Beeinflussung der Hirnfunktionen zu betrachten (Wetterling 2015b):

- bei akutem Gebrauch (Intoxikation)
- bei chronischem Gebrauch
- im Entzug nach längerem Gebrauch

Eine Überdosierung/Intoxikation ist bei Einnahme von Medikamenten schwierig zu diagnostizieren, denn oft bestehen keine hinweisenden körperlichen Symptome. Eine längere Einnahme von Medikamenten wird bei einer Vielzahl von chronischen Erkrankungen (z. B. Parkinson-Syndrom, Bluthochdruck, Diabetes etc.) ärztlicherseits als erforderlich angesehen. Dies gilt auch für die Behandlung psychischer Störungen wie z. B. einem depressiven oder schizophrenen Syndrom.

Negative, d. h. störende, Effekte von Medikamenten auf Hirnfunktionen, die für die Willensbildung und Urteilsfähigkeit von Bedeutung sind, sind in Tabelle 5.5 zusammengestellt.

Tab. 5.5: Negative Effekte von Medikamenten auf Hirnfunktionen, die für die Willensbildung und Urteilsfähigkeit von Bedeutung sind (nach Wetterling 2015b, S. 181)

Medikamenten-gruppe	Störung der Aufmerksamkeit	Störung der Urteilsfähigkeit	Gedächtnisstörung	Sedierung	Psychomotorische Verlangsamung	Halluzinationen, paranoide Vorstellungen	Delir
Anticholinergika[1]	(X)			(X)	(X)	X	X
Corticoide			X				(X)
Digitoxin (Herzglykoside)						X	
Opioide[2]	X	X		X	X		
Parkinson-medikamente[3]						X	
Sedativa[4] (Benzodiazepin-Typ)	X		X	X	X		Im Entzug
Sedativa[5] (anti-histaminerge)	X			X	X		

[1] Zu den anticholinerg wirksamen Medikamenten gehören v. a. ältere Antidepressiva und einige Medikamente zur Behandlung des Parkinson-Syndroms wie Biperiden und Spasmolytika
[2] Starke Schmerzmittel wie u. a. Tramadol, Morphin
[3] Medikamente zur Behandlung des Parkinson-Syndroms mit antidopaminerger Wirkung wie u. a. L-DOPA
[4] Beruhigungsmittel wie u. a. Lorazepam, Diazepam, Oxazepam (Benzodiazepine) und Schlafmittel wie Z-drugs (z. B. Zopiclon und Zolpidem)
[5] Zu den anti-histaminergen Substanzen zählen v. a. frei verkäufliche Schlafmittel wie Doxylamin, aber auch Mittel gegen Allergien

Absetzeffekte

Beim Absetzen von Medikamenten, insbesondere von Benzodiazepinen und Opiaten können nach längerem Gebrauch schwerwiegende Entzugserscheinungen auftreten bis hin zu einer deliranten Symptomatik (= Bewusstseinstrübung) (▶ Kap. 7.2). Sie ist v. a. bei Sedativaabhängigen zu erwarten. Besonders häufig tritt ein delirantes Syndrom bei Personen auf, die kognitiv beeinträchtigt sind und/oder an mehreren Erkrankungen leiden – wie dies bei Älteren oft der Fall ist (vgl. Wetterling 2014). Dieses kann bis zu mehreren Wochen andauern.

5.9.2 Polypharmazie (Multimedikation)

Unter Polypharmazie, oft auch als Multipharmazie oder Multimedikation bezeichnet, versteht man die gleichzeitige Verordnung bzw. Einnahme von mehreren Medikamenten bei einer Person. Epidemiologische Studien haben ergeben, dass etwa ein Viertel der eingenommenen Arzneimittel nicht ärztlich verordnet wurden (Knopf und Grams 2013).

Die Gründe für eine Polypharmazie können unterschiedlich sein. Grundsätzlich lassen sich folgende Aspekte unterscheiden (Wetterling 2019a):

- Es bestehen gleichzeitig mehrere behandlungsbedürftige Erkrankungen (Multimorbidität) (▶ Kap. 5.11). Zur Therapie jeder dieser Erkrankungen sind Medikamente erforderlich. Beispiel: Diabetes mellitus, Bluthochdruck und Osteoporose.
- Da ältere Menschen gehäuft multimorbide sind, ist bei ihnen oft eine Polypharmazie notwendig. Bei älteren Menschen besteht ein deutlich erhöhtes Risiko für ein delirantes Syndrom (▶ Kap. 7.2) aufgrund einer Polypharmazie und eines Flüssigkeitsdefizits (Exsikkose). Oft sind schon »normale Dosierungen« von Medikamenten ausreichend, um Komplikationen, insbesondere eine delirante Symptomatik hervorzurufen.
- Die unzureichende Wirkung eines an sich adäquaten und indizierten Medikaments führt nicht zu einem ausreichenden Effekt, sodass die Kombination mit einem (oder mehreren) anderen Medikamenten mit ähnlichem Wirkungsspektrum zur Erreichung einer ausreichenden Wirkung notwendig ist. Beispiele: Behandlung von Bluthochdruck, Asthma, chronischer obstruktiver Lungenerkrankung, Parkinson-Syndrom. Bei diesen Erkrankungen kann es im Verlauf dazu kommen, dass die bisher verabreichten Medikamente keine ausreichende Wirkung mehr zeigen, sodass die Gabe eines weiteren Medikaments zur Erreichung einer ausreichenden Behandlung der fortschreitenden Symptomatik erforderlich wird.
- Mitunter werden die Medikamente auch in einer fixen Kombination (z. B. als eine Tablette) verabreicht. Beispiele: einige Asthmamittel, HIV-Medikamente, Anti-Parkinson-Mittel
- Die Gabe von einem Medikament ist notwendig, um die Nebenwirkungen eines anderen abzuschwächen. Beispiel: Gabe von Magensäureblocker bei längerer Gabe von Corticoiden.

Zu einer Polypharmazie kommt es oft auch dadurch, dass der Betreffende mit unterschiedlichen Beschwerden zu verschiedenen Ärzten geht und diese jeweils ein für ihre Fachdisziplin spezifisches Medikament verordnen.

Bei einer Polypharmazie kommt es häufig zu Wechselwirkungen zwischen den Medikamenten. Dabei ist davon auszugehen, dass mit der Anzahl der verordneten Medikamente die Anzahl möglicher Wechselwirkungen exponentiell ansteigt. Die Art der Wechselwirkungen kann vielfältig sein. Häufig kommt es

- zu erhöhten Wirkspiegeln eines Medikaments, weil ein anderes Medikament den Abbau deutlich verringert,
- zu synergistischen, d. h. sehr ähnlichen Wirkungen, sodass es in der Folge zu einer Wirkungsverstärkung kommt. Dies kann gewünscht sein, z. B. bei Parkinson-Medikamenten. Wenn aber die UAWs verstärkt werden ist, ist eine solche Kombination zweier Medikamente zu vermeiden.

- Es ist auch möglich, dass der Abbau eines Medikaments durch ein anderes beschleunigt wird, d. h. die Wirkspiegel werden erniedrigt und wird die erwünschte Wirkstoffkonzentration nicht erreicht. Die Wirkung bleibt daher aus.

Auch eine Medikamentenverwechselung oder eine unregelmäßige Einnahme ist bei einer Polypharmazie häufig, insbesondere bei kognitiv eingeschränkten und/oder sehbehinderten Menschen. Sie kann zu stärkeren Schwankungen der Wirkspiegel und zu UAWs führen.

5.9.3 Gutachterliche Beurteilung

Eine Beeinträchtigung der Urteilsfähigkeit und Willensbestimmung durch Medikamente ist auch bei schwer körperlichen Kranken, z. B. Krebskranken (vgl. OLG Bamberg, Beschluss v. 18.06.2012 – Az. 6 W 20/12; OLG Brandenburg, Beschluss v. 13.01.2014 – 3 W 49/13) oder/und Einnahme von Opiaten und Benzodiazepinen nachzuweisen (OLG Hamm, Beschluss v. 11.11.1996 – 15 W 233/96; OLG Düsseldorf, Beschluss v. 01.06.2012 – I–3 Wx 273/11). Die Beurteilung von möglichen Medikamentenwirkungen auf kognitive und psychische Hirnfunktionen in Hinblick auf die Urteilsfähigkeit und Willensbestimmung ist sehr schwierig. Denn es sind zwei Aspekte zu berücksichtigen:

1. *Die gewünschten Wirkungen auf psychische Hirnfunktionsstörungen*
   Diese können sich z. B. in einer Stimmungsaufhellung und Antriebsverbesserung bei einer depressiven Symptomatik oder einem Rückgang der halluzinatorischen oder/und Wahnsymptomatik bei Psychotikern zeigen. Diese Effekte können zu einer Verbesserung der Urteilsfähigkeit führen und damit eine Willensbildung erleichtern. Allerdings ist zu berücksichtigen, dass bei Depressiven eine Besserung der kognitiven Funktionsstörungen trotz deutlicher Verbesserung der psychopathologischen Symptomatik gering sein kann (Zuckerman et al. 2018). Daher ist, wenn genügend Anhaltspunkte dafür vorhanden sind, dass vorher die Urteils- und Willensbildung erheblich eingeschränkt war, in entsprechenden Fällen eine differenzierte Betrachtung der zum strittigen Zeitpunkt noch nachweisbaren kognitiven Funktionsstörungen und der psychopathologischen Auffälligkeiten erforderlich.
2. *Unerwünschte Wirkungen auf kognitive und psychische Hirnfunktionen*
   Die in Tabelle 5.5 genannten UAWs können unterschiedlich schwer ausgeprägt sein. Da es sich hierbei in der Regel um Effekte handelt, die vorwiegend bei Höherdosierungen und bei Auftreten zusätzlicher Erkrankungen zu beobachten sind, ist ebenfalls eine differenzierte Betrachtung der zum strittigen Zeitpunkt nachweisbaren kognitiven Funktionsstörungen sowie psychopathologischen Symptomatik erforderlich. Insbesondere bei einer Polypharmazie sind kurzfristige Änderungen durch Wechselwirkungen und z. B. einen Flüssigkeitsmangel möglich. Falls eine delirante Symptomatik auftritt, sollte diese wie unter Kapitel 7.2.6 beschrieben beurteilt werden.

Einnahmefehler von Medikamenten werden mitunter als Anhaltspunkt für eine Gedächtnisstörung und damit für eine Beeinträchtigung der Willens- und Urteilsbildung angesehen. Untersuchungen haben gezeigt, dass Einnahmefehler desto häufiger sind, je höher die Anzahl der verordneten Medikamente ist. Einnahmefehler treten besonders häufig bei alterstypischen Störungen auf: Sehstörungen und kognitive Störungen (Demenz). Allerdings handelt es sich bei einer unregelmäßigen Tabletteneinnahme um eins der häufigsten Probleme in der medizinischen Behandlung von chronischen Erkrankungen wie Diabetes, Bluthochdruck etc., insbesondere bei älteren Menschen (Burkhardt 2016) und bei Polypharmazie (Pantuzza et al. 2017). Eine fehlende bzw. unregelmäßige Medikamenteneinnahme ist ein in der Medizin so häufiges Phänomen, dass daraus keine zuverlässigen Rückschlüsse auf die kognitive Leistungsfähigkeit abgeleitet werden können. Bei Medikamentenverwechslungen sind Beeinträchtigungen der Sehfähigkeit zu berücksichtigen.

Die Ablehnung einer Medikamenteneinnahme kann verschiedene Gründe haben (s. auch Wetterling 2019a), u. a.: grundsätzliche Ablehnung von Medikamenten (»Chemie«) als Lebenseinstellung, fehlende Krankheitseinsicht (▶ Kap. 10.4.4); fehlende Zuversicht in einen Behandlungserfolg, (latenter) Todeswunsch und die Unfähigkeit, die Situation nicht mehr ausreichend einschätzen zu können (Wetterling 2016). Daher ist ohne ausreichende Kenntnisse der Umstände bzw. der Situation einer Medikamentenablehnung keine zuverlässige Aussage zur Fähigkeit einer (entsprechenden) Willensbestimmung möglich.

Geschäftsfähigkeit

Die Geschäftsfähigkeit kann in Einzelfällen durch die Einnahme von Medikamenten, insbesondere bei einer Polypharmazie, z. B. durch eine delirante Symptomatik schwerwiegend beeinträchtigt sein. Hierbei handelt es sich um vorübergehende Zustandsbilder, sodass zu prüfen ist, ob die Voraussetzungen für den § 105 Abs. 2 BGB erfüllt sind. Durch Gabe von Medikamenten, insbesondere Antipsychotika, kann bei Patienten mit einer schizophrenen oder wahnhaften Symptomatik eine Geschäftsfähigkeit wiedererlangt werden, die vorher aufgrund der Schwere des Krankheitsbildes nicht mehr bestand. In entsprechenden Fällen ist genau die psychopathologische Symptomatik zu betrachten, die an dem strittigen Termin bestand.

Testierfähigkeit

Eine Testierunfähigkeit kann in Einzelfällen durch die Einnahme von Medikamenten, insbesondere bei einer Polypharmazie, z. B. durch eine delirante Symptomatik bedingt sein. Bei schon vorher kognitiv Beeinträchtigten kann auch nach Abklingen der deliranten Symptomatik weiter eine Testierunfähigkeit bestehen bleiben (▶ Kap. 7.2.5). Eine Wiedererlangung der Testierfähigkeit durch Gabe von Medikamenten, z. B. von Antipsychotika bei Patienten mit einer schizophrenen oder wahnhaften Symptomatik oder Patienten mit einer schweren depressiven Antriebshemmung, ist denkbar, ist aber genau anhand des aktuellen psycho-pathologischen Befundes zu begründen.

5.10 Psychiatrische Komorbidität

Wenn bei einer Person gleichzeitig zwei oder mehr psychiatrische Erkrankungen bekannt sind, wird dies in der wissenschaftlichen Literatur meist als Komorbidität bezeichnet. Dabei ist häufig nicht eindeutig festzulegen, welches die Grunderkrankung oder die primäre, d.h. die zuerst auftretende, Erkrankung und welches die »Begleiterkrankung« bzw. sekundäre ist. Auch die Abgrenzung Symptomkoinzidenz vs. Komorbidität ist schwierig. Da es sich bei den meisten psychiatrischen Erkrankungen um Syndrome, d.h. Cluster (Gruppen) von statistisch häufig gleichzeitig vorkommenden Symptomen handelt (▶ Kap. 5), können einzelne Symptome bei verschiedenen Syndromen vorkommen. Zum Beispiel kann ein Wahn bei einem Delir, einer Demenz, einer Depression oder einer Schizophrenie, aber auch als einziges führendes Symptom bei einer wahnhaften Störung auftreten (▶ Kap. 10.1.6). Bei sehr vielen der als psychiatrische Komorbidität bezeichneten Kombinationen von Erkrankungen kommt es zu einer Koinzidenz von mehreren Symptomen, z.B. Demenz und Delir. In den diagnostischen Kriterien der ICD-10 (WHO 1991) wird dem dadurch Rechnung getragen, dass entsprechende Diagnosen aufgeführt sind, z.B. Delir bei Demenz (ICD-10 F05.1) oder Angst und Depression gemischt (ICD-10 F41.2). Dies zeigt, dass vielfach die psychiatrische Symptomatik nicht unter einer diagnostischen Kategorie subsumiert werden kann.

5.10.1 Ursachen

Da bei den meisten psychiatrischen Erkrankungen die Ätiologie noch nicht hinreichend geklärt ist, ist nicht zu beweisen bzw. auszuschließen, dass bei beiden Erkrankungen eine gemeinsame Ursache vorliegt (z.B. genetisch determinierte Veränderung der Transmission bestimmter Neurotransmitter). Die Forschung der letzten Jahre hat gezeigt, dass der Schädigung oder Funktionsbeeinträchtigung von neuronalen Netzwerkstrukturen bzw. einzelner definierter Neuronenverbände (Schaltkreise) im Gehirn bei der Entstehung von Hirnfunktionsstörungen eine große Bedeutung zukommt. Diese können bei verschiedenen Syndromen gestört sein, z.B. Aufmerksamkeit oder Konzentration (▶ Kap. 4.3.1).

5.10.2 Verlauf

Der Verlauf von komorbiden psychischen Erkrankungen kann sich gegenseitig beeinflussen. Dies wird besonders am Beispiel von der häufigen Komorbidität einer psychischen Erkrankung und einer Suchterkrankung deutlich. Grundsätzlich sind v. a. folgende Möglichkeiten zu diskutieren:

- Verstärkte Störung von Hirnfunktionen, z. B. der Aufmerksamkeit
- Längere Dauer der Hirnfunktionsstörungen
- Vermehrte Wechselwirkungen bei der Vielzahl an Symptomen

5.10.3 Gutachterliche Beurteilung

Für die gutachterliche Beurteilung ist die psychiatrische Komorbidität bei der Verlaufsbetrachtung von besonderer Bedeutung (▶ Kap. 10.9), weil eine Komorbidität den Verlauf einer psychischen Störung erheblich beeinflussen kann. Es ist von einem höheren Risiko einer Chronifizierung auszugehen. Viele Verlaufsstudien zeigen, dass bei einer psychiatrischen Komorbidität der Verlauf schlechter ist, d. h. die Anzahl der Komplikationen (z. B. Krankenhausaufenthalte) zunimmt. Auch ist zu berücksichtigen, dass die Anzahl der möglichen »Wechselwirkungen« steigt, wenn die Anzahl der Symptome erhöht ist – wie dies bei einer psychiatrischen Komorbidität regelhaft der Fall ist. Eine psychiatrische Komorbidität geht meistens mit stärkerer Symptomschwere bzw. höherer funktioneller Beeinträchtigung einher. Daher ist der Ausprägungsgrad der Symptomatik bzw. einzelner Symptome bei einer Komorbidität genau zu betrachten.

Besonders schwierig ist die Beurteilung einer komorbiden Erkrankung bei einem demenziellen Syndrom, wie z. B. Delir, Depression oder Wahn, weil diese schon jede für sich allein die Urteilsfähigkeit und die freie Willensbestimmung beeinflussen können. Wenn zwei oder mehr psychiatrische Erkrankungen gleichzeitig vorliegen, ist daher zu überprüfen, ob die Kompensationsmöglichkeiten des Betroffenen noch ausreichen. So können in einer Phase, in der eine psychiatrische Komorbidität besteht, die Urteilsfähigkeit und auch die freie Willensbildung schwer eingeschränkt sein, während sie vor und ggf. auch nach der Phase der Komorbidität noch ausreichend war, z. B. bei einem leicht ausgeprägten demenziellen Syndrom mit einer schweren depressiven Symptomatik.

5.11 Multimorbidität

Als Multimorbidität bezeichnet man das gleichzeitige Auftreten von mehreren Krankheiten bei einer Person. Eine allgemein akzeptierte Definition für Multimorbidität gibt es noch nicht (Violan et al. 2014). Bei den Erkrankungen kann es sich sowohl um somatische als auch um psychische handeln. Von dem Begriff Multimorbidität, der alle Krankheitsgruppen, vor allem internistische und neurologische umfasst, ist der Begriff Komorbidität abzugrenzen (▶ Kap. 5.10). Dieser wird in der Psychiatrie für Personen benutzt, die gleichzeitig an zwei oder mehr psychiatrischen Störungen leiden. Im Rahmen dieses Buches wird der Begriff Multimorbidität gebraucht, wenn mindestens eine psychische und mindestens eine körperliche Erkrankung bzw. mehrere körperliche Erkrankungen gleichzeitig bei dem Betreffenden bestehen (Wetterling 2019a).

Das gleichzeitige Auftreten mehrerer Erkrankungen ist ein Charakteristikum der gesundheitlichen Lage älterer Menschen. Die Daten von Krankenkassen (AOK, GEK) zeigen, dass unter den Patienten über 65 Jahren der Anteil derjenigen, die an einer Multimorbidität leiden, bei etwa 50–62 % liegt (Schäfer et al. 2012; van den Bussche et al. 2011). Der Anteil der Betroffenen steigt mit dem Alter deutlich an.

5.11.1 Beispiele für Multimorbidität

Als Beispiele für eine Multimorbidität können das gleichzeitige Bestehen von einigen der folgenden, v. a. im Alter häufigen Erkrankungen angesehen werden (▶ Abb. 5.2):

- Chronische internistische Erkrankungen wie
  - Bluthochdruck,
  - Herzschwäche (Herzinsuffizienz/koronare Herzerkrankung, Zustand nach Herzinfarkt),
  - Diabetes mellitus Typ II,
  - Fettstoffwechselstörung (erhöhte Cholesterin- und/oder Triglyzeridwerte im Blut),
  - Lungenerkrankungen, v. a. chronisch obstruktive Lungenerkrankung (COPD),
  - Nierenerkrankungen,
  - Krebserkrankungen (Karzinome);
- ferner chronische körperliche Beeinträchtigungen (Steinhagen-Thiessen und Borchelt 2010) wie
  - Bewegungsstörungen (z. B. Gangstörungen bei degenerativen Knie- oder Hüftgelenksleiden, aber auch Parkinson-Syndrom),
  - Hörstörungen (Altersschwerhörigkeit),
  - Sehstörungen (z. B. grauer Star),
- sowie neuropsychiatrische Erkrankungen (Parkinson-Syndrom, Demenz etc.).

Häufige Kombinationen von gleichzeitig auftretenden und sich zum Teil gegenseitig bedingenden Erkrankungen können zu Clustern (Gruppen) zusammengefasst werden. Der häufigste und bekannteste Cluster ist das metabolische Syndrom (AHA 2017): erhöhter Nüchtern- Blutzucker-, HDL-Cholesterin- und Triglyzeridwert, Bluthochdruck und vermehrter Bauchumfang. Dieses Syndrom wird als einer der Hauptrisikofaktoren für Herzerkrankungen angesehen.

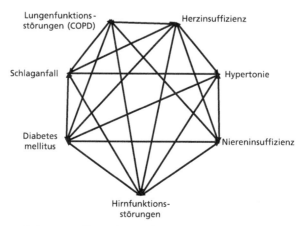

Abb. 5.2: Schematische Darstellung der vielfältigen Wechselbeziehungen zwischen körperlichen Erkrankungen und Hirnfunktionsstörungen

5.11.2 Verlauf

Im Alter verlaufen viele Krankheiten chronisch und irreversibel. Sie bestehen nicht unabhängig voneinander; vielmehr greifen Krankheitsfolgen und damit verbundene Funktionseinschränkungen in vielfältiger Weise ineinander. Daher kann sich der Verlauf einer bestimmten Krankheit bei Multimorbidität zum Teil deutlich von dem Verlauf unterscheiden, wenn die Erkrankung nur allein besteht. Bei den meisten der oben genannten Erkrankungen handelt es sich um chronische Erkrankungen, d. h. eine Heilung im engeren Sinne (= vollständiger Rückgang der Symptomatik) ist nicht möglich. Eine Linderung der Beschwerden ist oft nur medikamentös möglich. Meist ist die Gabe von mehreren Medikamenten notwendig (Polypharmazie), die in komplexer Weise interagieren können (Steinhagen-Thiessen und Borchelt 2010, Wetterling 2019a). Mitunter ist die notwendige Behandlung einzelner Erkrankungen nicht oder nur bedingt möglich, weil die erforderlichen Medikamente eine andere Erkrankung des Betreffenden negativ beeinflussen bzw. bei einer anderen Erkrankung kontraindiziert sind.

Die meisten der genannten Erkrankungen können sich akut verschlechtern (med. exazerbieren), z. B. eine Herzinsuffizienz kann dekompensieren, der Blutzucker »entgleisen« etc. In diesen Fällen ist eine Behandlung der akuten Symptomatik oft aufgrund der bei Personen mit einer Multimorbidität gleichzeitig bestehenden anderen (chronischen) Erkrankungen erschwert. Bei einer akuten Verschlechterung einer Erkrankung kann es wegen der vielfältigen Wechselbeziehungen (▶ Abb. 5.2) zu einer kaskadenhaften Verschlechterung kommen, denn auftretende Fehlfunktionen von Organsystemen können nicht mehr ausreichend kompensiert werden. Dies kann auch kognitive Hirnfunktionen betreffen. Damit sind für den Betreffenden Einbußen an unabhängiger Lebensführung, Selbstbestimmung und Lebensqualität verbunden. Diese führen häufig zu depressiven Verstimmungen und Lebensüberdruss, insbesondere wenn auch Schmerzen bestehen. Vielfach besteht bei Multimorbiden ein umfassender Behandlungs- und Pflegebedarf mit einem Verlust von Autonomie.

5.11.3 Gutachterliche Beurteilung

Für eine Beurteilung der Urteilsfähigkeit und Willensbildung ist eine bestehende Multimorbidität von erheblicher Bedeutung bei der Beurteilung des Verlaufs (Wetterling 2019b) (▶ Kap. 10.3). So können sich die kognitiven Hirnfunktionen z. B. bei einer Demenz bei einer bestehenden Multimorbidität erheblich schneller verschlechtern als dies bei einem »gewöhnlich« langsam progredienten Verlauf zu erwarten gewesen wäre, z. B. bei schwerwiegenden Durchblutungsstörungen im Rahmen einer kardialen Dekompensation. Es kann auch zu einer kaskadenhaften Verschlechterung kommen, insbesondere dann, wenn auftretende Fehlfunktionen von Organsystemen nicht mehr ausreichend kompensiert werden können, weil keine »Reservekapazität« mehr besteht. Klinisch imponiert in entsprechenden Fällen häufig eine delirante Symptomatik. Bei einer erfolgreichen Behandlung der körperlichen Erkrankung (z. B. Kardioversion) kann dann auch rasch eine Besserung der kognitiven Funktionsstörungen eintreten.

Entsprechende Verläufe werden häufig als Anhaltspunkte für die Möglichkeit von luziden Intervallen angesehen (▶ Kap. 10.3). Aber hier liegt ein anderer Verlauf vor: relativ gute kognitive Funktionen → Dekompensation → Behandlung → relativ gute kognitive Funktionen. Es wird also wieder der Ausgangszustand erreicht. Oft liegt in diesen Fällen ein (hypoaktives) Delir vor (▶ Kap. 7.2.1).

Entsprechende Abläufe können sich bei bestimmten Grunderkrankungen, z. B. Herzinsuffizienz und Diabetes mellitus, durchaus wiederholen (vgl. Wetterling et al. 1995, 1996a). In diesem Zusammenhang ist auch eine Dialysebehandlung bei Niereninsuffizienzen zu erwähnen, bei denen es in zeitlich sehr kurzen Abständen immer wieder zur Dekompensation der Nierenfunktion kommt und dann durch die Dialyse kurzzeitig annähernd »normale Verhältnisse« wiederhergestellt werden. In der Folge davon können auch die kognitiven Funktionen Fluktuationen unterworfen sein (vgl. Costa et al. 2014).

Die Schwankungen zwischen den »guten« und den »schlechten« Zuständen reichen in der Regel nicht aus, um bei vorbestehender Geschäfts- bzw. Testierunfähigkeit eine so deutliche Besserung der kognitiven Leistungsfähigkeit hinreichend zu begründen, wie sie für eine Wiedererlangung notwendig wäre (Shulman et al. 2015, Wetterling 2014). Weiter ist eine Multimorbidität von Bedeutung, wenn es um den Grad der Beeinträchtigung der Aufnahme neuer Informationen angeht. Wenn eine Seh- und Hörminderung oder starke Schmerzen gleichzeitig bestehen, ist eine starke Einschränkung der gerichteten Aufmerksamkeit und damit der Informationsaufnahme möglich.

Zusammenfassend ist festzustellen, dass, wenn bei dem zu Begutachtenden zum strittigen Zeitpunkt mehrere Erkrankungen bestanden, die möglichen Einflüsse einer Multimorbidität bei der Beurteilung von Urteilsfähigkeit und Willensbildung zu berücksichtigen sind (Wetterling 2019b).

6 Geistesschwäche (Intelligenzminderung)

Der Begriff »Geistesschwäche« wird fast ausschließlich in juristischem Kontext (im § 2229 Abs. 4 BGB) gebraucht. Im § 20 StGB findet sich der Begriff »Schwachsinn«. Die Terminologie der Störungen geistiger Fähigkeiten hat sich historisch gesehen deutlich gewandelt (Lammel 2010) und es gibt eine Reihe von meistenteils synonym gebrauchten Begriffen (Sinzig und Lehmkuhl 2006). Der juristische Begriff Geistesschwäche entspricht weitgehend dem nach den aktuellen diagnostischen Kriterien der ICD-10 bzw. ICD-11 (WHO 1991, 2019) und des DSM-5 (APA 2013) beschriebenen Syndrom einer Intelligenzminderung.

Im Kontext dieses Buches wird mit Intelligenz das geordnete Zusammenwirken der in Kapitel 5.3–5.7 beschriebenen Fähigkeiten bezeichnet. Diese werden im Laufe der menschlichen Entwicklung in mehreren Lernschritten erworben (W. Schneider und Lindenberger 2018, Piaget 2003). Unter Intelligenzminderung wird allgemein eine deutlich unterdurchschnittliche geistige Leistungsfähigkeit verstanden mit der Folge der Beeinträchtigung von Anpassungs- und Verständigungsfähigkeit, zwischenmenschlicher Interaktion, eigenständiger Versorgung, sprachlicher, emotionaler, motorischer und lebenspraktischer Fähigkeiten, Kognition und fehlender Anpassungsfähigkeit in den Bereichen Beruf, Freizeit, Gesundheits- und Sicherheitssorge sowie Erziehungsfähigkeit (Sinzig und Lehmkuhl 2006).

In der ICD-10, ICD-11 und dem DSM-5 werden verschiedene Schweregrade einer Intelligenzminderung unterschieden. Dabei wird die Graduierung anhand der Ergebnisse von »Intelligenztests«, mit denen ein normierter Intelligenzquotient (IQ) ermittelt wird, vorgenommen. Aber die Intelligenztests sind nicht in der Lage, das ganze Spektrum an Fähigkeiten, die die Intelligenz ausmachen, zu messen. Auf die Problematik von IQ-Grenzwerten bei der Definition von verschiedenen Graden einer Intelligenzminderung in rechtlichem Zusammenhang ist Lammel (2010) ausführlich eingegangen (s. auch OLG Düsseldorf, Urteil v. 11.07.1995 – 4 U 169/94).

6.1 Psychopathologische und neuropsychologische Symptome

Die psychopathologischen bzw. neuropsychologischen Auffälligkeiten, die bei Menschen mit einer Intelligenzminderung auftreten können, sind variabel (Steinhausen et al. 2013). Bei genetisch bedingter oder perinatal erworbener Intelligenzminderung kommt es zu einer Entwicklungsverzögerung, sodass bestimmte Fähigkeiten nicht erlangt werden. Daher wird mitunter der normale Reifungsgrad als Vergleich herangezogen (z. B. 7-jähriges Kind). Bei einer Teilleistungsschwäche sind oft nur einzelne Fähigkeiten nicht erworben worden bzw. vorrangig betroffen, z. B. rechnen, lesen etc. Charakteristisch für eine Intelligenzminderung sind Störungen in folgenden Funktionen:

- Aufmerksamkeit und Wahrnehmung, insbesondere komplexer Sachverhalte
- Sprache (Umfang des Wortschatzes, Wortverständnis, Grammatik etc.)
- Informationsverarbeitung (Urteils- und Kritikfähigkeit)
- Exekutivfunktionen (Handlungsplanung und -durchführung)
- Antrieb und Psychomotorik
- Sozialverhalten und Emotionalität
- Impulsivität (▶ Kap. 10.4.3)

6.2 Differenzialdiagnose

Differenzialdiagnostisch ist von einer Intelligenzminderung, die auf einer Schädigung vor oder während der Geburt bzw. einer körperlichen Ursache (Anomalie) oder Erkrankung in der frühen Kindheit beruht (▶ Kap. 6.3), Entwicklungsstörungen in der Kindheit und auch Jugend abzugrenzen. Diese können durch die sozialen Umstände bedingt sein, z. B. Vernachlässigung durch die Eltern oder mangelnde Entwicklungsmöglichkeiten, z. B. Zugang zu geeigneten Bildungseinrichtungen. Letztere sind insbesondere bei einer angeborenen hochgradigen Einschränkung der Seh- oder Hörfähigkeiterforderlich. Die Beeinträchtigungen geistiger Funktionen bei Blindheit oder Taubstummheit sind differenzialdiagnostisch abzugrenzen, da diese zumindest bei rechtzeitigem Beginn einer geeigneten pädagogischen Behandlung verbesserungsfähig sind.

6.3 Ursachen

Die einer Intelligenzminderung zugrundeliegenden Ursachen sind nicht in allen Fällen zu ermitteln. Sie umfassen ein weites Spektrum von Möglichkeiten:

- Genetische Faktoren
- Schädliche Einflüsse während der Schwangerschaft
- Schädliche Einflüsse während der Geburt
- Frühkindliche Hirnschädigungen

6.4 Verlauf

Eine Geistesschwäche besteht in der Regel dauerhaft. Vor allem bei genetisch bedingten Erkrankungen (z. B. Trisomie 21), die mit einer Intelligenzminderung einhergehen, kann es im Verlauf zu einem Abbau der geistigen Fähigkeiten im Sinne einer Demenz kommen (Cooper und van der Speck 2009; Grieco et al. 2015; Weglage et al. 2013).

6.5 Gutachterliche Beurteilung

Zur Beurteilung der Geschäfts- und Testierfähigkeit bei einer Intelligenzminderung ist erforderlich, Informationen zur Geburt, schulischen Entwicklung und dem Schulabschluss einzuholen. In vielen Fällen finden sich diesbezüglich keine klaren Anhaltspunkte, z. B. bei Personen, die in der Zeit des Zweiten Weltkriegs oder kurz danach zur Schule gegangen sind oder die einen Migrationshintergrund haben. Auch bei Lernbehinderungen (Legasthenie, funktioneller Analphabetismus etc.) finden sich oft keine hilfreichen Hinweise. Ebenso fehlen in vielen Verdachtsfällen Testungen des IQs.

6.5.1 Geschäftsfähigkeit

Die Beurteilung der Geschäftsfähigkeit bei Intelligenzminderung ist schwierig, denn nach der Rechtsprechung kommt der freien Willensbildung besondere Bedeutung zu (BGH, Urteil v. 19.06.1970, IV ZR 83/69; BayObLG, Beschluss v. 24.11.1988 – BReg. 3 Z 149/88; OLG Brandenburg, Beschluss v. 7.3.2017 -210 UF 54/15). Von einem Ausschluss der freien Willensbestimmungsfähigkeit ist erst bei einem IQ von weniger als 60 auszugehen (OLG Düsseldorf, Urteil v. 11.07.1995 – 4 U 169/94). Es reicht für die Annahme einer Geschäftsunfähigkeit nicht aus, dass der Betreffende intellektuell nicht mehr in der Lage ist, schwierige rechtliche Beziehungen oder die wirtschaftliche Tragweite vermögensrechtlicher Entscheidungen verstandesmäßig zu erfassen. Sondern er kann dem Rat einer dritten Person folgen, sofern dies aufgrund einer vernünftigen freien Willensentschließung geschieht.

Es ist in einem Gutachten also vor allem zu prüfen, ob und inwieweit bei dem Betreffenden eine Fremdbeeinflussbarkeit bestanden hat (▶ Kap. 10.10.1). Ein wichtiger Gesichtspunkt hierbei ist, inwieweit der Betreffende sein Leben selbstständig gestalten kann bzw. regelmäßig in der Lage ist, in Situationen, die er nicht übersieht, sich adäquate Hilfe zu holen (vgl. OLG Hamm, Beschluss v. 20.05.2003 – 15 W 393/01). Ein wesentlicher Anhaltspunkt ist, ob der Betreffende noch in der Lage war, eine Abwägung zu treffen, also das »Für und Wider« zu bedenken (vgl. BGH, Urteil v. 05.12.1995 – XI ZR 70/95). In diesem Zusammenhang ist zu prüfen, ob und inwieweit Anhaltspunkte für eine emotionale Instabilität oder impulsives Verhalten nachweisbar sind.

Bei einer Lernbehinderung, z. B. funktionellem Analphabetismus, stellt sich wiederum vor allem die Frage nach der Fremdbeeinflussung (vgl. BGH, Urteil v. 05.12.1995 – XI ZR 70/95). Hierbei sind insbesondere pseudofamiliäre Beziehungen zu beachten (Habermeyer 2009). Verlaufsbetrachtungen sind bei der Frage der Geschäftsfähigkeit bei Intelligenzminderung in der Regel nicht notwendig, da diese dauerhaft besteht. Angesichts der großen Bedeutung der Fremdbeeinflussbarkeit ist aber in vielen Fällen eine Analyse der Situation des Betreffenden zum strittigen Zeitpunkt angezeigt.

Da die Komorbidität mit psychiatrischen Erkrankungen bei einer Intelligenzminderung hoch ist (Steinhausen et al. 2013), sind diese bei der Beurteilung zu berücksichtigen, denn Personen mit einer Intelligenzminderung haben kaum Kompensationsmöglichkeiten, sodass sich eine psychiatrische Komorbidität stärker auswirken kann als bei nicht intellektuell beeinträchtigten Menschen.

6.5.2 Testierfähigkeit

Bei der Beurteilung der Frage, ob eine Testierfähigkeit bei einer Person mit einer Intelligenzminderung noch besteht oder nicht, sind neben den oben für die Geschäftsfähigkeit genannten Gesichtspunkten noch weitere zu berücksichtigen. Folgt man dem Gesetzestext (§ 2229 Abs. 4 BGB), dann kommt den kognitiven Aspekten, insbesondere der Einsichtsfähigkeit, aber auch der Fähigkeit nach der Einsicht zu handeln, große Bedeutung zu. Dies heißt aber, dass der Betreffende intellektuell noch in der Lage sein sollte, die wirtschaftliche Tragweite seiner testamentarischen Entscheidungen verstandesmäßig zu erfassen.

Diese Forderung des Gesetzes können viele Personen mit einer Intelligenzminderung nicht erfüllen, denn zu den charakteristischen Störungen zählen solche der Urteilsfähigkeit und der Exekutivfunktionen, die sich klinisch in der Unfähigkeit, langfristig und vor allem zielgerichtet zu planen, manifestieren. Weiter ist das oft impulsive Verhalten, das sich auch in schnell wechselnden Entschlüssen äußert, zu berücksichtigen. Das Verhalten ist häufig auf eine schnelle Bedürfnisbefriedigung ausgerichtet. In entsprechenden Fällen ist davon auszugehen, dass Abwägungen eines »Für und Wider« (vgl. BGH, Urteil v. 05.12.1995 – XI ZR 70/95) nicht erfolgen. Diese Personen sind daher besonders gefährdet, durch Dritte beeinflusst zu werden.

In höherem Alter, insbesondere bei genetisch bedingter Intelligenzminderung ggf. auch schon früher, können Verlaufsbetrachtungen notwendig werden (▶ Kap. 10.3). Dabei ist in der Regel von einer nur sehr langsamen Zunahme der Intelligenzminderung im Sinne einer Demenz auszugehen.

Faktische Testierunfähigkeit

Da zur Abfassung eines Testaments die Schriftform erforderlich ist (§ 2247 Abs. 1 BGB), ist der Kreis der Personen, die möglicherweise hinsichtlich ihrer Testierfähigkeit eingeschränkt sind, sehr viel größer, denn die Zahl der funktionalen Analphabeten in Deutschland ist hoch (6,2 Mio.) (Leo 2018). Es ist also zu prüfen, ob eine faktische Testierunfähigkeit vorliegt. Aus Scham versuchen viele Betroffene (und auch deren Angehörige) die Schreib- und Lesestörung zu verbergen. Es handelt sich hierbei um eine Problematik ähnlich dem Fassadenphänomen (▶ Kap. 9.5.3). Es ist daher in entsprechenden Verdachtsfällen genau zu prüfen, ob sich Anhaltspunkte für eine Fremdbeeinflussung finden lassen, insbesondere wenn das Testament nicht vor einem Notar errichtet wurde. Bei einem notariell beglaubigten Testament ist zu klären, ob und inwieweit der Erblasser die Erläuterungen des Notars verstanden hat, z. B. sachgerechte Fragen zu dem Inhalt gestellt oder Korrekturen verlangt hat.

Eine faktische Testierunfähigkeit kann auch wegen einer körperlichen Störung (z. B. Taubstummheit) vorliegen. Wenn diese Beeinträchtigung bei der Testamentserrichtung entsprechend berücksichtigt wird und eine zuverlässige Verständigung mit dem Testator möglich ist, besteht Testierfähigkeit (vgl. BVerfG, Urteil v 19.01.1999 – 1 BvR 2161/94).

7 Bewusstseinsstörung

Nach § 2229 Abs. 4 BGB führt eine Bewusstseinsstörung zu einer Testierunfähigkeit und nach § 105 Abs. 2 BGB ist eine Willenserklärung nichtig, die im Zustand der Bewusstlosigkeit abgegeben wird.

Die Begriffe Bewusstseinsstörung und auch Bewusstlosigkeit sind schwierig zu definieren, weil die Frage, was unter Bewusstsein zu verstehen ist, eine philosophische ist (Hegel 1986; Metzinger 2009a, 2009b) und es eine Vielzahl von Definitionsversuchen für Bewusstsein gibt (u. a. Hansen und Förstl 2013; Scharfetter 2010; Spittler 1992; Wetterling 1994b; Zelazo et al. 2007). Der Begriff Bewusstsein wird auch in der Umgangssprache verschieden gebraucht. Scharfetter (2010, S. 47–114) unterscheidet zwischen Bewusstsein, Ich-Bewusstsein sowie Erfahrungs- und Realitätsbewusstsein.

Grundbedingungen für ein ungestörtes Bewusstsein sind (Scharfetter 2010, S. 59; Wetterling 1994b):

- Wachheit (Fähigkeit zur Aufnahme von Umweltreizen und zur Reaktion darauf, also die Fähigkeit mit der Umwelt zu kommunizieren)
- Fähigkeit zur Selbstwahrnehmung (Erkennen der eigenen Existenz und des eigenen Verhalten als »Selbst«) (vgl. Newen und Vogeley 2012; Northoff und Lüttich 2012)
- Fähigkeit, die Aufmerksamkeit auf ein bestimmtes Objekt (z. B. Gesprächspartner) zu richten und dort zu halten

Eine Bewusstseinsstörung liegt dann vor, wenn mindestens eine dieser Fähigkeiten gestört ist. In der Neurologie und der Psychiatrie werden quantitative Bewusstseinsstörungen von qualitativen (Bewusstseinstrübung) (Hansen und Förstl 2013) unterschieden (▶ Kap. 4.3.1).

Zu den quantitativen Bewusstseinsstörungen zählen (Scharfetter 2010, S. 63–70):

- Benommenheit
- Somnolenz (= schläfrig, aber leicht aufzuwecken)
- Sopor (= tiefer Schlaf, nur durch starke Reize, z. B. Schmerz, aufzuwecken)
- Koma (= nicht aufzuwecken)

Zu den qualitativen Bewusstseinsstörungen zählen v. a. das Delir sowie seltene andere Formen (Scharfetter 2010, S. 63–70). Weitere veränderte Bewusstseinszustände wurden beschrieben (Vaitl 2012), wie z. B.: Trance, Ekstase, dissozia-num=«113«tivedissozinum=«113tive Zustände und Stupor. Inwieweit diese Zustände im juristischen Sinne als Bewusstseinsstörung anzusehen sind, ist bisher kaum diskutiert worden. Meist handelt es sich auch nur um kurzzeitige Zustände, in denen der Betreffende keinen oder kaum Kontakt zur Umwelt aufnimmt, also auch keine Rechtsgeschäfte tätigt. Eine Ausnahme stellen die dissoziativen Zustände dar, die länger andauern können und die bei der strafrechtlichen Begutachtung mitunter eine Rolle spielen.

7.1 Quantitative Bewusstseinsstörungen

Quantitative Bewusstseinsstörungen sind als eine Störung der Wachheit (Fähigkeit zur Aufnahme von Umweltreizen und zur Reaktion darauf, also die Fähigkeit mit der Umwelt zu kommunizieren) und der Fähigkeit, die Aufmerksamkeit auf ein bestimmtes Objekt (z. B. Gesprächspartner) zu richten, anzusehen.

7.1.1 Psychopathologische und neuropsychologische Symptome

Eine Bewusstlosigkeit besteht dann, wenn der Betreffende aufgrund einer aktuellen Hirnfunktionsstörung nicht erweckbar ist und daher nicht in der Lage ist, gezielt auf Außenreize zu reagieren (z. B. Ansprache). In der Medizin wird häufig die Glasgow-Coma-Scale zur Einschätzung des Schweregrades einer Bewusstlosigkeit herangezogen (Teasdale und Jennett 1974). Dabei werden drei Funktionen überprüft: Augenöffnen, verbale Kommunikation und motorische Reaktion.

7.1.2 Differenzialdiagnose

Die Abgrenzung der verschiedenen Formen einer Bewusstseinsstörung ist schwierig, weil die Zustandsbilder oft nicht allgemeingültig definiert sind (Scharfetter 2010, S. 63–70; Vaitl 2012). Eine Bewusstseinsstörung ist v. a. als eine Beeinträchtigung der bewussten Aufnahme von Außenreizen und der Reaktion darauf anzusehen. Sie ist daher von anderen Formen einer gestörten Reaktion auf Außenreize (Kommunikationsstörung, z. B. sensorische Aphasie oder Autismus, und Stupor) abzugrenzen.

7.1.3 Ursachen

Quantitative Bewusstseinsstörungen können durch eine Reihe von Ursachen bedingt sein (Hansen und Förstl 2013). Von Bedeutung sind sehr wahrscheinlich

Unterbrechungen bzw. schwere Funktionsstörungen der neuronalen Netzwerke (Cavaliere et al. 2018; DePerri et al. 2014). Die häufigsten Ursachen sind in Tabelle 7.1 aufgeführt (► Tab. 7.1).

Tab. 7.1: Ursache quantitativer Bewusstseinsstörungen; + selten, ++ häufig, +++ sehr häufig

	akut	persis-tierend	Kapitel
Durchblutungsstörungen des Gehirns (z. B. Hirninfarkte)	++	(+)	5.8.8
Infektionen des Gehirns (v. a. Meningo-Enzephalitis)	+++	++	5.8.4
Enzephalopathien (z. B. hepatisch, urämisch, arteriosklerotisch bedingt)	++	+	5.8.2
Stoffwechselstörungen (v. a. Hypoglykämie, Hypoxie)	+++	+	
Raumforderungen (z. B. Hirntumor, intrazerebrale Blutung)	+	+++	5.8.9
Schädel-Hirn-Trauma (u. a. traumatisch bedingte Blutungen)	+++	+++	5.8.7
Subarachnoidalblutung	+++	+	
Intoxikationen (v. a. Alkohol, Drogen, Medikamente)	+++		5.7
Epileptische Anfälle	++		5.8.3
Psychogen	++		

7.1.4 Verlauf

Quantitative Bewusstseinsstörungen treten nach schweren Schädel-Hirn-Verletzungen oder bei schweren neurologischen Erkrankungen meist nur kurzzeitig auf. Wenn keine schwere Hirnschädigung vorliegt, ist eine Rückbildung innerhalb weniger Tage möglich. Nicht selten bleiben aber Hirnfunktionsstörungen bestehen. Deren Schweregrad hängt wesentlich von dem Ausmaß der Hirnschädigung ab. Ein Koma kann bei sehr schweren Schädigungen des Gehirns in einen Zustand der reaktionslosen Wachheit übergehen, aus dem eine langsame Remission über Zwischenstadien möglich, aber selten ist (Hansen 2013a).

7.1.5 Gutachterliche Beurteilung

Eine Bewusstlosigkeit spielt in der Gutachtenpraxis der Geschäftsfähigkeit und Testierfähigkeit kaum eine Rolle. Nur gelegentlich wird behauptet, dass man sich an ein Rechtsgeschäft nicht mehr erinnern kann, weil man bewusstlos war. Bei dieser Behauptung handelt es sich fast immer um die Umschreibung eines dissoziativen Zustands.

7.2 Qualitative Bewusstseinsstörungen (Delir/Verwirrtheitszustand)

Bei qualitativen Bewusstseinsstörungen steht eine Störung der Fähigkeit, die Aufmerksamkeit auf ein bestimmtes Objekt (z. B. Gesprächspartner) zu richten, im Vordergrund. Im DSM-5 (APA 2013) wird zur Definition eines Delirs der Begriff Bewusstseinsstörung vermieden, denn es werden nur typische Symptome (Aufmerksamkeits- bzw. Auffassungsstörung) als Kriterien genannt.

»Verwirrtheitszustand« ist ein in der ärztlichen und pflegerischen Praxis häufig verwendeter Begriff. Er ist aber nicht hinreichend genau definiert (Wetterling 2002, S. 1–16). Im operativen Bereich wird oft auch der Begriff »Durchgangssyndrom« benutzt. In vielen Fällen sind nicht alle diagnostischen Kriterien für ein Delir erfüllt (ICD-10, WHO 1994), sodass die Diagnose nicht sicher gestellt werden kann. Die in der wissenschaftlichen Literatur in solchen Fällen verwendete Bezeichnung »subsyndromales Delir« entspricht in etwa dem in Deutschland häufig verwendeten Begriff »Verwirrtheitszustand« (Meagher et al. 2012). Bei bis zu etwa 30 % der älteren Krankenhauspatienten werden Verwirrtheits- oder delirante Zustandsbilder beobachtet (vgl. Übersicht Siddiqi et al. 2006).

7.2.1 Neuropsychologische und psychopathologische Symptome

Ein Delir stellt eine globale Störung der wesentlichen Hirnfunktionen dar. Diese umfassen nach den diagnostischen Kriterien der ICD-10 (WHO 1994):

- Bewusstseinsstörung (Bewusstseinstrübung), d. h. eine verminderte Klarheit in der Umgebungswahrnehmung mit einer reduzierten Fähigkeit, die Aufmerksamkeit zu fokussieren, aufrechtzuerhalten und umzustellen
- Kognitive Störungen, z. B. Beeinträchtigung des Immediatgedächtnisses (der unmittelbaren Wiedergabe) und des Kurzzeitgedächtnisses bei relativ intaktem Langzeitgedächtnis oder/und Desorientiertheit zu Zeit, Ort oder Person
- Psychomotorische Störungen, z. B. rascher, nicht vorhersagbarer Wechsel zwischen Hypo- und Hyperaktivität oder verlängerte Reaktionszeit
- Störung des Schlafs oder des Schlaf-Wach-Rhythmus, in schweren Fällen völlige Schlaflosigkeit mit oder ohne Schläfrigkeit am Tage oder der Umkehr des Schlaf-Wach-Rhythmus, eine nächtliche Verschlechterung der Symptomatik, Alpträume, die nach Erwachen als Halluzinationen oder Illusionen fortbestehen können

Charakteristisch für ein Delir sind ein plötzlicher Beginn der Symptomatik (innerhalb weniger Stunden) und eine Änderung der Symptomausprägung im Tagesverlauf. In der Literatur wird oft eine Differenzierung des Delirs in hyperaktives (z. B. Delirium tremens) und hypoaktives Delir (z. B. anticholinerges Delir) vorgenommen. Das hyperaktive Delir zeichnet sich vor allem aus durch:

- Psychomotorische Unruhe (bis zum Erregungszustand)
- Erhöhte Irritierbarkeit (durch äußere Reize)
- Halluzinieren (häufig Sprechen mit Nicht-Anwesenden)
- Ungerichtete Angst
- Starke vegetative Zeichen (Schwitzen, Zittern, Tachykardie, Hypertonus)

Das hypoaktive Delir ist gekennzeichnet durch:

- »Scheinbare« Bewegungsarmut
- Patient nimmt keinen Kontakt zu Untersucher auf
- Halluzinationen und Desorientiertheit werden erst durch Befragung deutlich
- Wenige vegetative Zeichen

Eine Unterscheidung ist klinisch häufig nicht möglich, denn ein Kennzeichen des vollausgebildeten Delirs ist gerade der rasche Wechsel der Symptomatik von einem »hyperaktiven« zu einem »hypoaktiven« Bild und umgekehrt. Auch Mischbilder sind möglich. Ein hyperaktives Delir tritt häufig bei einem Alkohol- oder Medikamentenentzug auf. Ein hypoaktives Delir tritt gehäuft bei körperlich schwer Kranken und bei älteren Menschen auf (Han et al. 2010). Nicht selten wird es nicht diagnostiziert, weil die körperlichen Symptome im Vordergrund stehen.

7.2.2 Differenzialdiagnose

Das Kriterium E der ICD-10 (WHO 1994): plötzlicher Beginn der Symptome (meist innerhalb weniger Stunden), ist als der wesentliche Unterschied zu einer Demenz anzusehen, bei der ansonsten eine sehr ähnliche klinische Symptomatik auftritt (vgl. Hölttä et al. 2011; Wetterling 2002, S. 156; ▶ Kap. 5.2). Tagesschwankungen sind ebenfalls typisch für ein Delir. Da beide Syndrome oft zeitweise gleichzeitig bestehen, ist in entsprechenden Fällen eine eindeutige diagnostische Zuordnung nicht möglich (Morandi et al. 2017), sodass als Diagnose Delir bei Demenz (ICD-10: F05.1, in der ICD-11 [WHO 2019] ist diese Diagnose nicht mehr aufgeführt!) zu stellen ist.

7.2.3 Ursachen

Ein delirantes Syndrom kann durch sehr unterschiedliche Schädigungen des Gehirns verursacht werden (▶ Tab. 7.2; vgl. Ahmed et al. 2014; Wetterling 2005; Inouye et al. 2014). Es tritt gehäuft bei Patienten auf Intensivstationen auf (Wetterling 2015d; Inouye et al. 2014). Auch Medikamente können schon in therapeutischer Dosierung ein Delir induzieren (Wetterling 2002, S. 124), insbesondere wenn – wie dies bei älteren Menschen häufig der Fall ist – mehrere Medikamente gleichzeitig verabreicht werden (Polypharmazie) (▶ Kap. 5.9). Zu den Medikamenten, die ein Delir induzieren können, gehören v. a. Medikamente mit anticholinerger Wirkung (▶ Tab. 5.5).

Tab. 7.2: Vorkommen eines Delirs; + selten ++ häufig +++ sehr häufig (in Anlehnung an Wetterling 1994b)

Erkrankung	hypoaktiv	hyperaktiv	Kapitel
Demenz, kognitive Störungen	++	+	5.2
Exsikkose, Elektrolytstörungen	++	+	
Infekt (bes. Harnwegsinfekte, ZNS-Infekte), Fieber	++	+	5.8.4
Schlaganfall	++	++	5.8.8
Zerebrale Hypoxie (z. B. kardial oder pulmonal bedingt)	++	++	
Metabolische Störungen (z. B. Hypo-/Hyperglykämie)	++	++	
Alkohol-, Benzodiazepinentzug	+	+++	5.7
Schädel-Hirntrauma	++	++	5.8.7
postoperativ (bes. nach Herzoperationen)	+	+++	
Medikamente (bes. anticholinerge und Polypharmazie)	++	++	5.7
Multimorbidität	+++	+++	5.11

Eine Reihe von Studien zeigen, dass steigendes Lebensalter und eine vorbestehende kognitive Beeinträchtigung (i. S. einer Demenz) wichtige Risikofaktoren für das Auftreten eines Delirs sind (vgl. Wetterling 2002, S. 118–145). Ein weiterer Risikofaktor ist eine Beeinträchtigung der Sehfähigkeit.

Die erhöhte Häufigkeit eines Delirs bei älteren Menschen ist dadurch bedingt, dass ein Gehirn im Alter häufig »vorgeschädigt« ist (z. B. nach Schlaganfall, bei Herz-Kreislauf-Erkrankungen, Diabetes mellitus etc.) und keine »Reservekapazität« mehr besitzt (vgl. R. N. Jones et al. 2010). Daher ist oft bei älteren deliranten Patienten nicht eine einzelne Ursache als Auslöser anzunehmen, sondern mehrere. Bei einer vorbestehenden Multimorbidität (▶ Kap. 5.11), d. h. dem gleichzeitigen Vorliegen mehrerer Erkrankungen, z. B. Herzerkrankungen, Bluthochdruck etc., ist das Gehirn schon vulnerabel für kleinere funktionelle Störungen, z. B. metabolische Störungen (Blutzucker, Elektrolyte) oder auch Fieber, sodass es schnell zu einer »Dekompensation« im Sinne eines Delirs kommen kann. Ein Delir tritt sehr häufig bei Dementen auf (bis zu über 50 % je nach Studie [Morandi et al. 2017]). Ein demenzielles Syndrom wird (bis auf sehr wenige Ausnahmen) durch eine strukturelle (morphologische) Hirnveränderung verursacht (vgl. Wetterling 2014). Auf eine vorbestehende Erkrankung (Demenz) »sattelt« sich eine zusätzliche funktionelle Störung – nämlich ein Delir – auf. Die Diagnose eines Delirs bei Demenz gestaltet sich oft sehr schwierig (Morandi et al. 2017). Dies erschwert in vielen Fällen die Verlaufsbeurteilung (▶ Kap. 10.3.2). Ein Delir beeinflusst den kognitiven Abbau bei einer Demenz negativ, d. h. die Beeinträchtigungen der kognitiven Fähigkeiten bei Dementen können durch ein Delir akut deutlich verschlechtert und im Langzeitverlauf beschleunigt werden (Davis et al. 2017).

7.2.4 Verlauf

Qualitative Bewusstseinsstörungen entwickeln sich meist innerhalb weniger Stunden (= plötzlicher Beginn) und das Vollbild ist meist schon in den ersten Tagen erreicht. Ein Delir zeichnet sich neben einem »plötzlichen« Beginn dadurch aus, dass es innerhalb kurzer Zeit in seiner Symptomatik stark wechseln kann (Driessen et al. 2005). Verwirrtheitszustände treten vor allem bei Dunkelheit auf, wenn die Orientierungsmöglichkeiten eingeschränkt sind. Falls keine Komplikationen auftreten und keine strukturelle Hirnschädigung vorliegt, klingt ein Delir meist innerhalb von zwei Wochen ab.

Bei einer strukturellen Hirnschädigung (z. B. Alzheimer-Demenz) kann es auch zu rezidivierenden Delirien kommen, die jeweils dann auftreten, wenn z. B. bei einer bestehenden Multimorbidität die »Reservekapazität« des Gehirns erschöpft ist.

Verlaufsstudien zeigen, dass eine Besserung der Hirnfunktionsstörungen – gemessen mit Mini-Mentalstatus-Test (MMST) (Folstein et al. 1975; ▶ Kap. 10.2.4) – bei älteren Menschen nach einem Delir oft nur langsam erreicht wird. Eine klinisch gerade erkennbare Besserung von zwei Punkten im MMST erreichen 50 % der Patienten nach acht Tagen (Cole et al. 2002), eine Besserung um durchschnittlich vier Punkte wird nach ein bis zwei Monaten Behandlungsdauer erzielt (Koponen et al. 1989; McCusker et al. 2001). Aber nur etwa 60 % der Patienten mit einem Delir erreichen überhaupt eine Besserung von mindestens zwei Punkten im MMST (Cole et al. 2002). Die Wahrscheinlichkeit einer Besserung hängt vom Schweregrad des Delirs ab (Adamis et al. 2006), d. h. bei Patienten mit ausgeprägten kognitiven Störungen während des Delirs (z. B. niedrige MMST-Werte) besteht eine geringe Wahrscheinlichkeit auf eine deutliche Besserung. Verlaufsstudien zeigen auch, dass bei älteren Menschen ein Delir in einem nennenswerten Anteil von etwa 20–30 % über drei Monate (Cole et al. 2015, Witlox et al. 2013) und etwa 20 % länger als sechs Monate persistiert (Cole et al. 2009). Die Sterblichkeit älterer Menschen mit einem Delir ist gegenüber nichtdeliranten Gleichaltrigen deutlich erhöht (s. Übersicht Siddiqi et al. 2006). Oft ist ein Delir ein Anzeichen für den Übergang in ein Finalstadium.

7.2.5 Gutachterliche Beurteilung

Für die Beurteilung der Urteilsfähigkeit und freien Willensbestimmung sind qualitative Bewusstseinsstörungen von erheblicher Bedeutung. Die Bewertung hat sich an den unterschiedlichen Anforderungen zu orientieren, die die Rechtsprechung für Geschäfts- und Testierfähigkeit aufgestellt hat (▶ Kap. 9.6).

Die Diagnosestellung eines Delirs ist angesichts der Tatsache, dass die Symptomatik und deren Ausprägung bei einem Delir schnell wechseln können, erschwert. So können unterschiedliche Zeugen divergente Angaben zu psychopathologischen Auffälligkeiten bei dem Betreffenden am gleichen Tag machen. Es ist daher zu prüfen, ob und inwieweit die oft sehr heterogenen Angaben der Zeugen darauf zurückgeführt werden können, dass ein Delir vorlag. Hierzu ist insbesondere die aktuelle Situation zu betrachten, in der der Betreffende sich befand, z. B. schwere Grunderkrankung, Einweisung in Krankenhaus, Altenheim etc. Hierfür sind alle Angaben zu psychopathologischen Auffälligkeiten heranzuziehen und je nach Ausprägung in einem zeitlichen Kontext zu bewerten (▶ Kap. 7.2.1).

Eine häufig strittige Frage ist die Dauer des Delirs. Der Begriff »Durchgangssyndrom«, der in der Chirurgie noch oft für postoperative Delirien verwendet wird, suggeriert, dass es sich in der Regel um einen kurzen, vorübergehenden Zustand handelt. Ein Delir wird allgemein als vorübergehende Störung der Geistestätigkeit i. S. des § 105 II BGB angesehen. Aber Verlaufsstudien bei älteren Menschen haben gezeigt, dass sich die kognitiven Hirnfunktionen bei einem erheblichen Anteil der Deliranten nur sehr langsam bessern (▶ Kap. 7.2.4). Davon zu unterscheiden sind postoperative kognitive Störungen (Daiello et al. 2019).

Wenn die Diagnose eines Delirs (nach ICD-10 Kriterien) anhand der vorhandenen Unterlagen (z. B. Krankenhaus-/Pflegeheimdokumentation bzw. Arztberichte oder Zeugenaussage) als gesichert angesehen werden kann, sind bei der gutachterlichen Beurteilung der freien Willensbildung die Angaben zu den psychopathologischen Auffälligkeiten zu betrachten (▶ Kap. 10.1). Als besonders schwerwiegend in Hinblick auf die freie Willensbildung sind vor allem Verkennungen der Situation anzusehen. Auch eine verminderte Fähigkeit, die Aufmerksamkeit zu fokussieren, z. B. einen Gesprächskontakt aufrechtzuerhalten, sowie eine mangelnde Fähigkeit, sich auf neue Themen einzustellen, können zu einer Einschränkung der freien Willensbildung führen, denn der Betreffende ist nicht mehr hinreichend in der Lage, neue in Betracht kommende Gesichtspunkte zu erfassen. Nach testpsychologischen Untersuchungen zeigen Delirante eine verminderte Aufmerksamkeit (Tieges et al. 2014).

Geschäftsfähigkeit

Grundsätzlich ist ein Delir als eine vorübergehende Störung der Geistestätigkeit im Sinne der §§ 104 Abs. 2; 105 Abs. 2 BGB anzusehen (vgl. OLG Brandenburg, Urteil v. 07.10.2004 – 5 U 229/97). Die Beurteilung der Geschäftsfähigkeit bei einem Delir ist nicht einfach, insbesondere bei einem subsyndromalen Delir (Verwirrtheit). Für eine Geschäftsfähigkeit sollte der Betreffende in der Lage sein, Abwägungen im Sinne eines »Für und Wider« zu treffen, und ihm sollte eine sachliche Prüfung der in Betracht kommenden Gesichtspunkte möglich sein (BGH, Urteil v. 05.12.1995 – XI ZR 70/95). Es ist daher also zu prüfen, ob es hinreichende Anhaltspunkte dafür gibt, dass der Betreffende dazu in einer »klaren Phase« in der Lage war (▶ Kap. 9.6.1). Hier ist auch eine Abgrenzung von einem »natürlichen« Willen erforderlich. Auch ist eine mögliche Beeinflussung durch Dritte zu berücksichtigen, denn Delirante sind sehr suggestibel (▶ Kap. 10.4.1).

Testierfähigkeit

Vor allem, wenn bei der Testamentserrichtung die Konstellation auf die Möglichkeit eines Delirs hindeutet (z. B. nach Aufnahme in ein Altenheim oder Behandlung einer schweren Erkrankung im Krankenhaus), sind entsprechende Anhaltspunkte in den Unterlagen zu beachten. Vielfach gestaltet sich die Beurteilung schwierig, weil von Zeugen »klare Zustände« angegeben werden, z. B. tagsüber. In entsprechenden Fällen wird oft argumentiert, dass der Erblasser zwischen zwei deliranten Zuständen völlig »klar« gewesen sei und somit doch eine Testierfähigkeit zum Zeitpunkt der Testamentserrichtung bestanden habe. In solchen Fällen sollten aber die Angaben zu Hirnfunktionsstörungen stärker bewertet werden als die zu den noch erhaltenen Fähigkeiten, da davon auszugehen ist, dass im Rahmen eines Delirs eine schnelle Besserung innerhalb eines Tages unwahrscheinlich ist (▶ Kap. 7.2.4). Auch sind bei der Beurteilung die hohen Anforderungen, die von der Rechtsprechung an eine Testierfähigkeit gestellt werden, zu berücksichtigen (▶ Kap. 9.6.2).

Wenn Tagesschwankungen im Sinne von »tagsüber gut, nachts schlecht« beschrieben wurden, ist davon auszugehen, dass in den »klaren Phasen« die nächtlichen Defizite nicht ausgeglichen werden können, denn es kommt zu einer Unterbrechung der Erlebniskontinuität (z. B. im Rahmen nächtlicher Verwirrtheitszustände). Dies führt dazu, dass der für eine freie Willensbildung notwendige Realitätsbezug nicht mehr ausreichend besteht. Für diese Einschätzung spricht, dass die Betreffenden sich oft nicht an die »nächtlichen« Erlebnisse erinnern können und diese bei Vorhalt vehement bestreiten. Es besteht also keine Krankheitseinsicht. Diese ist als ein wichtiger Anhaltspunkt für einen fehlenden Realitätsbezug und damit für eine Testierunfähigkeit anzusehen (vgl. Cording 2004). Weiter wird diese Einschätzung unterstützt durch die klinische Beobachtung, dass viele Patienten sich nach einem Delir gar nicht mehr oder nur bruchstückhaft an diesen Zeitraum erinnern können oder ihn wahnhaft verarbeiten (Svenningsen et al. 2014). Zudem ist die erhebliche Suggestibilität von Deliranten und damit die Möglichkeit einer Beeinflussung durch Dritte zu berücksichtigen (▶ Kap. 10.4.1).

Schwieriger wird die Einschätzung, wenn die »klaren Phasen« längere Zeit (mind. 1 Woche) andauern, d. h. delirante Zustände in größeren Zeitabständen auftreten. Dies kann u. a. bei einem schlecht eingestellten Diabetes mellitus der Fall sein (Wetterling et al. 1995). Meist liegt in entsprechenden Fällen aber nur noch eine geringe Reservekapazität vor, sodass schon kleinere Stoffwechselveränderungen zu einem erneuten Delir/Verwirrtheitszustand führen. Daher ist zunächst zu prüfen, ob die Reservekapazität (= die aktuellen geistigen Fähigkeiten) vor dem Beginn des Delirs zumindest ausreichend war, um eine freie Willensbildung zu gestatten.

Verlaufsstudien zeigten, dass bei schwerer ausgeprägten und/oder länger andauernden Delirien oft die kognitiven Hirnfunktionen eine längere Zeit (≥ 6 Monate) eingeschränkt bleiben (Meagher et al. 2012; Saczynski et al. 2012). Betroffen ist häufig das episodische Gedächtnis (Witlox et al. 2013). In diesen Fällen ist zu prüfen, ob nicht gleichzeitig eine Demenz vorliegt, da Delirien gehäuft bei kognitiv schwer Gestörten (Saczynski et al. 2012) auftreten und in diesen Fällen im Langzeitverlauf eine rasche Verschlechterung der kognitiven Leistungsfähigkeit zu erwarten ist (Davis et al. 2017). Daraus folgt, dass eine freie Willensbildung bei älteren Menschen in den ersten Wochen nach Abklingen des Delirs nur dann angenommen werden kann, wenn sich keine Anhaltspunkte mehr für Hirnfunktionsstörungen oder psychopathologische Auffälligkeiten (vgl. ICD-10, WHO 1994) finden lassen.

Abschließend ist festzustellen, dass ein Delir als eine schwerwiegende Störung der Geistestätigkeit anzusehen ist, die dazu führt, dass jemand nicht mehr imstande ist, seinen Willen frei und unbeeinflusst zu bilden bzw. nach zutreffend gewonnenen Einsichten zu handeln und das Für und Wider einer Entscheidung sachlich zu prüfen, also nicht mehr testierfähig ist. Verlaufsstudien zeigen, dass Delirien bei älteren Menschen im Gegensatz zur allgemeinen Annahme häufig lange andauern können (≥ 6 Monate) (Cole et al. 2009). Daher ist genau zu prüfen, wann keine delirtypischen psychopathologischen/neuropsychologischen Auffälligkeiten mehr nachweisbar sind.

Auch subsyndromale Delirien (~ Verwirrtheitszustand) können lange bestehen bleiben (Sepulveda et al. 2016), daher ist zu überprüfen, für welche der psychopathologischen Auffälligkeiten oder Störungen der Hirnfunktionen in dem strittigen Zeitraum Anhaltspunkte bestanden haben. Je nach Ausprägung der einzelnen Symptome kann hieraus ebenfalls eine Testierunfähigkeit resultieren.

8 Empirische Untersuchungsergebnisse

Wie in Kapitel 5 erörtert wurde, ist die Willensbestimmung ein sehr komplexer Prozess, der auf dem geordneten Zusammenwirken mehrerer Hirnfunktionen beruht (▶ Kap. 4.3). Daher ist eine Erfassung des kompletten Ablaufs der Willensbestimmung (▶ Abb. 4.1) kaum möglich. Die meisten der in Kapitel 4.3 beschriebenen Hirnfunktionen können mithilfe von neuropsychologischen Tests erfasst werden. Krankheitsspezifische empirische Ergebnisse sind auch bei den betreffenden Erkrankungen (▶ Kap. 5–7) kurz angegeben. In der Neuropsychiatrie sind zur Erfassung von komplexen Prozessen viele standardisierte Erfassungsinstrumente entwickelt worden, so auch für verschiedene Fähigkeiten (ABA-APA 2008). Die im Kontext dieses Buches wichtigsten Untersuchungsergebnisse, die mithilfe entsprechender Instrumente erhobenen sind, werden in den Kapiteln 8.2 und 8.3 dargestellt.

8.1 Neuropsychologische Untersuchungen

Neuropsychologische Untersuchungsergebnisse von Hirnfunktionen, die im Kontext der Willensbestimmung von Bedeutung sind, werden im Folgenden dargestellt werden. Hierzu zählen v. a. Störungen der:

- Wahrnehmung (Anosognosie)
- Gedächtnisfunktionen, v. a. das autobiografische und episodische Gedächtnis
- Exekutivfunktionen

8.1.1 Wahrnehmungsstörungen

Wie in Kapitel 4.3 beschrieben, ist eine ungestörte Wahrnehmung die Basis für den Prozess der Willensbestimmung (▶ Kap. 4.3). Die Erfassung von Sehstörungen ist bei der neurologischen Untersuchung nur grob möglich (Visus, Fingerperimetrie etc.). Gleiches gilt für die Hörfähigkeit, die im Alter ebenfalls häufig stark eingeschränkt ist (Mariske et al. 2010). Nach Möglichkeit sollten fachärztliche Befunde der Beurteilung der Seh- und Hörfähigkeit zugrunde gelegt werden. Trotz häufig erheblicher Einschränkungen hinsichtlich dieser Fähigkeiten ist das Wohlbefinden der Betreffenden meist wenig eingeschränkt (J. Smith et al. 2010).

Anosognosie

Mit Anosognosie (griechisch: ×ἀ-a- »nicht«, ×νόσος nosos »Krankheit«, ×γνῶσις gnosis »Erkenntnis«) wird in der Neuropsychologie das krankhafte Nichterkennen einer Halbseitenlähmung etc. aufgrund einer lokalisierten Hirnschädigung bezeichnet. Im erweiterten Sinne wird dieser Begriff allgemein für das Nichterkennen krankhafter Veränderungen, z. B. Verlust von Fähigkeiten aufgrund einer Hirnschädigung, gebraucht. Die Abgrenzung zu einer bewussten Verleugnung ist schwierig und hängt von der Mitarbeit des Betreffenden ab. Eine Anosognosie ist im Kontext des Buchthemas v. a. deswegen von Bedeutung, weil Menschen, die ihre Einschränkungen nicht wahrnehmen, meist auch keine professionelle Hilfe (z. B. Arzt) aufsuchen. Eine Anosognosie spielt wahrscheinlich auch eine Rolle beim »Fassadenphänomen« (▶ Kap. 9.5.3). Eine Anosognosie wurde in unterschiedlicher Häufigkeit bei einer Reihe von neuropsychiatrischen Krankheitsbildern nachgewiesen, v. a. nach einem Schlaganfall (Starkstein et al. 2010), bei einem demenziellen Syndrom (Mak et al. 2015) schon bei einer leichteren Ausprägung (Gambina et al. 2015) und bei einem MCI. Der Anteil der Betroffenen korrelierte mit den MMST-Werten (Mak et al. 2015) und nahm im Verlauf zu (Sousa et al. 2015). Diese Ergebnisse zeigen, dass mit zunehmendem Demenzgrad von einer steigenden Zahl von Personen auszugehen ist, die ihre krankheitsbedingten Defizite nicht (mehr) wahrnehmen. Die Nicht-Wahrnehmung von Dementen betrifft nicht nur kognitive Symptome, sondern auch affektive (Verhülsdonk et al. 2013). Die Anosognosie ist besonders ausgeprägt bei gleichzeitig bestehender Wahnsymptomatik oder Apathie (Aalten et al. 2006). Sie ist unterschiedlich ausgeprägt in verschiedenen Modalitäten, z. B. Gedächtnis, ATLs und Fallneigung (O'Connell et al. 2014). Bei kognitiv beeinträchtigten Menschen korreliert eine Anosognosie eng mit den Exekutivfunktionen und einem Wahn sowie anderen neuropsychiatrischen Symptomen (De Carolis et al. 2015).

Krankheitseinsicht

Für die Beurteilung der Willensbestimmung ist auch die Einsicht, an einer Krankheit zu leiden, von Bedeutung. Da es sich bei vielen neuropsychiatrischen Erkrankungen nicht um offensichtliche Symptome wie z. B. eine Lähmung handelt, wird hier eine Krankheitseinsicht von einer Anosognosie getrennt betrachtet, auch wenn die Grenze fließend ist. Bei der Krankheitseinsicht handelt es sich um eine komplexe Fähigkeit, die nur psychopathometrisch, z. B. mit den Instrumenten zur Einwilligungsfähigkeit, erfasst werden kann (s. ABA-APA 2008). Die Krankheitseinsicht korreliert mit dem Ausprägungsgrad der kognitiven Hirnfunktionsstörungen (McDaniel et al. 1995, Sousa et al. 2014).

8.1.2 Gedächtnisstörungen

Für die Willensbestimmung sind Gedächtnisstörungen von großer Bedeutung, da auf der gespeicherten »Lebenserfahrung« die Wertmaßstäbe beruhen, anhand deren die Urteilsbildung und auch die Entscheidung zur Willensumsetzung erfolgen (▶ Abb. 4.1 & 4.2). Hierbei handelt es sich vorrangig um das autobiografische Gedächtnis (Pohl 2007). Das autobiografische Gedächtnis kann in Teilen dem episodischen Gedächtnis zugerechnet werden (Kopelman et al. 1989). Im episodischen Gedächtnis sind Ereignisse v. a. aus der jüngeren Vergangenheit gespeichert. Beide Gedächtnisfunktionen bilden eine essenzielle Grundlage für die Willensbestimmung. Das autobiografische und episodische Gedächtnis ist nur schwer zu testen (Pause et al. 2013). Das autobiografische bzw. das episodische Gedächtnis kann deutlich gestört sein bei einem/einer:

- deliranten Syndrom (C. Jones et al. 2000, Svenningsen et al. 2014, Witlox et al. 2013),
- demenziellen Syndrom (S. Müller et al. 2013, Seidl et al. 2011, Urbanowitsch et al. 2013),
- Multiplen Sklerose (S. Müller et al. 2013, Oreja-Guevara et al. 2019),
- schizophrenen Syndrom (Herold et al. 2015, Nuechterlein et al. 2014, Schaefer et al. 2013, Urbanowitsch et al. 2013).

Untersuchungsergebnisse deuten darauf hin, dass auch bei einem depressiven Syndrom Störungen des autobiografischen Gedächtnisses auftreten können (Söderlund et al. 2014; Young et al. 2014), die auch nach Abklingen der depressiven Symptomatik bestehen bleiben können (Young et al. 2014). Die Ausdehnung von WMHs korreliert mit der Ausprägung der Störung des episodischen Gedächtnisses (E. E. Smith et al. 2011).

8.1.3 Störungen der exekutiven Funktionen

Für eine Willensbestimmung ist es erforderlich, dass anhand der durch eine Urteilsbildung gewonnenen Ergebnisse (z. B. Alternativmöglichkeiten) eine Entscheidung getroffen wird, z. B. welches Vorhaben auf welchem Weg erreicht wird. Die entsprechenden Hirnfunktionen werden exekutive Funktionen genannt. Dabei handelt es sich um Prozesse, die der Selbstregulation und zielgerichteten Handlungssteuerung eines Individuums in seiner Umwelt dienen (▶ Kap. 4.3.3–4.3.4 & 10.2.2). Zu den exekutiven Funktionen zählen:

- Festlegung von Zielen
- Handlungsplanung zur Erreichung dieser Ziele (Entwicklung von Strategien)
- Abwägen von Risiken und Vorteilen von alternativen Wegen
- Entscheidung für einen Weg (Festlegung von Prioritäten)
- Bewusste Aufmerksamkeitssteuerung
- Ausrichtung der Handlung auf das Ziel

- Steuerung der Handlung (Initiieren, Durchführen von Teilschritten, Korrektur etc.)

Meist wird auch die Impulskontrolle und emotionale Selbstbeherrschung zu den Exekutivfunktionen gezählt. Mitunter wird nicht zwischen kognitiven und exekutiven Funktionen unterschieden und die exekutiven Funktionen werden als kognitive Kontrollfunktionen bezeichnet. Hinweise für eine Beeinträchtigung der Exekutivfunktionen finden sich bei einer Reihe von Erkrankungen:

- Demenzielles Syndrom (Darby & Dickerson 2017) (▶ Kap. 5.2)
- Schizophrenes Syndrom (Westerhausen et al. 2011) (▶ Kap. 5.6)
- Schädigungen des Frontalhirns, z. B. nach SHT oder Schlaganfall bzw. Hirnblutung (▶ Kap. 5.8.7 & 5.8.8)
- Chronische Alkoholabhängigkeit (Houston et al. 2014) (▶ Kap. 5.9)
- Korsakoff-Syndrom (Maharasingam et al. 2013) (▶ Kap. 5.1)

Auch beim depressiven Syndrom und Multipler Sklerose sind exekutive Störungen oft nachweisbar (Neuhaus et al. 2018, S. Wagner et al. 2012, Zuckerman et al. 2018). Demenz-Patienten mit stark ausgeprägten Störungen der Exekutivfunktionen zeigen einen schnelleren kognitiven Abbau als Patienten, bei denen Gedächtnisstörungen im Vordergrund stehen (Mez et al. 2013). Die Ausdehnung von WMHs korreliert mit der Ausprägung der exekutiven Störungen (E. E. Smith et al. 2011).

8.1.4 Entscheidungsfindung (Decision-Making)

Ein wesentlicher Teil des Prozesses der Willensbestimmung ist die Entscheidung zwischen Alternativen bzw. die Festlegung einer Rangordnung (Priorität), z. B. in welcher Abfolge Versuche unternommen werden, ein schwieriges Ziel zu erreichen. Die Fähigkeit, Entscheidungen zu fällen, ist Gegenstand einer Vielzahl von neuropsychologischen Untersuchungen gewesen. Aufbauend auf der Spieltheorie wurden diverse Tests zur Entscheidungsbildung entwickelt. Die Ergebnisse in diesen Tests zeigen eine deutliche Altersabhängigkeit (Kurnianingish et al. 2015; Lim und Yu 2015). Die bevorzugten Strategien sind ebenfalls altersabhängig. Die Älteren versuchen Entscheidungen zu treffen, ohne vorher die maximal möglichen Informationen zu erlangen. Sie zeigen aber eine geringere Bereitschaft für risikoreiche und/oder unsichere Entscheidungen (Best und Freund 2018, Kurnianingish et al. 2015). Ältere Menschen sind auch in der Lage, durch ihr erworbenes Wissen einige Schwächen in finanziellen Angelegenheiten auszugleichen, aber die Vermeidung von Verlusten bleibt bestehen (Li et al. 2013). Die Fähigkeit, Entscheidungen zu treffen, ist abhängig von den Gedächtnisleistungen, insbesondere dem episodischen Gedächtnis (Del Missier et al. 2013, Levin et al. 2019). Bei Abnahme der Gedächtnisleistung und der kognitiven Verarbeitungsgeschwindigkeit kommt es daher zu Einschränkungen in der Entscheidungsfähigkeit (Henninger et al. 2010).

Neuropsychologische Studien zeigen Beeinträchtigungen der Entscheidungsfindung bei einer Reihe von neuropsychiatrischen Erkrankungen, u. a.:

- Alzheimer Demenz (de Siqueira et al. 2017)
- Depression (Pulcu et al. 2015)
- Frontaler Demenz (Gill et al. 2019)
- Multipler Sklerose (Neuhaus et al. 2018)
- Parkinson-Syndrom (Evens et al. 2016)
- Psychosen (Woodrow et al. 2019)

Bei Erkrankungen, bei denen die Symptomatk im Verlauf wechseln kann (wie z. B einem depressiven, manischen oder biploar affektiven Syndrom), kann sich auch die Fähigkeit zur Entscheidungsfindung verändern (Alexander et al. 2017). Inwieweit Testverfahren, wie z. B. der häufig verwendete Iowa Gambling Test (Bechara et al. 1994) die Entscheidungsfähigkeit in einem Einzelfall (z. B. Erbvertrag oder Testament) abbilden kann, ist nicht hinreichend untersucht worden.

8.2 Standardisierte Erfassung von komplexen Fähigkeiten

Bei der Geschäfts- und Testierfähigkeit handelt es sich um sehr komplexe Prozesse, die in einer sinnvollen Reihenfolge zu erfolgen haben (▶ Abb. 4.1 & 4.2). Eine Testung ist daher nicht möglich, sondern nur eine Einschätzung. Um die Validität der durch Experten und Laien (z. B. Angehörige, Notare etc.) gemachten Aussagen besser erfassen zu können, wurden in den USA eine Reihe von Instrumenten, meist in Form von Fragebögen, entwickelt (ABA-APA 2008). Bei Untersuchungen zur Einschätzung der Fähigkeiten eines Patienten wurden v. a. folgende Untersuchungsansätze verfolgt:

1. Vergleich mit in neuropsychologischen Tests erhobenen Befunden (s. u.)
2. Vergleich mit Experteneinschätzungen (▶ Kap. 8.3)
3. Vergleich von Angaben der Betroffenen und der Angehörigen (▶ Kap. 8.3)

Bei der Geschäftsfähigkeit handelt es sich um einen Rechtsbegriff, der alle Arten von Geschäften im täglichen Leben, z. B. Einkäufe tätigen, Verträge schließen, Bankkonto verwalten etc. umfasst. Die Komplexität der hierfür notwendigen Entscheidungen und der Möglichkeiten von deren Erfassung durch Tests (z. B. basierend auf der Spieltheorie) haben Lim und Yu (2015) dargestellt. Aufgrund der Vielfältigkeit der möglichen »Geschäfte« ist eine globale Überprüfung der Geschäftsfähigkeit kaum möglich. In den USA hat die ABA-APA (2008) versucht, die Instrumente für eine fundierte Einschätzung von einigen häufig im Alltag benötigten Fähigkeiten zusammenzustellen. Hierzu zählten u. a.: die Fähigkeit, seine finanziellen Angelegenheiten zu regeln, die Fähigkeit, unabhängig zu leben, sowie die Fähigkeit, Auto zu fahren.

Die Fähigkeit, die am ehesten dem Konstrukt der Geschäftsfähigkeit entspricht, ist die Entscheidungsfähigkeit in finanziellen Angelegenheiten. Für die Fähigkeit, seine finanziellen Angelegenheiten zu regeln, wurden mehrere standardisierte Erfassungsinstrumente entwickelt (Ghesquiere et al. 2019). Damit werden einige Bereiche erfasst, die im Alltag relevant sind, z. B. der Umgang mit Geld (Marson et al. 2000). In einer Untersuchung mit diesem Instrument zeigten Patienten mit einer mittelschweren Alzheimer-Demenz ganz überwiegend (> 90 %) schwere Beeinträchtigungen und Personen mit einer MCI nur geringe Defizite (Griffith et al. 2003). Die Fähigkeit zur Regelung der finanziellen Angelegenheiten korreliert mit der Fähigkeit zum Rechnen und der Merkfähigkeit (Sherod et al. 2009).

Empirische Untersuchungen zur Testierfähigkeit liegen bisher nicht vor. Verschiedene Instrumente zur Erfassung der Testierfähigkeit wurden publiziert. Shulman und Mitarbeiter (2007) haben vorgeschlagen, die Kriterien für eine Einwilligungsfähigkeit weitgehend zu übernehmen.

8.3 Vergleich der Angaben von Betroffenen und Informanten

8.3.1 Angaben zu Aktivitäten des täglichen Lebens (ATL)

Angaben zu den Aktivitäten des täglichen Lebens (ATL) machen meist einen großen Teil der Zeugenaussagen von Angehörigen und Pflegepersonen aus (▶ Kap. 9.5.3). Daher ist für die gutachterliche Beurteilung wichtig, die Validität von entsprechenden Aussagen abschätzen zu können. Einige Studien haben die Angaben von den Betroffenen mit denen von Informanten (Angehörigen oder Pflegepersonen etc.) untersucht.

Vergleich zwischen Betroffenen und Informanten

Zur Abschätzung der Validität von Zeugenaussagen können einige Untersuchungen dienen, die die Angaben von Angehörigen/Pflegepersonen mit Ratings anhand von standardisierten Skalen durch Experten verglichen haben. Zu diesem Themenbereich gibt es zur Frage der Einschränkung von alltäglichen Tätigkeiten einige Studien. Ein Vergleich zeigte, dass die Angaben von Personen mit einem leichten demenziellen Syndrom sich von den Angaben ihrer Angehörigen unterschieden (Maki et al. 2013), u. a. in folgenden Bereichen:

- Wiederholtes Fragen oder Erzählen des gleichen Inhalts
- Verstehen oder Nicht-Verstehen von (komplexen) Zusammenhängen

- Ungeordnete Kleidung
- Vergessen von alltäglichen Tätigkeiten (Wasserhahn oder Herd abstellen, Aufräumen)
- Vergesslichkeit (eine von zwei Sachen behalten)
- Unfähigkeit, einen Plan zu machen
- Interessenverlust und Aufgabe von Hobbys
- Erhöhte Reizbarkeit und vermehrtes Misstrauen

Die mangelnde Wahrnehmung von Dementen betrifft nicht nur kognitive Symptome, sondern auch affektive (Verhülsdonk et al. 2013). Die Angaben von Pflegepersonen zu den Einschränkungen der ATLs werden bei leicht dementen Patienten durch die persönliche Belastung der Pflegenden beeinflusst (Mangone et al. 1993; Zanetti et al. 1999). Ein Vergleich der Angaben von Patienten mit keinen oder Hirnfunktionsstörungen verschiedenen Schweregrades mit denen von Informanten (Angehörigen etc.) zu den ATLs mit objektiven Messparametern zeigte eine bessere Übereinstimmung der Informantenangaben mit den Parametern (Rueda et al. 2015).

Die Beschwerden von Patienten mit wahrscheinlicher Alzheimer-Demenz korrelieren nur schwach mit den Angaben von Informanten und nicht mit den kognitiven Funktionsstörungen, aber deutlich mit der depressiven Stimmung. Die Angaben der Informanten zu den Hirnfunktionsstörungen korrelieren mit den MMST-Werten (Förstl et al. 1996). Einschränkungen hinsichtlich ihrer Fähigkeit zur Regelung von finanziellen Angelegenheiten wurden von aMCI-Patienten und ihren Angehörigen unterschätzt (Okonkwo et al. 2008). Die Diskrepanz zwischen der Eigenangaben der Patienten und den Angaben der Informanten bezüglich der Beeinträchtigungen von ATLs nimmt mit dem Schweregrad der Demenz zu (Farias et al. 2005).

8.3.2 Angaben zu Hirnfunktionsstörungen

Der Vergleich zwischen den Eigenangaben und denen von Informanten sowie neuropsychologischen Tests (z. B. Gedächtnis) ergab bei Personen mit leichten kognitiven Hirnfunktionsstörungen (MCI), dass diese ihre Beeinträchtigungen nicht wahrnehmen (Chung und Man 2009). Auch die Selbsteinschätzung des Schweregrades kognitiver Störungen von Patienten mit einem bipolar affektiven Syndrom korreliert nicht mit den Testergebnissen (Demant et al. 2015).

Zusammenfassend ist festzustellen, dass kognitive und andere Hirnfunktionsstörungen mit zunehmendem Grad der kognitiven Störungen von den Betreffenden sehr oft unterschätzt bzw. nicht wahrgenommen werden. Die Angaben der Betreffenden und der Informanten zeigen daher häufig deutliche Diskrepanzen. Die Informantenangaben und die Ergebnisse mithilfe standardisierter Erfassungsinstrumente und insbesondere neuropsychologischer Tests weisen nur eine mäßige Übereinstimmung auf.

8.4 Zusammenhänge zwischen verschiedenen Hirnfunktionsstörungen

Die psychiatrischen Syndrome bestehen aus häufig zusammen auftretenden Symptomen. Die Frage, ob Korrelationen zwischen den verschiedenen Symptomen, insbesondere von Hirnfunktionen, bestehen, ist bisher wenig untersucht worden. Im Hinblick auf oft fehlende oder ungenaue Zeugenangaben (▶ Kap. 9.5.3) ist diese Frage aber für eine rechtliche Beurteilung von Relevanz (▶ Kap. 10.4.5). Die meisten Studien versuchten zu klären, welche Hirnfunktionsstörungen gehäuft zusammen vorkommen und sogenannte Cluster bilden (z. B. Aalten et al. 2008). Allerdings sind Korrelationen meist gering (Canevelli et al. 2013).

Bei kognitiv beeinträchtigten Menschen korreliert eine Anosognosie eng mit den Exekutivfunktionen und einem Wahn sowie anderen neuropsychiatrischen Symptomen (De Carolis et al. 2015). Halluzinationen und Apathie korrelieren mit der globalen Einschränkung von Hirnfunktionen bei Demenz (Wadsworth et al. 2012).

Eine differenzierte Testung von Hirnfunktionsstörungen ist mit dem CERAD (1986) möglich. Verlaufsuntersuchungen zeigen, dass verschiedene Hirnfunktionsstörungen sich unterschiedlich entwickeln (Hallikainen et al. 2014) und abhängig sind von dem Demenztyp (Haanpää et al. 2015). Verlaufsuntersuchungen nach einem Schlaganfall zeigen häufig eine progrediente Verschlechterung der kognitiven Leistungsfähigkeit, aber Unterschiede in den verschiedenen Bereichen (Levine et al. 2015, 2018; Zheng et al. 2019), abhängig von dem Typ der vaskulären Schädigung (Stephan et al. 2017). Besonders oft sind Funktionen der Sprache betroffen (▶ Kap. 10.2.1).

9   Neuropsychiatrische Begutachtung

Eine wesentliche Schwierigkeit der medizinischen Begutachtung der Geschäfts-
und Testierfähigkeit besteht darin, dass die juristischen und medizinischen Denkweisen sich in wesentlichen Punkten nicht entsprechen. So sind die juristischen
Definitionen und Gesetze in der Regel induktiv aus der Rechtsphilosophie abgeleitet. Als Beispiele seien hier genannt: Selbstbestimmung und freier Wille
(▶ Kap. 4). Auch findet sich in der juristischen Betrachtungsweise oft eine Di-
chotomisierung in dem Sinne: Merkmal vorhanden bzw. nicht vorhanden (z. B.
Testierfähigkeit).

Die medizinische Denkweise ist dagegen geprägt durch deduktiv aus empirischen Befunden abgeleitete Modellvorstellungen. Da es sich hierbei in der Regel
um biologische Phänomene handelt, sind die Befunde dimensional, d. h. sie sind
eine stetige Größe (z. B. Blutzuckerwert) oder es sind Abstufungen (z. B. Tumors-
tadien) vorhanden. Viele in der Medizin als Krankheitszeichen verwendete Werte
beruhen auf empirischen Untersuchungen an größeren Populationen (z. B. Definition eines Bluthochdrucks oder eines Diabetes mellitus). Die entsprechenden
Grenzwerte sind aufgrund von Verlaufsuntersuchungen als prognostisch ungünstig hinsichtlich Folgeerkrankungen (z. B. Herz- oder Hirninfarkt) empirisch ermittelt worden, d. h. oberhalb der Grenzwerte steigt die Wahrscheinlichkeit des
Auftretens einer Folgeerkrankung (probabilistisches Konzept).

Dabei ist davon auszugehen, dass in sehr vielen Fällen in der Medizin, insbesondere in der Psychiatrie, zahlreiche Faktoren betrachtet werden müssen, um die
bei dem Betreffenden vorliegende Erkrankung adäquat zu beschreiben. Dies hat
zu der Entwicklung von mehrdimensionalen Ansätzen in der Diagnostik geführt
(s. DSM-III [APA 1980]; ICD-10 [WHO 1991]). Denn auch wenn dimensionale
Messwerte vorliegen, sind diese in der Neuropsychiatrie nicht oder nur sehr bedingt geeignet, zur Definition einer Erkrankung beizutragen. So wird z. B. die
Menge an täglich konsumiertem Alkohol nicht zur Definition einer Alkoholabhängigkeit in der ICD-10 (WHO 1991) oder im DSM-5 (APA 2013) herangezogen,
sondern u. a. psychopathologische Kriterien wie zwanghaftes Alkoholverlangen,
Kontrollverlust und fortgesetzter Konsum trotz bekannter negativer gesundheitli-
cher oder sozialer Folgen.

Für die Beurteilung der Urteilsfähigkeit und der freien Willensbestimmung
sind vor allem Kognition und Affekte von Bedeutung. Für diese gibt es keine
eindeutigen Messwerte aus neuropsychologischen Tests (z. B. Mini-Mentalstatus-
Test; Folstein et al. 1975) oder aus psychopathometrischen Skalen (z. B. Geriatric-
Depression-Scale [GDS]; Yesavage et al. 1982) (▶ Kap. 10.1.10 & 10.2.4), denn
diese Skalenwerte sind nur ein Maßstab für die untersuchte Dimension (Kogni-

tion oder Affekt). Sie können in Gutachten nur als Anhaltspunkte gewertet werden. Für die wenigen dimensional aufgebauten Skalen sind Grenzwerte empirisch schwer zu bestimmen, auch wenn die »Norm« festgelegt erscheint. Dies wird z. B. deutlich an der Diskussion, ab welchem IQ-Wert von einer Intelligenzminderung (Lammel 2010) bzw. von einem Ausschluss der freien Willensbestimmungsfähigkeit ausgegangen werden kann (s. OLG Düsseldorf, Urteil v. 11.07.1995 – 4 U 169/94).

Da bei Beurteilung der Geschäfts- und Testierfähigkeit oft keine oder nur ungenügende Angaben zum neuropsychologischen und psychopathologischen Status des Betreffenden am strittigen Termin vorliegen, sind Verlaufsbetrachtungen erforderlich (▶ Kap. 10.3), die auf Wahrscheinlichkeitsannahmen beruhen. Dem probabilistischen Konzept wird von juristischer Seite insoweit Rechnung getragen, dass von neuropsychiatrischen Gutachten nur eine sehr hohe Wahrscheinlichkeit (»positiver Nachweis«) gefordert wird für das Vorliegen der psychiatrischen Voraussetzungen z. B. für eine Geschäfts- bzw. Testierunfähigkeit (vgl. OLG München, Beschluss v. 31.10.2014 – 34 Wx 293/14; OLG Saarbrücken, Beschluss v. 03.03.2004 – 4 UH 754/03).

9.1 Prozedere

Wenn in einer juristischen Auseinandersetzung (z. B. um einen Kaufvertrag, ein Erbe etc.) eine Geschäfts- oder Testierunfähigkeit behauptet wird, so ist zunächst diese Behauptung durch einen substantiierten Vortrag entsprechender Anhaltspunkte vom Klägervertreter zu begründen. Dieser sollte alle verfügbaren ärztlichen und pflegerischen Befunde über den Betreffenden (z. B. Erblasser) zusammenstellen. Ferner sollte er potenzielle Zeugen ausfindig machen und anhören sowie sich ggf. von diesen umfassende Erklärungen, möglichst an Eides Statt, geben lassen. Die Beschaffung derartiger Unterlagen wird nicht selten dadurch erschwert, dass der Mandant, der eine Geschäfts- oder Testierunfähigkeit vorbringt, keinen Zugriff auf sie hat (Fleischer 2015).

Die Präzisierung der Behauptungen muss so weit gehen, dass sie sich auf bestimmte Tatsachen beziehen, und diese Tatsachen müssen so weit bestimmt sein, dass sie für die rechtliche Beurteilung des Sachverhalts erheblich sein können (vgl. BGH, Urteil v. 14.07.1953 – V ZR 97/52). Der Tatsachenvortrag zu den vermeintlichen Indizien einer psychischen Störung muss umfangreich und widerspruchsfrei sein (BGH, Urteil v. 05.02.1997 – IV ZR 80/96). Vermutungen und Wahrscheinlichkeitsurteile für mögliche Krankheitsbilder ohne Anknüpfung an auffälliges symptomatisches Verhalten des Erblassers im zeitlichen Zusammenhang mit dem strittigen Zeitpunkt reichen nicht aus (vgl. OLG Düsseldorf, Beschluss v. 01.06.2012 – I-3 Wx 273/11). Der Tatsachenrichter hat dann zu prüfen, ob und inwieweit die vorgetragenen Anhaltspunkte als gesicherte Tatsachen in das Gerichtsverfahren eingeführt werden können. Dabei sind vor allem die konkreten auffälligen Verhaltensweisen des Erblassers aufzuklären und Klarheit über den medizinischen Befund zu schaffen. Anschließend sind die hieraus zu ziehenden Schlüsse zu prüfen (vgl. OLG Hamm, Beschluss v. 13.03.1989 – 15 W 40/89; OLGZ 1989, 271; OLG Frankfurt/M, Beschluss v. 15.11.1995 – 20 W 144/94; OLG Düsseldorf, Beschluss v. 01.06.2012 – I–3 Wx 273/11).

Wenn der Kläger zum Nachweis seiner Behauptung, er sei bei Vertragsschluss aufgrund einer krankhaften Störung seiner Geistestätigkeit geschäftsunfähig gewesen, die persönliche Vernehmung der ihn behandelnden Ärzte und Psychologen beantragt, reichen schriftlich vorgelegte Zeugenangaben als Beweis nicht aus (vgl. BGH, Beschluss v. 10.07.1997 – III ZR 69/96; BGH, Beschluss v. 18.09.2013 – V ZR 286/12; BGH, Beschluss v. 20.03.2014 – V ZR 169/13). Wenn sich in der Verhandlung vor Gericht keine hinreichenden Anhaltspunkte für Zweifel an der Geschäfts- bzw. Testierfähigkeit ergeben, ist die Einholung eines Sachverständigengutachtens nicht erforderlich (vgl. BayObLG, Beschluss v. 05.07.1990 – BReg 1 a Z 26/90; OLG Brandenburg, Beschluss v. 13.01.2014 – 3 W 49/13).

9.1.1 Anforderung eines Gutachtens durch ein Gericht

Die vom Klagevertreter vorgelegten Befunde bzw. Tatbestände sind vom Tatsachenrichter zu prüfen. Anlass zur Einholung eines Gutachtens zur Testierfähigkeit besteht, wenn Zweifel an der Testierfähigkeit aus objektivierbaren Tatsachen oder Hilfstatsachen herzuleiten sind (KG, Beschluss v. 07.09.1999 – 1 W 4291/98; OLG Düsseldorf, Beschluss v. 01.06.2012 – I–3 Wx 273/11). Der Sachverständigesollte zum frühest möglichen Zeitpunkt hinzugezogen werden (vgl. OLG Düsseldorf, Beschluss v. 12.08.2011 – 7 U 88/09). Die Vernehmung der Zeugen in der Beweisaufnahme sollte in Gegenwart eines Sachverständigen erfolgen (vgl. BGH, Urteil v. 05.02.1997 – IV ZR 80/96). Die Gerichte haben in Fällen fehlender eigener Sachkunde auf einen gerichtlich beauftragten Sachverständigen zurückzugreifen. Sachverständigengutachten unterliegen der freien Beweiswürdigung. Der Richter der Tatsacheninstanz muss das Sachverständigengutachten in jedem Fall auf seinen sachlichen Gehalt, seine logische Schlüssigkeit und darauf überprüfen, ob es von dem Sachverhalt ausgeht, den er selbst für erwiesen hält (BayObLGZ 1958, 136, 138; NJW-RR 1991, 1098). Wenn sich ein eingeholtes Sachverständigengutachten bei kritischer Würdigung als lückenhaft erweist, muss das Gericht ergänzende Maßnahmen der Sachverhaltsaufklärung treffen (OLG Hamm, Beschluss v. 07.05.2009 – 15 Wx 316/08).

9.1.2 Anforderung eines Gutachtens durch Privatpersonen

Gutachten können auch von Privatpersonen bzw. deren rechtlichen Vertretern angefordert werden, um ihre Sichtweise vor Gericht sachkundig darlegen zu können (vgl. BGH, Urteil v. 05.02.1997 – IV ZR 80/96). Ein Gericht hat sich mit den Einwendungen einer Partei gegen ärztliche Gutachten auch eines gerichtlich bestellten Sachverständigen sorgfältig auseinanderzusetzen. Dies gilt besonders, wenn die Partei sich auf ein von ihr vorgelegtes ärztliches Privatgutachten stützt, das im Gegensatz zu den Erkenntnissen des gerichtlichen Sachverständigen steht.

Der gerichtliche Sachverständige muss auch zu den sich aus den Privatgutachten ergebenden Einwänden und Zweifeln Stellung nehmen. Letztlich sind vom Tatrichter die Gründe darzulegen, warum einem Gutachten der Vorzug gegeben wird (BGH, Urteil v. 13.10.1993 – IV ZR 220/92; 162; ähnlich BGH, Beschluss v. 18.05.2009 – IV ZR 57/08; BGH, Beschluss v. 12.01.2011 – IV ZR 190/08). Gegebenenfalls hat das Gericht den Sachverständigen unter Gegenüberstellung mit dem Privatgutachter anzuhören, um dann entscheiden zu können, wieweit es den Ausführungen des Sachverständigen folgen will (BGH, Urteil v. 14.04.1981 – VI ZR 264/79).

Wenn der gerichtlich bestellte Sachverständige weder durch schriftliche Ergänzung seines Gutachtens noch im Rahmen seiner Anhörung die sich aus dem Privatgutachten ergebenden Einwendungen auszuräumen vermag, muss der Tatrichter im Rahmen seiner Verpflichtung zur Sachaufklärung gemäß § 412 ZPO ein weiteres Gutachten einholen (BGH, Beschluss v. 18.05.2009 – IV ZR 57/08; BGH, Beschluss v. 12.01.2011 – IV ZR 190/08). Der Privatgutachter kann auch in der mündlichen Verhandlung hinzugezogen werden, denn es ist jeder Partei unbenommen, die fehlende eigene Sachkunde in der mündlichen Verhandlung dadurch auszugleichen, dass sie sich eines Privatgutachters als Erklärungs-, Befragungs- und Darlegungshelfers bedient (vgl. OLG Karlsruhe, Urteil v. 20.02.2003 – 12 U 205/02). Wenn strittige Befundtatsachen in das spezielle Fachgebiet des Privatgutachters fallen, hat das Gericht allerdings den Privatgutachter als sachverständigen Zeugen zu hören (vgl. OLG Karlsruhe, Urteil v. 20.02.2003 – 12 U 205/02).

9.1.3 Sachverständiger

Wenn Zweifel an der Geschäfts- oder Testierfähigkeit bestehen, sind diese durch ein Gutachten eines psychiatrischen oder nervenärztlichen Sachverständigen zu klären (vgl. BGH, Urteil v. 20.06.1984 – IVa ZR 206/82; BayObLG, Beschluss v. 19.04.2000 – 1 Z BR 159/99). Dies entspricht den Vorgaben des § 280 Abs. 1 FamFG: Der Sachverständige soll Arzt für Psychiatrie oder Arzt mit Erfahrung auf dem Gebiet der Psychiatrie sein. Ist ein Sachverständiger nicht hinreichend qualifiziert, darf sein Gutachten nicht verwertet werden (BGH, Beschluss v. 19.01.2011 – XII ZB 256/10).

Das Gericht muss dem von einer Partei rechtzeitig gestellten Antrag, den gerichtlichen Sachverständigen nach Erstellung eines schriftlichen Gutachtens zu dessen mündlicher Erläuterung zu laden, auch dann stattgeben, wenn die schriftliche Begutachtung aus seiner Sicht ausreichend und überzeugend ist (BGH, Beschluss v. 17.12.1996 – VI ZR 50/96; OLG Celle, Beschluss v. 20.03.1991 – 8 U 158/90).

9.1.4 Ärztliche Atteste

Häufig werden im Rahmen von sich anbahnenden Erbauseinandersetzungen die behandelnden Ärzte von Angehörigen des Erblassers aufgefordert, eine kurze Stellungnahme (Attest) zu dem Zustand des Betreffenden und zur Geschäfts- oder Testierfähigkeit zu machen. Diese Atteste werden in der Literatur (Cording 2010a) kritisch gesehen, da sie meist nur den Eindruck des Arztes wiedergeben und wenig fundiert sind. In der Regel fehlt ein ausführlicher Befund, wie er zur Einschätzung der Geschäfts- oder Testierfähigkeit erforderlich ist (▶ Kap. 9.6.1 & 9.6.2). Ärztliche Bescheinigungen, die ohne nachprüfbare Begründung lediglich eine Krankheitsdiagnose wiedergeben, sind nicht geeignet, Beweis für die Frage der Geschäftsfähigkeit zu erbringen (BGH, Beschluss v. 25.01.1978 – IV ZB 9/76). Vielfach sind die betreffenden Ärzte auch nicht ausreichend über die juristischen Voraussetzungen für eine Geschäfts- oder Testierfähigkeit informiert (Cording 2010a). Auch haben Untersuchungen gezeigt, dass die diagnostischen Einschätzungen von Hausärzten insbesondere hinsichtlich der Diagnose einer Demenz in Deutschland nur eingeschränkt valide sind, da die Übereinstimmung mit den Diagnosen nach eingehender Untersuchung mit entsprechenden diagnostischen Instrumenten nicht hoch ist (Eichler et al. 2014; Pentzek et al. 2009; Stoppe et al. 2007).

9.2 Anforderungen an Sachverständigengutachten

Für ein Gutachten genügt eine bloße ärztliche Bescheinigung nicht (BayObLG, Beschluss v. 28.03.2001 – 3 Z BR 71/01). Die Anforderungen an ein Sachverständigen-Gutachten sind hoch (OLG Frankfurt, Beschluss v. 23.1.2018 – 20 W 4/16). Die Ausführungen des Sachverständigen müssen so gehalten sein, dass sie eine verantwortliche richterliche Prüfung auf ihre wissenschaftliche Fundierung, Logik und Schlüssigkeit zulassen (vgl. BayObLG, Beschluss v. 28.03.2001 – 3 Z BR 71/01; KG Beschluss v. 20.12.1994 – 1 W 6687/94; OLG Düsseldorf, Beschluss v. 19.05.1993 – 3 Wx 500/92; OLG Zweibrücken, Beschluss v. 18.02.2005 – 3 W17/ 05). Ein Gutachten soll den Richter in die Lage versetzen, die Erwägungen und Schlussfolgerungen des ärztlichen Sachverständigen übernehmen zu können und sich ein eigenes Bild von der Richtigkeit des vom Sachverständigen gezogenen Schlusses in Bezug auf die Voraussetzungen der Geschäftsunfähigkeit machen zu können. Es muss ausreichende Tatsachen enthalten, die dem Gericht eine eigene Prüfung des Ergebnisses der Untersuchungen ermöglichen. Ein Gutachten soll ein ausführliches und überzeugendes Bild vom Geisteszustand des Betroffenen vermitteln (vgl. BayObLG, Urteil v. 26.08.1986 – 3 Z 119/86).

Der Sachverständige soll die sich ihm bietenden wissenschaftlichen Erkenntnisquellen ausschöpfen und – soweit erforderlich – sich mit beachtlichen wissenschaftlichen Meinungen auseinandersetzen. Bei einem medizinischen Gutachten ist hierfür erforderlich, dass der Sachverständige den Untersuchungsbefund, aus dem er seine Diagnose ableitet, im Einzelnen mitteilt und die Folgerungen aus den einzelnen Befundtatsachen für die Diagnose oder die ihm sonst gestellte Beweisfrage nachvollziehbar darstellt (vgl. BayObLG, Urteil v. 26.08.1986 – 3 Z 119/86). Der Sachverständige kann dem Gericht mithilfe seines besonderen Fachwissens die fehlende Kenntnis von Erfahrungssätzen, Wertungen, Schlussfolgerungen und Hypothesen vermitteln. Aufgrund dieses Fachwissens kann er auch Tatsachen feststellen, die er im Anschluss zu beurteilen hat (vgl. BGH, Beschluss v. 13.07.1962 – IV ZR 21/62). Er hat in seinem Gutachten darzulegen, welche Befragungen und Untersuchungen er gegebenenfalls selbst vorgenommen hat, welche Tests und Forschungsergebnisse er angewandt und welchen Befund er erhoben hat (OLG Zweibrücken, Beschluss v. 18.02.2005 – 3 W17/05). Die Anhaltspunkte aus den Unterlagen bzw. Aussagen und die daraus gezogenen Schlüsse hinsichtlich der Urteilsfähigkeit und Willensbestimmung sind nachvollziehbar darzustellen.

9.3 Methodik der Begutachtung

Ein grundsätzlicher Unterschied von Gutachten zu zivilrechtlichen Fragen zu Gutachten im Rahmen von Strafverfahren besteht darin, dass es darauf ankommt, abzuklären, ob eine Störung einer oder mehrerer Hirnfunktionen, die für eine bestimmte Fähigkeit (z. B. Geschäftsfähigkeit) erforderlich sind, vorgelegen hat oder nicht. Während es bei einem Strafrechtsgutachten schon ausreichen kann, das Vorliegen von schweren psychopathologischen Auffälligkeiten bzw. kognitiven Störungen in einem Gutachten wahrscheinlich zu machen, muss bei einem Gutachten im zivilrechtlichen Bereich der Nachweis entsprechender pathologischer Veränderungen mit größtmöglicher Wahrscheinlichkeit erfolgen (»positiver Nachweis«) (vgl. OLG München, Urteil v. 31.10.2014 – 34 Wx 293/14). Dabei kommt es entscheidend auf das psychische Zustandsbild bzw. die kognitiven Fähigkeiten zum strittigen Zeitpunkt an (vgl. BGH, Urteil v. 27.04.1956 – I ZR 178/54; BGH, Urteil v. 04.12.1998 – V ZR 314/97; BayObLG, Beschluss v. 06.03.1996 – 1 Z BR 199/95; OLG Brandenburg, Urteil v. 07.10.2004 – 5 U 229/97; OLG Celle, Beschluss v. 11.03.2003 – 6 W 16/03; OLG Oldenburg, Urteil v. 20.07.1999 – 5 U 63/99, OLG Hamburg, Beschluss vom 10.05.2012 – 2 W 96/11). Aus dieser juristischen Forderung ergeben sich hinsichtlich einer Begutachtung mitunter erhebliche Probleme, wenn keine zeitnahen Befunde oder Zeugenangaben vorliegen (▶ Kap. 10.3) (vgl. Wetterling 2003, 2010a, 2014).

Ein vom Gericht angefordertes Gutachten hat sich auf die vom Gericht übersandten Unterlagen (Akten) und die gerichtliche Zeugenvernehmung zu stützen. Bei der Zeugenvernehmung kann der Gutachter selbst Fragen stellen. Der Gutachter sollte nicht versuchen, sich durch Gespräche mit Zeugen oder den Parteien außer der Gerichtsverhandlung Informationen zu verschaffen (vgl. BGH,

10.07.1997 – III ZR 69/96; BGH, Beschluss v. 10.07.1997 – III ZR 69/96). Wenn sich Lücken in der Kette der Anhaltspunkte ergeben, so sind diese klar zu benennen, und es ist Sache des Gerichts, Zeugen, die ggf. Angaben zu dem fehlenden Zeitraum machen können, zur Vernehmung zu laden (vgl. BGH, Urteil v. 17.07.2002 – IV ZR 150/01).

9.3.1 Abfassung eines Gutachtens

Bei der Erstellung von Gutachten zu der Frage einer krankhaften Störung der geistigen Fähigkeiten kommt der Auswertung der vorhandenen Unterlagen, insbesondere bei einer posthumen Begutachtung, entscheidende Bedeutung zu. Zunächst sind die in den Unterlagen enthaltenen Angaben (▶ Kap. 9.4) zu sichten und chronologisch (mit einer kurzen Quellenangabe) aufzulisten. Dabei sollten v. a. die neuropsychologisch bzw. psychopathologisch verwertbaren Angaben berücksichtigt werden. Diese dienen als Anhaltspunkte für die Beurteilung (▶ Kap. 9.6).

Bei der Gutachtenerstellung sind alle relevanten Quellen zu berücksichtigen, d. h. es sind alle schriftlichen Unterlagen, insbesondere Aussagen von Zeugen etc., hinsichtlich der Fragestellung (z. B. Testierfähigkeit) genau zu analysieren (▶ Kap. 9.4 & 9.5). Bei Unklarheiten und Widersprüchen sollte bei Gerichtsgutachten beantragt werden, die entsprechenden Zeugen zu laden, um sie befragen zu können.

Der Aufbau eines Gutachtens zur Geschäfts- und Testierfähigkeit ist von der Rechtsprechung (BayObLG, Urteil v. 05.12.1991 – BReg. 3 Z 182/91) umrissen worden. Danach ist in zwei Schritten vorzugehen (BayObLG, Urteil v. 14.09.2001 – 1 Z BR 124/00; auch OLG Hamburg, Beschluss v. 20.02.2018 – 2 W 63/17):

1. Betrachtungsebene (nosologische Ebene): Prüfung, ob eine Erkrankung, die mit einer »krankhaften Störung der Geistestätigkeit« einhergehen kann bzw. eine Bewusstlosigkeit oder vorübergehende Störung der Geistestätigkeit bei dem Betreffenden vorlag.
2. Betrachtungsebene (psychopathologische Ebene): Überprüfung, ob die nachgewiesenen psychopathologischen Auffälligkeiten ausreichen, um eine Einschränkung der freien Willensbestimmung hinreichend zu begründen.

Weil der allgemeine Grundsatz gilt, dass eine Störung der freien Willensbestimmung die Ausnahme bildet (vgl. BayObLG, Urteil v. 18.12.1991 – BReg 1 Z 45/91; BayObLG, Urteil v. 28.05.1993 – 1 Z BR 7/93; OLG Frankfurt/M, Urteil v. 05.09.1995 – 20 W 107/94; OLG Frankfurt/M, Urteil. v. 19.02.1997 – 20 W 409/94), ist in einem Gutachten zu prüfen, ob die Voraussetzungen für eine schwerwiegende Störung erfüllt sind:

• Vorliegen einer krankhaften Störung der Geistestätigkeit bzw. Geistesschwäche oder Bewusstseinsstörung
• Unfähigkeit, die Bedeutung der Willenserklärung einzusehen (kognitives Element) und nach dieser Einsicht zu handeln (voluntatives Element)

- Kausalität, d. h. die fehlende Einsichtsfähigkeit und die fehlende Freiheit der Willensbestimmung müssen auf der krankhaften geistigen Störung beruhen

Vielfach wird es in Gutachten zur Geschäfts- und Testierfähigkeit nicht möglich sein, anhand der vorhandenen, möglicherweise auch widersprüchlichen Angaben bzw. Aussagen eine sichere Beweiskette zu erarbeiten. Die Rechtsprechung (vgl. BGH, Urteil v. 17.02.1970 – III ZR 139/67) hat allgemein folgende Maßstäbe für einen Beweis aufgestellt:

Ein Beweis gilt dann als erbracht, wenn das Gericht von der Wahrheit einer Behauptung überzeugt ist. Hieran darf das Gericht aber keine Beweisanforderungen stellen, die nicht erfüllbar sind. Demgegenüber darf der Richter sich aber auch nicht mit einer bloßen Wahrscheinlichkeit zufriedengeben. Erforderlich ist also »keine unumstößliche Gewissheit, vielmehr ein für das praktische Leben brauchbarer Grad von Gewissheit, der den Zweifeln Schweigen gebietet, ohne sie völlig auszuschließen« (BGH, Urteil v. 18.03.1987 – IVa ZR 205/85).

Erste Betrachtungsebene: Medizinische Diagnose

Bei der Überprüfung der Frage, ob eine neuropsychiatrische Erkrankung, die mit einer »Störung der Geistestätigkeit« einhergeht, eine Geistesschwäche oder eine Bewusstseinsstörung vorliegt, ist zu beachten, dass medizinische Diagnosen, z. B. nach den ICD-10-Kriterien (WHO 1991), und der juristische Krankheitsbegriff nicht identisch sind und daher eine Zuordnung klinischer Diagnosen zu bestimmten juristischen Krankheitsbegriffen erfolgen muss (vgl. Nedopil 2007; Wetterling 2002, 2010b; ▶ Tab. 5.1). Dabei ist zu berücksichtigen, dass von juristischer Seite nicht die Feststellung einer bestimmten Diagnose gefordert ist, sondern nur eine krankheitswertige Störung der Geistestätigkeit (vgl. BayObLG, Beschluss v. 14.09.2001 – 1 Z BR124/00).

Bei der diagnostischen Einordnung, insbesondere bei einer posthumen Begutachtung, sind zunächst die in den Unterlagen bzw. von den Zeugen genannten Diagnosen hinsichtlich ihrer Validität zu prüfen. Dabei ist zu berücksichtigen, dass die Namen einiger psychiatrischer Diagnosen in der Allgemeinbevölkerung umgangssprachlich häufig benutzt werden, ohne dass sie die Anforderungen an eine fundierte Diagnosestellung auch nur annähernd erfüllen, z. B. Depression, aber auch Wahn und Demenz. Auch können in einem Gutachten die Diagnosen der behandelnden Hausärzte nur ein Anhaltspunkt für die Beurteilung sein. Es gilt daher, weitere Anhaltspunkte zur Stützung der Diagnose des Hausarztes zu finden.

Falls die Angaben in den Zeugenaussagen (zum Teil) widersprüchlich sind, kann in einem Gutachten nur geprüft werden, ob es möglich ist, bei Berücksichtigung möglichst aller berichteten Beobachtungen der Zeugen eine plausible Diagnose zu stellen, die mit dem aktuellen Kenntnisstand der medizinischen Wissenschaft vereinbar ist und darzustellen, welche Angaben eventuell gegen diese Diagnose(n) sprechen. Vielfach wird bei einer posthumen Begutachtung, in der anhand vorhandener Angaben versucht werden müssen, eine Diagnose zu »rekonstruieren«. Dabei können sehr oft, insbesondere wenn keine entsprechenden fachärztlichen Befunde vorliegen, die hohen Anforderungen an die Stellung einer bestimmten Diagnose, die von wissenschaftlichen Fachverbänden gefordert werden (z. B. S3-Leitlinien Demenz (DGPPN und DGN 2016), nicht erreicht werden. Denn die »rekonstruierte« Diagnose muss aus den in den Aussagen der Zeugen enthaltenen Anhaltspunkten und den vorliegenden ärztlichen Befunden erstellt werden (▶ Kap. 9.4). Dabei sind auch differenzialdiagnostische Überlegungen anzustellen. Eine diagnostische Einordnung ist eine wesentliche Voraussetzung, um bei lückenhaften Befunden eine Verlaufsabschätzung vornehmen zu können (▶ Kap. 10.3).

Zweite Betrachtungsebene: Psychopathologische Auffälligkeiten

Für die Beurteilung ist nicht die Diagnose einer Geisteskrankheit oder -schwäche maßgebend, sondern Grad und Ausmaß der nachweisbaren psychopathologischen Auffälligkeiten. In einem Gutachten sind vor allem die Auswirkungen auf die Einsichts- und Willensbildungsfähigkeit des Betreffenden abzuklären (vgl. BayObLG, Urteil v. 10.09.1985 – Allg. Reg. 38/85). Bei genauerer Betrachtung der Rechtsprechung zur Geschäfts- und Testierfähigkeit fällt auf, dass zum Teil unterschiedliche Anforderungen an die verschiedenen Fähigkeiten gestellt werden. Diese werden in den Kapiteln 9.6.1 und 9.6.2 dargestellt. Die aus den Unterlagen bzw. Zeugenbefragungen gewonnenen Anhaltspunkte (psychopathologische und/oder Verhaltensauffälligkeiten) sind hinsichtlich der rechtlichen Relevanz für die Fragestellung zu überprüfen (▶ Kap. 10.1).

9.4   Auswertung von Aussagen und Unterlagen

Die Auswertung setzt ein genaues Durchsuchen der Aussagen und Unterlagen nach möglichen Anhaltspunkten für den gutachtensrelevanten Zeitpunkt voraus, besonders für neuropsychologische oder psychopathologische Auffälligkeiten. Grundsätzlich zu unterscheiden sind schriftliche Beweismittel und mündliche, z. B. durch eine Zeugenbefragung durch den Sachverständigen bei der gerichtlichen Anhörung. Die für eine Begutachtung erforderlichen schriftlichen Unterlagen umfassen (OLG Karlsruhe, Beschluss v. 10.06.2015 – 11 Wx 33/15):

- Ärztliche Unterlagen (Hausarzt, ggf. Fachärzte, Krankenhäuser)
- Betreuungsakten (einschl. Betreuungsgutachten)
- Gutachten für die Pflegeversicherung
- Pflegedokumentation (ambulant oder Heim)
- Angaben von Zeugen
- Angaben von Beteiligten

- Testament, insbesondere wenn ein handschriftliches vorliegt
- Andere Dokumente des zu Begutachtenden

Falls diese Unterlagen nicht vorliegen, sollte geklärt werden, ob z. B. ein Pflegedienst vorhanden war, und ggf. die entsprechenden Unterlagen über das Gericht nachgefordert werden (BGH, Urteil v. 17.07.2002 – IV ZR 150/01).

9.4.1 Ärztliche Unterlagen/Angaben

In der Rechtsprechung wird den ärztlichen, insbesondere fachärztlichen Befunden besondere Bedeutung bei der Beurteilung der Testierfähigkeit beigemessen (OLG Frankfurt/M, Beschluss v. 30.01.1997 – 20 W 21/97). In diesem Zusammenhang ergibt sich oft die Frage, ob ein Arzt verpflichtet ist, dem Nachlassgericht und damit einem vom Gericht bestellten Gutachter seine Unterlagen über einen verstorbenen Patienten (= Erblasser) zu überlassen. Wenn ein Erblasser sich bezüglich der Schweigepflicht zu Lebzeiten gegenüber dem Arzt oder Dritten geäußert hat, dann ist dieser Wille grundsätzlich maßgebend (BGH, Urteil v. 04.07.1984 – IVa ZB 18/83).

Wenn keine Äußerungen des Erblassers bezüglich der ärztlichen Schweigepflicht bekannt sind, wird von Gerichten meist auf § 385 Abs. 2 ZPO in Verbindung mit § 383 Abs. 1 Nr.6 ZPO verwiesen. Danach ist ein behandelnder Arzt auch ohne ausdrückliche Entbindung von der ärztlichen Schweigepflicht über die Willensbildung eines Erblassers aussagepflichtig, wenn das Beweisthema eine Tatsache betrifft, deren Offenlegung dem wirklichen und mutmaßlichen Willen der durch § 383 ZPO geschützten Person (Erblasser) entspricht. Das Interesse eines testierfähigen Erblassers (= Patient) geht im Allgemeinen dahin, aufkommende Zweifel über seine Testierfähigkeit nach Möglichkeit auszuräumen und den von ihm eingesetzten Erben zu ihrem Recht zu verhelfen. Dies gilt nach der Rechtsprechung auch für einen Testierunfähigen (BGH, Urteil v. 04.07.1984 – IVa ZB 18/83). Hinsichtlich Tatsachen, welche die Willensbildung des Erblassers und das Zustandekommen einer letztwilligen Verfügung betreffen, ist daher keine Verschwiegenheitspflicht anzunehmen (OLG Frankfurt/M, Urteil. v. 19.02.1997 – 20 W 409/94). Wenn ein Arzt die Aussage verweigert, d. h. sich auf die Schweigepflicht beruft, muss er die Gründe nachvollziehbar darlegen (OLG Naumburg, Urteil v. 09.12.2004 – 4 W 43/04; OLG Koblenz, Beschluss v. 23.10.2015 – 12 W 538/15). Hierzu ist eine Schweigeverpflichtung durch den Erblasser selbst erforderlich (OLG Köln, Beschluss v. 15.05.2018 – 2 Wx 202/18).

Gegebenenfalls ist die Krankenakte auch einem vom Antragsteller entsprechend bevollmächtigten Privatgutachter auszuhändigen, wenn der Antragsteller zu substantiiertem Sachvortrag der Hilfe des Privatgutachters bedarf (OLG Düsseldorf, Beschluss v. 29.03.2000 – 3 Wx 436/99).

Mitunter wollen sich ältere Menschen, insbesondere bei Familienkonflikten oder schwerer körperlicher Erkrankung, von ihrem Hausarzt oder auch einem psychiatrischen Facharzt vor einer Testamentserrichtung oder vor Abschluss eines Erbvertrages ihre Geschäfts- und Testierfähigkeit bestätigen lassen. Da Ärzte, die nicht in der Nervenheilkunde (Neurologie oder Psychiatrie) arbeiten und wenig gutachterliche Erfahrungen haben, meist nicht ausreichend mit den juristischen Anforderungen für eine Geschäfts- bzw. Testierfähigkeit vertraut sind, bedürfen deren Einschätzungen einer kritischen Überprüfung. Dies gilt insbesondere, weil ihnen meistens wesentliche Unterlagen zur Beurteilung fehlten, z. B. Informationen von anderer (Gegen-)Seite (vgl. BayObLG, Beschluss v. 01.08.1979 – 1 Z 16/79). Dies gilt auch für psychiatrische Fachärzte. Oft sind kurze Atteste eines kurzfristig hinzugezogenen Facharztes mit der Feststellung der Geschäfts- bzw. Testier (un)fähigkeit Ausgangspunkt für jahrelange Rechtsstreitigkeiten.

Gutachterlich ist in entsprechenden Fällen zu überprüfen, ob und inwieweit diesen Attesten eine eingehende Untersuchung und vor allem ein ausreichender psychopathologischer Befund und eine Verhaltensbeobachtung zugrunde liegen. Dabei ist besonders auf Verfälschungen, die sich aus dem Fassadenphänomen (▶ Kap. 9.5.3) und/oder nicht genauem Nachfragen ergeben können, zu achten. Weiter ist zu klären, welche Vorinformationen dem Attest zugrunde lagen (z. B. einmalige einseitige Informationen über den Betreffenden durch interessierte Beteiligte oder laufende Behandlung des Betreffenden). Daher sind Atteste kritisch hinsichtlich der in ihnen enthaltenen Informationen zu prüfen (vgl. BGH, Beschluss v. 04.12.1998 – V ZR 314/97).

Einem Gutachter ist es grundsätzlich nur möglich, die fachärztlichen psychopathologischen und neuropsychologischen Befunde hinsichtlich Vollständigkeit (d. h. ob sie der Fragestellung angemessen sind) und Plausibilität (d. h. ob sie in sich widerspruchsfrei sind) zu prüfen und die aus den Befunden gezogenen Schlüsse (Diagnose und eventuell rechtliche Konsequenzen) zu überprüfen und zu bewerten (vgl. Wetterling 2010a).

Andere ärztliche Befunde

Die Entlassungsberichte von Krankenhäusern sowie Arztberichte, insbesondere von nicht-psychiatrischen Fachabteilungen, enthalten häufig keine Angaben zu neuropsychologischen Störungen oder psychopathologischen Auffälligkeiten. Dies geschieht wahrscheinlich, weil sich die betreffenden Ärzte in der entsprechenden Terminologie nicht ausreichend sicher fühlen und/oder eine Attribuierung der Patienten als psychiatrisch krank, z. B. dement, vermeiden wollen. Trotzdem finden sich mitunter allgemein umschreibende Diagnosen wie »zerebrovaskuläre Insuffizienz« oder auch Demenz, obwohl keine diesbezüglichen Untersuchungsergebnisse vorliegen bzw. nicht erwähnt werden. In solchen Fällen sind die Diagnosen zu hinterfragen. Oft finden sich aber in der Pflegedokumentation oder Konsiliarbefunden entsprechende Hinweise. Vielfach werden schwere Störung der Kognition oder der Affekte nur dann erwähnt, wenn sie den Behandlungsverlauf (z. B. die Mobilisation nach einem Oberschenkelhalsbruch) erheblich verlängert haben. Entsprechende Hinweise in Arztbriefen sprechen für eine erhebliche Beeinträchtigung der Kognition oder der Affekte, z. B. i. S. einer Apathie. Die Arztbriefe aus geriatrischen Kliniken enthalten meist ein sogenanntes geriatrisches Assessment. Dieses umfasst eine Reihe von Tests (▶ Kap. 10.2.4), deren Ergebnisse als Anhaltspunkte v. a. für eine Schweregradeinschätzung der kognitiven Funktionsstörungen herangezogen werden können.

Hausarztdokumentation

Wenn der zu Begutachtende mit einer gewissen Regelmäßigkeit in hausärztlicher Betreuung war, kann die Hausarztdokumentation helfen, den Krankheitsverlauf zu rekonstruieren. Gleiches gilt auch für die Dokumentation von Fachärzten, die den Betreffenden in dem fraglichen Zeitraum mehrmals gesehen haben. Aber häufig fehlen Angaben zur Psychopathologie bzw. diese sind sehr allgemein gehalten (z. B. »altersentsprechend« bei einer 96-Jährigen). Zudem ist zu berücksichtigen, dass aufgrund der Abrechnungsmodalitäten Hausärzte oder Fachärzte nur kurze Kontakte zu den Patienten haben, sodass eingehende Gespräche nur selten stattfinden. Insbesondere bei altbekannten Patienten ist die Befragung und Untersuchung meist auf die augenblicklichen Beschwerden konzentriert und ein psychopathologischer Befund wird nicht explizit erhoben. Daher ist der Nutzen für die gutachterliche Fragestellung oft gering (vgl. Langelüddecke und Bresser 1976).

9.4.2 Vorgutachten

In einigen Fällen, insbesondere bei längeren Erbstreitigkeiten, liegen oft Vorgutachten von Ärzten aus dem Gebiet der Nervenheilkunde (Neurologie oder Psychiatrie) vor. Diese unterscheiden sich mitunter deutlich in Abhängigkeit vom Auftraggeber (Gericht oder Prozessbeteiligter) hinsichtlich der Interpretation der vorliegenden Befunde. Die zur Beurteilung führenden Anhaltspunkte sind daher in einem neuen Gutachten einer kritischen Würdigung zu unterziehen. Besonders sind Vorgutachten zu bewerten, denen eine persönliche Untersuchung der betreffenden Person, z. B. Erblasser, durch den Vorgutachter zugrunde liegt. Dabei ist die Fragestellung, die in dem Vorgutachten geklärt werden sollte, zu berücksichtigen (z. B. Betreuung, Pflegestufe).

Betreuungsgutachten

In Betreuungsgutachten liegt der Schwerpunkt der Untersuchung des Betreffenden in der Feststellung der Aufgabenbereiche, für die Hilfen durch einen Betreuer notwendig sind (Wetterling 2018a). In Betreuungsgutachten liegt also eine andere Fragestellung vor als bei Gutachten zur Geschäfts- oder Testierfähigkeit. Daher können aus der Einschätzung des Gutachters zu diesen Bereichen allenfalls Anhaltspunkte für Einschränkungen von für die Beurteilung der Urteilsfähigkeit und der freien Willensbildung wesentlichen Fähigkeiten abgeleitet werden, insbesondere aus dem psychopathologischen Befund.

In vielen Fällen, insbesondere wenn es um die Frage geht, ob der zu Begutachtende noch in der Lage ist, seine Vermögensangelegenheiten selbst zu regeln, wird von den Gerichten eine Einschätzung der Geschäftsfähigkeit durch den Gutachter in dem Betreuungsverfahren angefordert. Bei dessen Einschätzung ist zu berücksichtigen, dass er oft nur den aktuellen Eindruck des zu Begutachtenden sowie die Angaben von anwesenden Personen zur Verfügung hat. Die Angaben dieser Personen können durch eigene Interessen stark beeinflusst sein. Auch fehlen den Gutachtern in Betreuungsverfahren oft Hintergrundinformationen. Daher sind in Betreuungsgutachten vielfach nur die Informationen einer Seite, meist der, die eine Betreuung beantragt hat, enthalten. Dies kann aber z. B. bei Familienkonflikten zu deutlichen Verzerrungen führen.

Eine durch ein Betreuungsgericht gem. § 1896 BGB angeordnete Betreuung für Vermögensangelegenheiten erlaubt keine sicheren Schlüsse auf eine schon bestehende Testierunfähigkeit (OLG Hamm, Urteil v. 7.12.2016 – 11 U 41/07). Die Einstellung eines Betreuungsverfahrens nach Vorlage einer Vorsorgevollmacht ist kein tragfähiges Indiz gegen das Vorliegen von Testierunfähigkeit, wenn nicht gesichert ist, dass die Geschäftsfähigkeit des Betroffenen bei Vollmachtserteilung umfassend geprüft worden ist (OLG Karlsruhe, Beschluss v. 10.06.2015 – 11 Wx 33/15).

Pflegegutachten (MDK-Gutachten)

Die Gewährung von Pflegeleistungen durch die Pflegekassen (nach § 28 SGB XI) ist meist an das Vorliegen einer Pflegestufe gebunden (nach § 15 SBG XI). Die Pflegestufen I bis III (nach § 15 SBG XI) richten sich nach dem Hilfebedarf in der Grundpflege bei täglichen Verrichtungen (z. B. Körperpflege, Ernährung oder Mobilität) und dem dafür durchschnittlich benötigten Zeitaufwand für die Pflegekraft. Daher ergeben sich aus der Einstufung in eine Pflegestufe keine Rückschlüsse auf die Geschäfts- bzw. Testierfähigkeit. Einen Anhaltspunkt für die Begutachtung können aber die Gründe für die Beantragung einer Pflegestufe (körperliche oder psychisch-geistige Erkrankung) geben.

Die Begutachtung zur Feststellung der Pflegebedürftigkeit nach § 18 SGB XI erfolgt in der Regel durch den Medizinischen Dienst der Krankenversicherung (MDK). Bei knappschaftlich Versicherten erstellt das Gutachten der Sozialmedizinische Dienst (SMD). Bei Privatversicherten erfolgt die Begutachtung durch »Medicproof«. Oft werden die Pflegegutachten nicht von Ärzten, sondern von Fachpflegekräften durchgeführt. Diese wurden vom MDK geschult, um psychopathologische Auffälligkeiten, insbesondere im Sinne einer Demenz zu erkennen.

Der MDK-Gutachter untersucht den Betreffenden in seinem Wohnbereich (d. h. bei einem Haus- bzw. Heimbesuch) und überprüft, ob die Voraussetzungen der Pflegebedürftigkeit erfüllt sind und welche Stufe der Pflegebedürftigkeit vorliegt. Es gelten bundesweit einheitliche Begutachtungs-Richtlinien (MDS 2017). Diese wird in einem Formular-Gutachten dokumentiert. Dabei werden elf krankheits- oder behinderungsbedingte, kognitive kommunikative Fähigkeiten in vier Schweregradstufen erfasst (Modul 2). In dem Modul 3 werden u. a. fünf psychische Problemlagen danach in vier Schweregradstufen bewertet, wie häufig eine Pflegeperson eingreifen oder unterstützen muss.

Anzumerken ist, dass kognitive und kommunikative Fähigkeiten sowie psychische Problemlagen nur »miterfasst« werden. Auch sind die Begutachter häufig keine Ärzte und insbesondere keine Ärzte aus dem Gebiet der Psychiatrie bzw. Nervenheilkunde. Zudem ist darauf hinzuweisen, dass Pflegegutachten erstellt werden in Hinblick auf die Fragestellung, ob eine Pflegebedürftigkeit nach § 15 SBG XI vorliegt. Auch handelt es sich fast ausschließlich um kategoriale Angaben auf einem vorgegebenen Auswertungsbogen. Unter Berücksichtigung der genannten Einschränkungen kann ein MDK-Gutachten einen Beitrag zu der Beurteilung der Geschäfts- bzw. Testierfähigkeit leisten. Auch die pflegebegründende Diagnose (körperliche oder psychisch-geistige Erkrankung) kann einen Anhaltspunkt liefern.

9.4.3 Pflegedokumentation (Pflegeberichte)

Die Aussagekraft pflegerischer Befunde zur Beurteilung der Frage der Geschäfts- bzw. Testierfähigkeit hängt ganz wesentlich von den Dokumentationsgewohnheiten der Pflegepersonen ab und kann daher in kurzen zeitlichen Abständen wechseln. Allgemein ist festzustellen, dass eine Pflegedokumentation zur Erfassung der Notwendigkeit bestimmter pflegerischer Maßnahmen (z. B. Unterstützung beim Anziehen, Sturzprophylaxe) sowie der Aufzeichnung der durchgeführten pflegerischen Tätigkeiten wie Waschen, Körperhygiene etc. und Tagesstruktur dient, aber nicht primär zur Dokumentation von psychopathologischen Befunden, die zur Beurteilung der Geschäfts- oder Testierfähigkeit heranzuziehen sind.

In der Pflegedokumentation werden Hirnfunktionsstörungen und psychopathologische Auffälligkeiten in der Regel nur dann erwähnt, wenn sie den Ablauf der pflegerischen Versorgung stören, z. B. aggressives Verhalten, Orientierungsstörungen oder Verständigungsschwierigkeiten, aber nicht oder seltener Hirnfunktionsstörungen, die mit einem ruhigen, noch angepassten Verhalten verbunden sind. Es ist also davon auszugehen, dass Hirnfunktionsstörungen wie z. B. Gedächtnis- oder Wortfindungsstörungen seltener beschrieben werden, da sie nicht in engem Zusammenhang mit Pflegemaßnahmen stehen. Überdies ist zu berücksichtigen, dass das Pflegepersonal in Altenpflegeheimen durch den Umgang mit vielen Dementen, die dort betreut werden (Schäufele et al. 2008, 2013), an deren Symptome »gewöhnt« ist und diese daher häufig nicht mehr explizit verzeichnet. Ähnliches gilt für ambulante Pflegedienste. Auch ist zu berücksichtigen, dass Pflegepersonen aufgrund der Abrechnungsmodalitäten für ambulante Pflegedienste bzw. der Stellenbesetzung in Heimen nur eine sehr stark formalisierte Pflege verrichten und ihnen in der Regel keine Zeit bleibt für eingehende Gespräche. Eine Pflegedokumentation kann zwar einen Beitrag zu der Befunderhebung für ein Gutachten zur Frage der Geschäfts- oder Testierfähigkeit leisten, sollte aber nach Möglichkeit durch andere Quellen ergänzt werden.

9.4.4 Dokumente des zu Begutachtenden

Bei der posthumen Begutachtung der Frage der Testierfähigkeit können mitunter persönliche Dokumente des zu Begutachtenden wie geschäftliche und private Korrespondenz, Kalender, Tagebücher, Verträge, Kontoauszüge etc. Anhaltspunkte für die Beurteilung liefern (vgl. BayObLG, Beschluss v. 17.08.2004 – 1 Z BR 53/04).

9.4.5 Testergebnisse

Vielfach wird bei entsprechender Verdachtsdiagnose (Demenz) auch von Ärzten, die nicht nervenärztlich tätig sind, eine kurze Testung vorgenommen, um die Diagnose zu untermauern und/oder den Schweregrad der kognitiven Störungen besser abschätzen zu können. Für diesen Zweck sind eine Reihe von Tests entwickelt worden (Ivemeyer und Zerfass 2005; ▶ Kap. 10.1.10 & 10.2.2). Die vorliegenden Testergebnisse können als Anhaltspunkte für die Einschätzung der kognitiven und exekutiven Hirnfunktionen dienen (▶ Kap. 10.2.2). Der MMST und einige andere Tests sind in dem »geriatrischen Assessment« enthalten, das in geriatrischen Kliniken regelmäßig erhoben wird.

9.4.6 Neuroradiologische Befunde

Vielfach liegen bei der posthumen Begutachtung der Testierfähigkeit neuroradiologische Befunde wie cCT- oder MRT-Befunde vor. Diese sind nicht geeignet, die Diagnose einer »Geisteskrankheit« hinreichend zu begründen (vgl. BayObLG, Beschluss v. 14.09.2001 – 1 Z BR 124/00), sondern können allenfalls die differenzialdiagnostische Frage der Ursache der mentalen Funktionsstörungen erleichtern (Vitali et al. 2008; DGPPN und DGN 2016). Aber die Zuordnung der sehr häufigen Marklagerveränderungen (WMHs) bleibt unsicher (Mortamais et al. 2013; Yoshita et al. 2005). Eine Schlussfolgerung aus neuroradiologischen Befunden auf Hirnfunktionsstörungen ist aufgrund der großen interindividuellen Varianz nicht annähernd sicher möglich, da die zahlreichen Studienergebnisse auf statistischen Aussagen beruhen und die gefundenen Korrelationen nur zwischen den unabhängig voneinander bestimmten neuroradiologischen und neuropsychologischen Daten bestehen. Auch bei Anwendung von standardisierten Rating-Skalen, die in der Praxis kaum genutzt werden, bleiben Unsicherheiten in der Auswertung (Harper et al. 2015).

145

9.5 Zeugenangaben/-aussagen

9.5.1 Rechtsprechung

Nach den Vorgaben der Rechtsprechung (BGH, Urteil v. 14.07.1953 – V ZR 97/52) sind die Zeugen im Beisein des Sachverständigen zu vernehmen. Nach einem Urteil des OLG Köln, v. 20.12.1993 – 2 Wx 36/93 (vgl. BayObLG, Beschluss v. 06.11.1995 – 1 Z BR 56/95) kann es sachgerecht sein, zur Feststellung einer angeblichen Testierunfähigkeit erst Zeugenbeweis zu erheben und hiernach zu entscheiden, ob zusätzlich ein Sachverständigengutachten notwendig erscheint. Der Zeuge muss nur erneut in Gegenwart eines Sachverständigen vernommen werden, wenn dieser eine erneute Vernehmung zur Aufklärung der Testierfähigkeit für erforderlich hält und die Umstände auch hierfür sprechen. Ein zur Beurteilung der Testierfähigkeit eingeholtes Gutachten bietet nur dann eine brauchbare Grundlage für eine abschließende Überzeugungsbildung, wenn in der Gesamtbeurteilung des Sachverständigen die Aussagen aller vom Gericht vernommenen Zeugen Eingang gefunden haben (OLG Frankfurt, Urteil v. 22.12.1997 – 20 W 264/95).

9.5.2 Inhalt der Angaben bzw. Aussagen

Die Beurteilung der Glaubwürdigkeit der Zeugen und der Glaubhaftigkeit ihrer Bekundungen ist dem Tatsachengericht überlassen (BayObLG, Beschluss v. 29.01.1985 – BReg 1 Z 2/85). Der Gutachter kann nur auf Widersprüche der Angaben aufmerksam machen und prüfen, inwieweit Angaben mit dem medizinischen Wissen, z. B. über Krankheitsverläufe, vereinbar sind. Die Prüfung des Wahrheitsgehalts von Zeugenaussagen ist nicht Gegenstand eines Gutachtens, sondern bei Zweifeln an der Glaubwürdigkeit bzw. ob Angaben der Wahrheit entsprechen, hat das Gericht zu prüfen und ggf. einzelne Äußerungen von der Begutachtung auszunehmen (vgl. Hans. OLG Hamburg, Beschluss v. 10.05.2012 – 2 W 96/11).

Alle Angaben von medizinischen Laien und nicht-psychiatrischen Fachärzten unterliegen Einschränkungen. Dies ist in einem Gutachten zu berücksichtigen. Auch sind die Zeugen entsprechend ihren medizinischen und/oder juristischen Fachkenntnissen zu unterscheiden. Bei den Zeugenangaben ist zu berücksichtigen, dass eine Reihe von psychopathologischen Begriffen in der Umgangssprache weit verbreitet sind (z. B. depressiv) und sich nur zum Teil mit den engeren Begriffsbestimmungen in der Psychopathologie decken (vgl. AMDP 2018; Gutzmann et al. 2000; Scharfetter 2010). Andere häufig verwendete Begriffe, wie z. B. verwirrt, sind schlecht definiert.

Bei der Gutachtenerstellung sollte daher, wenn nur die Vernehmungsprotokolle der gerichtlichen Anhörung vorliegen, in den Aussagen der Zeugen nach Angaben zu neuropsychologischen Störungen, psychopathologischen oder Verhaltensauffälligkeiten gesucht werden. Wenn die Möglichkeit einer eigenen Befragung besteht, sollte direkt gefragt werden. Dabei ist – soweit wie möglich – zu unterscheiden zwischen:

- von den Zeugen berichteten Beobachtungen (direkten Wahrnehmungen)
- von den Zeugen berichteten Beobachtungen aufgrund ihrer schriftlichen Unterlagen
- allgemeinen Einschätzungen oder Schlussfolgerungen durch die Zeugen (»Eindrücke«)
- medizinischen Einschätzungen oder Schlussfolgerungen durch die Zeugen aus medizinischen Fachberufen
- berichteten Informationen von Dritten
- Angaben von am Verfahren Beteiligten (z. B. Notaren, Rechtsanwälten)

9.5.3　Beobachtungen (direkte Wahrnehmungen)

Der wesentliche Inhalt einer Zeugenaussage ist die eigene Wahrnehmung von Tatsachen und Vorgängen (vgl. BGH, 13.07.1962 – IV ZR 21/62). Diese können Verhaltensbeobachtungen oder die Wiedergabe von Gesprächsinhalten umfassen. Bei der Betrachtung von Zeugenaussagen fällt oft auf, dass sie sich zum Teil hinsichtlich der berichteten Beobachtungen (psychopathologischen und/oder Verhaltensauffälligkeiten), vor allem aber hinsichtlich der Einschätzung der Fähigkeiten des Betroffenen deutlich unterscheiden und in einigen Fällen sogar zu widersprechen scheinen. Oft beziehen sich die Angaben von Zeugen auf Beobachtungen, bei der nicht mehrere Personen gleichzeitig außer dem Betroffenen zugegen waren. Es handelt sich also vorwiegend um Beobachtungen einzelner Zeugen zu verschiedenen Zeitpunkten. Daher sind folgende Möglichkeiten in Betracht zu ziehen:

- Unterschiedliche Beobachtungsweisen
- Vertrautheit mit dem zu Begutachtenden (Ehepartner, Angehöriger, Nachbar etc.)
- Interessen als Prozessbeteiligter (Notare etc.)
- Unterschiedliche Beobachtungszeitpunkte

Unterschiedliche Beobachtungsweisen

Sehr häufig sind die Aussagen sehr allgemein gehalten, z. B. war »geistig fit« oder »altersentsprechend«. Sie entsprechen oft nicht den in der Psychopathologie üblichen Begriffen, die überdies fachspezifisch sehr viel enger gefasst sind als in der Umgangssprache, z. B. der Begriff Depression (vgl. AMDP 2018). Bei der Betrachtung der Zeugenaussagen sind zwei grundsätzliche Sichtweisen zu unterscheiden:

- Die *ressourcenorientierte Sichtweise*, bei der die Zeugen v. a. berichten, was der Betreffende noch für Fähigkeiten hatte; dies ist auch häufig in Pflegeberichten und MDK-Gutachten der Fall

- Die *defizitorientierte Sichtweise*, bei der die Zeugen v. a. berichten, was der Betreffende nicht mehr konnte

Mitunter können daher zu der gleichen Begebenheit unterschiedliche Beobachtungen angegeben werden. Grundsätzlich ist besonders auf Angaben zu achten, die bestimmte Hirnfunktionsstörungen, z. B. eine Apraxie, konkret beschreiben.

Vertrautheit mit dem zu Begutachtenden

Diskrepanzen in den Aussagen über das Verhalten sind durch die Art des Kontakts zu dem Betreffenden bedingt. Daher ist bei den Angaben eines Zeugen zu berücksichtigen, in welcher Beziehung der Zeuge zu dem Erblasser stand, insbesondere wie häufig und bei welchen Gelegenheiten er Kontakt mit diesem hatte. Auch sind bei seltenen Kontakten die Gesprächsinhalte meist andere als bei häufigem Umgang. Dies gilt besonders für Notare oder Ärzte, die den Erblasser nur einmal oder wenige Male bei einem »offiziellen Kontakt« gesehen haben. Deren Einschätzungen unterscheiden sich oft deutlich von denen von Personen, die täglichen Umgang mit ihm hatten und sich schon an die kognitiven Störungen und psychopathologischen Auffälligkeiten des Betreffenden »gewöhnt« hatten und diesen keine besondere Bedeutung mehr beimaßen. Dabei ist auch zu berücksichtigen, dass die Betreffenden selbst meist angeben, sich trotz erheblicher Einschränkungen nicht nur im medizinischen, sondern auch im sozialen Bereich wohl zu fühlen (J. Smith et al. 2010). »Neutrale« Gesprächspartner nehmen Defizite meist besser wahr und beschreiben diese auch.

Von wesentlicher Bedeutung für das Erkennen von möglichen Anhaltspunkten für Hirnfunktionsstörungen ist die Art, in der die Gespräche mit dem Erblasser geführt werden. Diese laufen mit hochbetagten Menschen oft anders ab, als dies unter Menschen jüngeren Alters üblich ist. Bei älteren Menschen wird häufig Rücksicht auf mögliche altersbedingte Defizite genommen. D. h. es wird schon vorab eine »natürliche« Minderung der intellektuellen Leistung und Flexibilität bei zunehmendem Alter unterstellt. So wird z. B. häufig angenommen, dass ein älterer, möglicherweise intellektuell beeinträchtigter Mensch etwas inhaltlich verstanden habe, wenn er nicht nachfragt. Hierbei sind mehrere Aspekte zu berücksichtigen (vgl. Wetterling 2010b, 2015c):

- Wahrnehmungsstörungen (z. B. ausgeprägte Schwerhörigkeit, die durch Hörgeräte nicht ausreichend kompensiert ist)
- Antriebsstörung (bei vielen sehr betagten Personen ist die Mitarbeit und die Motivation meist nur gering, siehe z. B. Pflegedokumentation)
- Intellektuelle Fähigkeiten zur Verarbeitung neuer Informationen (s. u.).

Bei der Begutachtung der Geschäfts- und Testierfähigkeit ist auf entsprechende Angaben zu achten und Zeugen sind bei der gerichtlichen Anhörung gezielt nach dem Verhalten des Betreffenden und der Art der Kommunikation mit ihm zu befragen. Weiter ist zu berücksichtigen, dass die Zeugen häufig selbst sehr betagt sind und/oder der strittige Termin bei der gerichtlichen Anhörung schon weit zurückliegt, sodass wichtige Punkte möglicherweise nicht mehr (genau) erinnert werden können.

Grundsätzlich ist festzustellen, dass die Hirnfunktionsstörungen nur dann sicher erkannt werden können, wenn gezielt danach gefragt wird. Wenn z. B. keine direkten Fragen zur Orientierung, Person etc. gestellt werden, können entsprechende Defizite nicht erkannt werden. Oft sehen die Zeugen, insbesondere Angehörige, für derartige Fragen keinen Anlass, wenn der Betroffene noch rege und an der Umwelt teilnehmend wirkt. Nicht selten werden entsprechende Fragen auch vermieden, z. B. um Ältere oder Schwerkranke nicht zu beschämen. Insbesondere dem Betreffenden nahestehende Personen neigen dazu, aus der persönlichen Beziehung heraus Defizite eher nicht zu beschreiben, weil dies als kränkend für den Angehörigen erlebt wird.

In einem Gutachten kann nur überprüft werden, ob die Zusammenschau aller berichteten Beobachtungen ein plausibles Bild ergibt, das hinsichtlich der Ausprägung der berichteten Funktionsstörungen und hinsichtlich des Verlaufs mit dem aktuellen Kenntnisstand der medizinischen Wissenschaft vereinbar ist, bzw. ob es nicht zu erklärende Widersprüche in den Aussagen gibt. Diese gilt es dann kenntlich zu machen. Bei der Beurteilung sind konkrete Beschreibungen von Verhaltensweisen, die sich spezifischen Hirnfunktionsstörungen zuordnen lassen, von größerem Gewicht als allgemeine und globale Aussagen über erhaltene Funktionalität oder Gesprächsmöglichkeiten (Langelüddeke und Bresser 1976). Zu berücksichtigen ist auch, dass Gesetze sich auf die Allgemeinbevölkerung beziehen. Daher ist eine Altersbezogenheit, die meist eine »natürliche« Minderung der intellektuellen Leistungen und Abnahme der geistigen Flexibilität bei zunehmendem Alter unterstellt, nicht von Bedeutung. Dies ist bei älteren Betroffenen zu berücksichtigen, denn eine Norm ist z. B. bei 90-Jährigen schwer festzulegen, wenn man berücksichtigt, dass in diesem Alter etwa 30 % an einem demenziellen Syndrom leiden.

Fassadenphänomen

In Zusammenhang mit der Frage der Aussagekraft der Angaben von Zeugen ist auf das sogenannte Fassadenphänomen hinzuweisen (vgl. BayObLG, Beschluss v. 01.08.1979 – 1 Z 16/79; OLG Hamm, Urteil v. 13.7.2017 – 10 U 76/16). Hiermit wird in der Altersneuropsychiatrie ein Zustandsbild bezeichnet, bei dem der Betreffende noch in der Lage ist, eine Art »Fassade« aufrechtzuerhalten. Aufgrund dieser Fassade wird er von vielen Mitmenschen, auch Ärzten, die nicht spezielle Erfahrung mit geriatrischen/gerontopsychiatrischen Patienten haben, als weitgehend unauffällig angesehen. Ein notwendiges Nachfragen unterbleibt aber häufig aus der Befürchtung, den älteren Menschen zu kompromitieren. Die kognitiven Hirnfunktionsstörungendes Betreffenden werden dann mitunter erst »plötzlich« erkannt, wenn er in eine besondere (Ausnahme-)Situation kommt, z. B. durch einen Ortswechsel (wie Einweisung in ein Krankenhaus oder Umzug in ein Seniorenheim), Abwesenheit von vertrauten (unterstützenden) Personen (beispielsweise Tod von nahen Angehörigen), Wechsel der Pflegepersonen etc.

Das Verhalten von Personen mit einem Fassadenphänomen ist meist dadurch gekennzeichnet, dass sie bemüht sind, einen hohen Grad an Routine zu bewahren. So schaffen sie es eine Zeit lang, ihre Defizite und Schwierigkeiten zu überspielen. Sie versuchen zu vermeiden, sich in ungewohnte Situationen zu begeben. Auf oft schon kleinere Veränderungen in gut geregelten und eingespielten Abläufen reagieren sie vielfach stark verunsichert und/oder werden ungehalten oder gar zornig. Dies veranlasst dann viele Gesprächspartner, nicht genauer nachzufragen, z. B. nach der zeitlichen, örtlichen sowie situativen Orientierung. Vielen reichen oft der subjektive Eindruck (»Ich hatte den Eindruck, dass der Erblasser voll orientiert war«) oder unscharfe Antworten (»Er hat meine Frage, ob er wisse, wer ich bin, bejaht«). Dies wird nicht selten fälschlicherweise als Beweis dafür angesehen, dass der Betreffende den Frager erkannt hat, obwohl er keinen Namen oder keine Berufsbezeichnung genannt hat.

Bei der Befragung der Zeugen sollte auch nach Verhaltensweisen gefragt werden, die typisch sind für Personen, die ihre Fassade trotz kognitiver Hirnfunktionsstörungen versuchen aufrechtzuerhalten. Diese sind v. a. auf Gedächtnisstörungen sowie darauf zurückzuführen, dass der Betreffende nicht mehr in der Lage ist, dem Gesprächsinhalt bzw. -verlauf adäquat zu folgen (Wetterling 2015c):

- Antworten in Floskeln, d. h. häufig wiederkehrende, nichtssagende Antworten, speziell auf komplexe Fragen
- Wiederholen oder »Zurückgeben« von Fragen, statt gezielte Antworten zu geben
- Bei genauer Nachfrage Verweisen auf andere (»Da fragen Sie am besten meine Frau/Tochter«)
- Bekannte Personen nicht mit Namen, sondern mit allgemeinen Formulierungen ansprechen (wie z. B. »mein Junge«)
- Vermeiden von eigenen Nachfragen (um sich nicht selbst »bloßzustellen«)
- Nicht-Eingehen auf Fragen oder Gesprächsinhalte bzw. Gesprächsverlauf
- Zustimmung, ohne den Inhalt der Frage oder des Gesprächs hinreichend verstanden zu haben
- Ständig wiederkehrende Erzählungen von vergangenen Lebenserlebnissen, meist in den gleichen Worten. Diese werden häufig spontan erzählt, oft auch ohne Bezug auf den bisherigen Gesprächsverlauf. Auf Nachfrage können Einzelheiten nicht mehr berichtet werden und/oder die Erzählungen können nicht zeitlich richtig eingeordnet werden. Mitunter sind die Berichte auch in sich nicht kongruent.
- Berichte über Ereignisse in der jüngeren Vergangenheit, die in der ferneren Vergangenheit regelhaft, aktuell aber nicht mehr stattgefunden haben (z. B. Besuche von Bekannten, die möglicherweise schon verstorben sind)
- Wortfindungsstörungen, z. B. Umschreibungen (»Das Ding zum Schreiben« statt Kugelschreiber).

Weitere Zeichen können sein:

- »Kokettieren« mit Alter (»Ich bin ja schließlich nicht mehr der Jüngste – da kann ich mir doch nicht alles merken«. »Im Alter ist das Datum doch nicht mehr so wichtig«)
- Körperliche Erkrankungen als Begründung für fehlende Fähigkeiten anführen (»Ich kann das ohne Brille nicht lesen«, »Ich kann Sie ohne Hörgerät ganz schlecht verstehen«), obwohl die Hilfsmittel vorhanden sind. Gleichwohl werden sie nicht genutzt.

Da einige von den genannten Verhaltensweisen, insbesondere die Benutzung von Floskeln und das kumpelhafte Ansprechen von Personen, auch Zeichen für ein schon länger vorhandenes Kommunikationsverhalten sein können, ist zu klären, ob und inwieweit dieses in der Vergangenheit praktiziert wurde bzw. mit der Gesamtpersönlichkeit in Einklang steht. Bei dem Bemühen, seine Schwächen gegenüber anderen zu verbergen und so seine Defizite zu überspielen, handelt es sich um ein allgemein übliches menschliches Verhalten. Daher ist es bei der Einschätzung der Geschäfts- bzw. Testierfähigkeit notwendig, mögliche Anhaltspunkte für das Vorliegen eines Fassadenphänomens genau zu analysieren. Dabei sind die Aussagen von Zeugen dahingehend zu überprüfen, inwieweit sie konkrete Aussagen des Betreffenden, Beobachtungen zu seinem Verhalten oder nur »Eindrücke« zu ihm wiedergeben. Letztere können bei einer Person mit einem Fassadenphänomen erheblich verfälscht sein. Auch die »Gesprächsführung« durch (interessierte) Dritte kann dazu führen, dass kognitive Defizite des Erblassers nicht (hinreichend sicher) erkannt werden (OLG Hamburg, Beschluss v. 20.02.2018 – 2 W 63/17).

9.5.4 Einschätzungen bzw. Schlussfolgerungen

Bei genauer Betrachtung von Zeugenaussagen fällt auf, dass es sich dabei häufig nicht um konkret beobachtete Verhaltensweisen oder Gesprächsinhalte handelt, sondern daraus von dem Zeugen abgeleiteten Einschätzungen (»Eindrücke«). Auch von der Rechtsprechung werden Schlussfolgerungen aus selbst miterlebten Vorkommnissen kritisch gesehen (vgl. BGH, Beschluss v. 04.12.1998 – V ZR 314/97). Denn diese Schlussfolgerungen können noch mehr als die Beobachtungen durch unterschiedliche Sichtweisen (ressourcen- bzw. defizitorientiert) sowie mögliche eigene Interessen der Zeugen beeinflusst sein. Insbesondere Einschätzungen von Zeugen hinsichtlich Intentionen der betreffenden Person sind, wenn diese nicht von dem Betreffenden klar ausgesprochen wurden, mit großer Zurückhaltung zu betrachten. Einschätzungen von medizinischen Laien und auch von Fachärzten anderer Disziplinen zur Frage der Geschäfts- bzw. Testierfähigkeit werden in der Literatur kritisch beurteilt (vgl. Cording 2010a; Langelüddeke und Bresser 1976), weil diese meist nicht hinreichend vertraut sind mit den juristischen Voraussetzungen für eine Geschäfts- bzw. Testierfähigkeit.

Medizinische Einschätzungen oder Schlussfolgerungen

Medizinische Einschätzungen von Zeugen ohne medizinische Kenntnisse, wie etwa die Angabe, dass ein Erblasser dement war, sind zu hinterfragen. Mit einer Zeugenbefragung sollte nach Fakten (z. B. Verhaltensauffälligkeiten) gefragt werden, die einer solchen Einschätzung zu Grunde liegen. Einschätzungen, die (sachverständige) Zeugen aufgrund ihrer medizinischen Fachkenntnisse aus eigenen Beobachtungen etc. (z. B. Diagnosen aufgrund eigener Untersuchungen) gezogen haben, sind anders zu bewerten, insbesondere wenn diese ihr eigenes medizinisches Fachgebiet betreffen. In der Rechtsprechung wird den ärztlichen, vor allem fachärztlichen Befunden besondere Bedeutung bei der Beurteilung der Testierfähigkeit beigemessen (vgl. OLG Frankfurt/M, Beschluss v. 30.01.1997 – 20 W 21/97; BayObLG, Beschluss v. 19.04.2000 – 1 Z BR 159/99). Zusammenfassend ist festzustellen, dass die geistigen Fähigkeiten (insbesondere die Urteilsfähigkeit und die Fähigkeit, einen Willen zu bilden) nur dann adäquat eingeschätzt werden können, wenn die Einschätzung nicht auf »Eindrücken«, sondern auf nachvollziehbaren Beobachtungen oder Tatsachen beruht.

Berichtete Informationen von Dritten

Bei der Betrachtung von Zeugenaussagen fällt oft auf, dass es sich bei den Angaben um Informationen aus dritter Hand handelt (z. B. Angaben von Hausärzten, die auf deren Informationen von Familienangehörigen oder Pflegepersonen beruhen). Solche Angaben sind kritisch zu sehen, insbesondere wenn es nicht um die Beschreibung konkret beobachteter Verhaltensweisen oder Gesprächsinhalte geht (vgl. BGH, Beschluss v. 04.12.1998 – V ZR 314/97).

Angaben von am Verfahren Beteiligten (z. B. Notaren, Rechtsanwälten)

Bei Zeugenaussagen ist auch zu berücksichtigen, dass die Aussagen von Prozessbeteiligten oder ihnen nahestehenden Personen interessengeleitet sein können. Notare, die strittige Verträge beurkundet haben, werden ihre Einschätzung der Geschäfts- bzw. Testierfähigkeit, die sie bei der Beurkundung vornehmen sollen (§ 28 BeurkG) in der Regel bei der gerichtlichen Vernehmung bestätigen bzw. verteidigen. Für die gutachterliche Einschätzung können auch ihre Wahrnehmungen, die sie bei der Beurkundung in der Niederschrift vermerken sollen (§ 28 BeurkG), aufschlussreich sein. Denn der Notar soll sich im Rahmen des Beurkundungshauptverfahrens beim Vorlesen und Erörtern der Belehrungen nach § 17 BeurkG einen Eindruck von der Verständnisfähigkeit des Erblassers verschaffen. Entscheidend ist dabei, wie konkret der Notar nachgefragt hat (vgl. OLG Düsseldorf, Beschluss v. 01.06.2012 – I–3 Wx 273/11; OLG Düsseldorf, Urteil v. 16.01.2013 – I–3 Wx 27/12). Die Fragen sollten in engem Zusammenhang mit dem Testament oder Vertrag stehen (vgl. OLG Celle, Beschluss v. 19.02.2008 – Not 16/07). Aus den entsprechenden Antworten der zu Begutachtenden können sich Hinweise über die aktuellen geistigen Fähigkeiten und ob und inwieweit er über den Vertrags-/Testamentsinhalt Kenntnis hat ergeben. Oft liegen aber keine Angaben über entsprechende Befragungen durch den Notar vor.

Eine kurze Testung der kognitiven Fähigkeiten durch Notare, z. B. mit dem Mini-Mentalstatus-Test (Folstein et al. 1975), wie sie von Stoppe und Lichtwimmer (2005) vorgeschlagen wurde, wird von anderer Seite nicht als sinnvoll erachtet (Cording und Foerster 2006). Die Angaben von Notaren werden auch in Anbetracht einer langen Berufserfahrung als nicht geeignet angesehen, eine Testierfähigkeit ausreichend zu belegen, wenn dem medizinische Befunde entgegenstehen (vgl. OLG München, Beschluss v. 01.07.2013 – 31 Wx 266/12).

9.5.5 Unterschiedliche Beobachtungszeitpunkte

Generell ist der Beobachtungszeitpunkt, auf den sich eine Zeugenaussage bezieht, von großer Bedeutung, denn in einem Gutachten ist abzustellen auf den Zustand der zu begutachtenden Person an dem strittigen Termin (BayObLG, Beschluss v. 06.03.1996 – 1 Z BR 199/95). Bei der Begutachtung besteht oft eine erhebliche Schwierigkeit darin, dass die vorliegenden Zeugenaussagen sich zu widersprechen scheinen. Solche Widersprüche lassen sich oft auch durch die direkte Befragung der Zeugen im Rahmen einer gerichtlichen Anhörung nicht klären. Ein echter Widerspruch liegt aber nur vor, wenn das Verhalten oder die Aussagen des Erblassers in der gleichen Situation, z. B. Familientreffen, Geburtstagsfeier, Testamentserrichtung, von zwei oder mehr Zeugen sehr unterschiedlich geschildert werden. Eine Bewertung hinsichtlich des Wahrheitsgehaltes der Zeugenaussagen obliegt nicht dem Gutachter, sondern dem Gericht. Der Gutachter kann und sollte nur darstellen, welche Zeugenaussagen hinsichtlich der berichteten psychopathologischen Auffälligkeiten aus dem Rahmen der anderen Zeugenaussagen bzw. der zu anderen Zeitpunkten angegebenen Symptome fallen.

Wenn die Angaben der Zeugen sich nicht auf die gleiche Beobachtungssituation beziehen, sondern auf verschiedene Zeitpunkte, kann gutachterlich nur geprüft werden, ob und inwieweit die angegebenen psychopathologischen Auffälligkeiten mit einem medizinisch begründbaren Krankheitsverlauf vereinbar sind (▶ Kap. 6–8 & 10.9).

9.5.6 Beobachtungssituation

Bei Zeugenaussagen sollte die Beobachtungssituation erfragt werden, denn sie kann von Bedeutung sein, z. B. wenn

- eine familiäre Konfliktsituation bestand (z. B. bei Einrichtung einer Betreuung oder Heimeinweisung, die durch einen potenziellen Erben angeregt, aber vom Erblasser abgelehnt wurden, Konflikte zwischen den potenziellen Erben etc.)
- eine schwere körperliche Erkrankung bestand (Multimorbidität; ▶ Kap. 5.11)
- nach plötzlichem (unerwartetem) Ortwechsel (z. B. Einweisung in ein Krankenhaus oder Altenheim)

- nach Tod von vertrauten Personen (insbesondere Lebenspartner)
- Anwesenheit von Dritten (insbesondere, wenn Konflikte mit diesen bestehen oder der zu Begutachtende von seiner Hilfe/Pflege abhängig ist)
- die Untersuchung, z. B. im Rahmen eines Betreuungsverfahrens, in der eigenen Wohnung stattgefunden hat, insbesondere wenn der Betreffende eine Betreuung oder Untersuchung ablehnt
- bestehende Defizite, die die Kommunikationsfähigkeit beinträchtigen können (insbesondere Hör- und Sehfähigkeit), nicht berücksichtigt wurden und die Möglichkeit der Korrektur (Hörgerät bzw. Brille) nicht erfolgt ist

Die Beobachtungssituation ist besonders bei der Einschätzung der Testierfähigkeit von Bedeutung, da eine erhöhte Beeinflussbarkeit durch Dritte als Kennzeichen für eine Testierunfähigkeit anzusehen ist (BGH, Urteil v. 05.12.1995 – XI ZR 70/95). Bei Anwesenheit von Dritten ist genau darauf zu achten, wer welche Angaben gemacht hat.

9.5.7 Bewertung von Zeugenaussagen

In Verfahren zur Feststellung der Geschäfts- und besonders der Testierfähigkeit kommt Angaben von Zeugen ein hoher Stellenwert zu, vor allem dann, wenn es keine anderen Informationsquellen gibt. Die Wertigkeit von Angaben von medizinischen Laien, Notaren und von Ärzten nicht-nervenärztlicher Fachrichtungen wird in der Literatur zu dem Thema Testierfähigkeit aber kritisch beurteilt (vgl. Cording 2010a; Langelüddeke und Bresser 1976). Dies trifft auch auf Notare zu (OLG Köln, Urteil v.13.9.18 – 12 U 20/13). Gleichwohl sollte der beurkundende Notar vom Gericht hinsichtlich seiner Beobachtungen angehört werden (OLG Karlsruhe, Beschluss v. 21.05.2015 – 11 Wx 82/14).

Die Gründe für die kritische Beurteilung sind vielfältig und wurden z. T. oben schon erwähnt. So bestehen viele Zeugenaussagen aus:

- allgemein gehaltenen Formulierungen (z. B. »geistig fit«), die wenig aussagekräftig sind und/oder schon eine Einschätzung beinhalten (z. B. »altersentsprechend«)
- Einschätzungen oder Schlussfolgerungen statt eigenen konkreten Beobachtungen. Dabei liegt meist eine unzureichende Sachkenntnis für juristische und medizinische Einschätzungen vor.
- Berichten von Informationen aus dritter Hand
- Berichten über Aktionen Dritter für den zu Begutachtenden, z. B. Anregung einer Betreuung oder Pflegemaßnahmen. Diese Angaben gestatten keine sichere Aussage zu den kognitiven Fähigkeiten oder psychopathologischen Auffälligkeiten des zu Begutachtenden.
- ggf. aus von Eigeninteresse geleiteten Aussagen

Zudem erfolgt oft keine Nachfrage bei Widersprüchen oder Unklarheiten in den Äußerungen des zu Begutachtenden, stattdessen nehmen die Zeugen Interpretationen vor (»Eindruck, dass…«).

Für die Bewertung sind die Angaben/Aussagen den Kategorien Beobachtungen, Einschätzungen und Informationen von Dritten zuzuordnen. Für die Begutachtung sind vor allem direkte Beobachtungen als Anhaltspunkte heranzuziehen. Die Wertigkeit von Einschätzungen und Informationen von Dritten ist vergleichsweise gering. Eine Ausnahme stellen die Einschätzungen von Ärzten auf ihrem Fachgebiet dar. Weiter ist der Abstand der berichteten Beobachtungen von dem gutachtensrelevanten Termin (z. B. notarielle Beglaubigung eines Erbvertrags) zu berücksichtigen (vgl. OLG Celle, Urteil v. 11.03.2003 – 6 W 16/03; OLG Oldenburg, Urteil v. 20.07.1999 – 5 U 63/99). Zeitnahen Beobachtungen kommt besondere Bedeutung zu.

Grundsätzlich ist bei der Bewertung von Zeugenaussagen der Hinweis auf das, was der zu Begutachtende »noch« gekonnt hat, meist weniger aufschlussreich als das, was er effektiv nicht mehr konnte. Eindeutig pathologische Befunde haben größeres und letzten Endes ausschlaggebendes Gewicht gegenüber normalen Verhaltensmerkmalen (Langelüddecke und Bresser 1976). Das Vorhandensein einzelner rudimentärer intellektueller Fähigkeiten reicht nicht aus, um schwerwiegende Störungen auszugleichen (vgl. BayObLG, Beschluss v. 09.03.2005 – 1 Z BR 112/04; OLG Jena, Beschluss v. 04.05.2005 – 9 W 612/04).

In einem Gutachten kann nur geprüft werden, ob und inwieweit es möglich ist, für alle von Zeugen berichteten Beobachtungen, auch wenn diese sich zum Teil widersprechen, eine plausible Erklärung (Diagnose und Verlauf) zu finden. Wenn bei dieser Betrachtungsweise Angaben nicht mit dieser Erklärung in Einklang zu bringen sind, sind diese Angaben dem Gericht kenntlich zu machen. Dann können ggf. diese Zeugen noch einmal gerichtlich angehört werden. Wenn die Angaben sehr divergent sind, bleibt noch die Möglichkeit einer Alternativbegutachtung, d. h. es werden die Anhaltspunkte für die eine und die andere Möglichkeit (Diagnose und Verlauf) dargestellt. Grundsätzlich ist es dem Gericht vorbehalten, den Wahrheitsgehalt von Angaben/Aussagen zu prüfen und festzustellen.

9.6 Gutachtenerstellung

Dem Gutachtenauftrag (vom Gericht oder von einer Privatperson) ist die genaue Fragestellung zu entnehmen. Diese Fragestellung ist die Richtschnur zur Bearbeitung.

9.6.1 Gutachten zur Geschäfts(un)fähigkeit

Bei Gutachten zur Geschäftsfähigkeit nach § 104 Abs. 2 BGB ist eine Untersuchung des Betreffenden durch den Gutachter in vielen Fällen noch möglich. Oft wird die Frage nach der Geschäftsfähigkeit auch bei der Anforderung von Gutachten zur Frage einer Betreuung vom Gericht mit vorgegeben, obwohl eine Betreuung auch ohne Geschäftsunfähigkeit eingerichtet werden kann.

Wenn im Rahmen von Erbstreitigkeiten die Geschäftsfähigkeit wegen eines Erbvertrages umstritten ist, ist in der Regel ist keine Untersuchung des Betreffenden mehr möglich und es gelten die gleichen Bedingungen wie bei der Feststellung der Testierfähigkeit (▶ Kap. 9.6.2). Auch die Erstellung eines Gutachtens zur Frage einer vorübergehenden Geschäftsunfähigkeit nach § 105 Abs. 2 BGB kann meist erst längere Zeit nach dem strittigen Zeitpunkt stattfinden. Es bestehen also ebenfalls die gleichen Voraussetzungen wie bei der Feststellung der Testierfähigkeit.

Anforderungen seitens der Rechtsprechung

Es gilt der allgemeine Grundsatz, dass eine krankhafte Störung der Geistestätigkeit bzw. eine Bewusstlosigkeit die Ausnahme bildet (vgl. BGH, Urteil v. 20.06.1984 – IVa ZR 206/82). Es ist daher zu prüfen, ob die Voraussetzungen, die sich aus dem Gesetzestext des § 104 Abs. 2 BGB bzw. § 105 Abs. 2 BGB ergeben, erfüllt sind (vgl. BGH, Urteil v. 14.07.1953 – V ZR 97/52; BGH, Urteil v. 20.06.1984 – IVa ZR 206/82; BayObLG, Urteil v. 31.01.1991 – BReg 1 a Z 37/90). Daraus folgt, dass in einem Gutachten zu prüfen ist, ob hinreichende Anhaltspunkte aus psychiatrischer Sicht für eine Geschäftsunfähigkeit vorliegen. Wenn eine Geschäftsunfähigkeit nicht »positiv« nachgewiesen werden kann, besteht Geschäftsfähigkeit (vgl. OLG München, Urteil v. 31.10.2014 – 34 Wx 293/14). Die wesentlichen Anhaltspunkte für das Vorliegen einer Geschäftsfähigkeit sind nach der Rechtsprechung:

- Freie Entscheidung aufgrund einer Abwägung des »Für und Wider« (vgl. BGH, Urteil v. 19.06.1970 – IV ZR 83/69; BGH, Urteil v. 20.06.1984 – IVa ZR 206/82; BGH, Urteil v. 05.12.1995 – XI ZR 70/95)
- Fähigkeit zur sachlichen Prüfung der in Betracht kommenden Gesichtspunkte (vgl. BGH, Urteil v. 20.06.1984 – IVa ZR 206/82)
- Freiheit des Willensentschlusses ausschlaggebend gegenüber Fähigkeiten des Verstandes (vgl. BGH, Urteil v. 19.06.1970 – IV ZR 83/69; BGH, Urteil v. 20.06.1984 – IVa ZR 206/82)
- Bloße Willensschwäche schließt die Möglichkeit freier Willensbildung nicht aus (vgl. BGH, Urteil v. 23.10.1975 – II ZR 109/74)
- Das bloße Unvermögen, die Tragweite einer Willenserklärung zu erfassen, führt noch nicht zur Geschäftsunfähigkeit (vgl. BayObLG, Beschluss v. 24.11.1988 – BReg. 3 Z 149/88)
- Das Motiv für eine Willensentscheidung muss nicht in einem sinngesetzlichen Zusammenhang normal motiviert sein. Wer unklug und kurzsichtig handelt, muss deshalb noch nicht geschäftsunfähig sein (vgl. BayObLG, Beschluss v. 24.11.1988 – BReg. 3 Z 149/88).

Das Vorliegen einer Geschäftsunfähigkeit ist nach der Rechtsprechung anzunehmen (vgl. BayObLG, Beschluss v. 24.11.1988 – BReg. 3 Z 149/88), wenn

- sich der Betreffende in einem die freie Willensbestimmung ausschließenden, nicht nur vorübergehenden Zustand krankhafter Störung der Geistestätigkeit befindet (§ 104 Abs. 2 BGB) und seinen Willen nicht mehr frei und unbeeinflusst von der vorliegenden Störung bilden und nach zutreffend gewonnenen Einsichten handeln kann (vgl. BGH, Urteil v. 20.06.1984 – IVa ZR 206/82).
- der Betreffende fremden Willenseinflüssen unterliegt und die Willensbildung von unkontrollierten Trieben und Vorstellungen ähnlich mechanischen Verknüpfungen von Ursache und Wirkung bestimmt wird (vgl. BGH, Urteil v. 19.06.1970 – IV ZR 83/69; BGH, Urteil v. 20.06.1984 – IVa ZR 206/82; BGH, Urteil v. 05.12.1995 – XI ZR 70/95). Dabei müssen bestimmte krankhafte Vorstellungen und Empfindungen des Erklärenden derart übermäßig geworden sein, dass eine Bestimmung des Willens durch vernünftige Erwägungen ausgeschlossen war (vgl. BGH, Urteil v. 23.10.1975 – II ZR 109/74).

Erster Schritt der gutachterlichen Betrachtung:
Nosologisch-diagnostische Ebene

In einem Gutachten ist zunächst der Nachweis oder Ausschluss eines die freie Willensbestimmung ausschließenden (nicht nur vorübergehenden) Zustandes krankhafter Störung der Geistestätigkeit zu führen. Dabei ist zu beachten, dass die juristischen Krankheitsbegriffe »krankhafte Störung der Geistestätigkeit«, »Geistesschwäche« oder »Bewusstseinsstörung« bzw. »Bewusstlosigkeit« nicht identisch mit den medizinischen Diagnosen nach ICD-10 (WHO 1991) sind (vgl. Nedopil 2007; Wetterling 2002, 2010a). Auf die Schwierigkeiten bzw. das Fehlen eindeutiger Definitionen von vielen medizinischen Begriffen im juristischen Bereich wurde von der Rechtsprechung hingewiesen (BayObLG, Beschluss v. 24.08.2001 – 3 Z BR 246/01). Eine isoliert auftretende psychopathologische Auffälligkeit, z. B. ein Wahn, kann ausreichen, um eine krankhafte Störung der Geistestätigkeit zu begründen (vgl. BayObLG, Urteil v. 14.09.2001 – 1 Z BR 124/00).

Bei folgenden Erkrankungen kann eine schwerwiegende Beeinträchtigung der Geschäftsfähigkeit vorliegen:

1. Dauerhafte Geschäftsunfähigkeit gemäß § 104 Abs. 2 BGB:
   - Amnestisches Syndrom (Korsakoff-Syndrom) (▶ Kap. 5.1)
   - Autismus (▶ Kap. 5.8.1)
   - Demenzielles Syndrom (▶ Kap. 5.2)
   - Hirnschädigungen (SHT, Zustand nach Schlaganfall, bei Hirntumoren etc.) (▶ Kap. 5.8.7–5.8.9)
   - Intelligenzminderung (▶ Kap. 6)
   - Schizophrenes Syndrom mit Residuum (▶ Kap. 5.6)
2. Vorübergehende Geschäftsunfähigkeit gemäß § 105 Abs. 2 BGB:
   Bipolares affektives Syndrom (depressives und manisches Syndrom) (▶ Kap. 5.3 & 5.4)

- Delirantes Syndrom (▶ Kap. 7.1)
- Epilepsie (▶ Kap. 5.8.3)
- Enzephalopathien (▶ Kap. 5.8.2)
- Intoxikationen (Alkohol, Drogen, Medikamente) (▶ Kap. 5.7)

Bei Vorliegen einer dieser Erkrankungen ist zu prüfen, ob und inwieweit der Schweregrad der nachweisbaren psychopathologischen und neuropsychologischen Symptome ausreicht, um eine Geschäftsunfähigkeit zu begründen.

Zweiter Schritt der gutachterlichen Betrachtung: Psychopathologische Ebene

In einem Gutachten sind die bei dem zu Begutachtenden in den Unterlagen und von Zeugen beschriebenen psychopathologischen Auffälligkeiten herauszuarbeiten. Dann ist zu prüfen, ob und inwieweit sie für oder gegen eine freie Willensbestimmung sprechen (▶ Kap. 10.1). Nach der Rechtsprechung kommt der Willensbildung und Willensentscheidung bei der Beurteilung der freien Willensbestimmung wesentliche Bedeutung zu (BGH, Urteil v. 14.07.1953 – V ZR 97/52; gleicher Tenor: BGH, Urteil v. 19.06.1970 – IV ZR 83/69; Reichsgericht, Urteil v. 19.01.1922 – Rep.VI. 585/21). Hierzu sind v. a. Störungen der folgenden Hirnfunktionen zu betrachten (▶ Kap. 4.3):

- Wachheit und Aufmerksamkeit (Vigilanz) (ICF b140: Funktionen der Aufmerksamkeit)
- Dekodierung (ICF b156: Funktionen der Wahrnehmung)
- Speicherung und Abruf von Informationen (ICF b144: Funktionen des Gedächtnisses)
- Informationsverarbeitung (ICF b164: Höhere kognitive Funktionen)
- Urteilsbildung (ICF b160: Funktionen des Denkens)

Dabei kommt eine Reihe von psychopathologischen Symptomen als Störungsmöglichkeit in Betracht, die in Kapitel 10.1 ausführlich erörtert werden. Als weitere Anhaltspunkte für die Beurteilung der Geschäftsfähigkeit können herangezogen werden (OLG Düsseldorf, Urteil v. 06.03.1998 – 7 U 210/95):

- Ausprägung der Beeinträchtigung intellektueller Fähigkeiten wie z. B. Rechenfähigkeit, Sprache (OLG Düsseldorf, Urteil v. 06.03.1998 – 7 U 210/95; Wetterling et al. 1995, 1996; ▶ Kap. 10.2.1 & 10.2.2)
- Einschränkung lebenspraktischer Fähigkeiten (OLG Düsseldorf, Urteil v. 06.03.1998 – 7 U 210/95; Wetterling et al. 1995, 1996) (▶ Kap. 8.3.1 & 10.2.3)
- Persönlichkeitsveränderung (OLG Düsseldorf, Urteil v. 06.03.1998 – 7 U 210/95)

Ein weiterer Gesichtspunkt, der gelegentlich als Argument in Gerichtsverfahren zur Frage der Geschäftsfähigkeit eingeführt wird, ist der Gegenstand des Rechtsgeschäfts.

Gegenstand des Rechtsgeschäfts

Der Gegenstand des Rechtsgeschäfts ist bei einer psychiatrischen Begutachtung der Geschäftsfähigkeit im Allgemeinen kaum von Bedeutung, denn die Rechtsprechung hat die freie Willensbildung betont und die verstandesmäßige Erfassung der Geschäftsaktion gering bewertet (vgl. BGH, Urteil v. 19.06.1970 – IV ZR 83/69). Es ist nicht von Bedeutung, ob eine Willensentscheidung in einem sinngesetzlichen Zusammenhang noch normal motiviert ist oder nicht. Wer unklug und kurzsichtig handelt, muss noch nicht geschäftsunfähig sein (vgl. BayObLG, Beschluss v. 24.11.1988 – BReg. 3 Z 149/88).

9.6.2 Gutachten zur Testier(un)fähigkeit

Die Testierunfähigkeit kann von einem Gericht nur aufgrund des Gutachtens eines Sachverständigen festgestellt werden. Gutachten zur Testierfähigkeit können in der Regel erst posthum erstellt werden (vgl. OLG Frankfurt, Beschluss vom 27.01.1997 – 20 W 21/97). Das BayObLG hat in seinem Beschluss v. 06.11.1995 – 1 Z BR 56/95 aber eine Untersuchung der Erblasser zu Lebzeiten für möglich gehalten. Auf die Schwierigkeiten einer posthumen Begutachtung der Testierfähigkeit anhand der Aktenlage ist mehrfach hingewiesen worden (Cording 2004, 2010b; Wetterling et al. 1995, 1996a; Wetterling 2003, 2010b, 2014). Bei einer von einem Gericht veranlassten Begutachtung wird der Gutachter in der Regel bei der richterlichen Anhörung Zeugen befragen können.

Anforderungen seitens der Rechtsprechung

Zur Prüfung des sachlichen Gehalts und der logischen Schlüssigkeit gehört insbesondere die Prüfung, ob die Ausführungen des Gutachtens den Begriff der Testierunfähigkeit erfüllen, ob sie für deren Bejahung oder Verneinung eine an dem zutreffenden Begriff der Testierunfähigkeit orientierte, nachvollziehbare und den Tatrichter überzeugende Begründung liefern (BayObLG, Beschluss v. 27.03.1991 – BReg. 1a Z 80/88). Da der allgemeine Grundsatz gilt, dass eine Störung der Geistestätigkeit, Geistesschwäche bzw. eine Bewusstseinsstörung die Ausnahme bildet (BayObLG, Urteil v. 18.12.1991 – BReg 1 Z 45/91; BayObLG, Urteil v. 28.05.1993 – 1 Z BR 7/93; FamRZ 1994, 593; OLG Frankfurt/M, Urteil v. 05.09.1995 – 20 W 107/94; FamRZ 1996, 635; OLG Frankfurt/M, Urteil. v. 19.02.1997 – 20 W 409/94), ist in einem Gutachten daher zu prüfen, ob die Voraussetzungen für eine Testierunfähigkeit erfüllt sind:

• Testierunfähig ist derjenige, dessen Erwägungen und Willensentschlüsse nicht mehr auf einer dem allgemeinen Verkehrsverständnis entsprechenden Würdigung der Außendinge und der Lebensverhältnisse beruhen, sondern durch krankhaftes Empfinden oder krankhafte Vorstellungen und Gedanken derart beeinflusst werden, dass sie tatsächlich nicht mehr frei sind, sondern vielmehr von diesen krankhaften Einwirkungen beherrscht werden (BayObLG; Beschluss

v. 27.07.2001 – 1 Z BR 84/00; OLG München, Beschluss v. 14.08.2007 – 31 Wx 16/07; OLG Rostock, Beschluss v. 05.06.2009 – 3 W 47/09).

- Diese Unfreiheit der Erwägungen und der Willensbildungen braucht nicht darin zutage zu treten, dass der Erblasser sich keine Vorstellung von der Tatsache der Errichtung eines Testaments und von dessen Inhalt oder von der Tragweite seiner letzten Anordnungen, insbesondere von ihrer Auswirkung auf die persönlichen und wirtschaftlichen Verhältnisse der Betroffenen, zu machen vermag. Sie kann sich vielmehr darauf beschränken, die Motive für die Errichtung einer letztwilligen Verfügung entscheidend zu beeinflussen. Testierunfähig ist daher auch derjenige, der nicht in der Lage ist, sich über die für und gegen seine letztwillige Verfügung sprechenden Gründe ein klares, von krankhaften Einflüssen nicht gestörtes Urteil zu bilden und nach diesem Urteil frei von Einflüssen etwaiger interessierter Dritter zu handeln (OLG Rostock, Beschluss v. 05.06.2009 – 3 W 47/09)

Die Anhaltspunkte für die Feststellung einer Testierfähigkeit sind von der Rechtsprechung verschiedentlich zusammengestellt worden:

- Beeinträchtigung der psychischen Funktionen des Auffassens, des Urteilens und des kritischen Stellungnehmens durch die Geisteskrankheit oder -schwäche so sehr, dass der Erblasser nicht mehr fähig ist, die Bedeutung seiner letztwilligen Verfügung einzusehen und nach dieser Einsicht zu handeln (BayObLG, Beschluss v. 14.09.2001 – 1 Z BR124/00). Aber eine geistige Erkrankung des Erblassers steht der Gültigkeit seiner letztwilligen Verfügung nicht entgegen, wenn diese mit der Erkrankung nicht in Verbindung steht, von ihr nicht beeinflusst ist (BayObLG, Beschluss v. 24.03.2005 – 1 ZR 107/04).
- Aufhebung von normalen, vernünftigen Erwägungen zur Willensbestimmung durch krankhafte Empfindungen und Vorstellungen (BayObLG, Beschluss v. 14.09.2001 – 1 Z BR124/00; BayObLG, Beschluss v. 24.03.2005 – 1 ZR 107/04).

Weitere Anhaltspunkte finden sich in dem Urteil des OLG München vom 14.08.2007 – 31 Wx 16/07:

- Es reicht für die Testierfähigkeit nicht aus, dass der Testierende in der Lage ist, die eigenen Bezugspersonen zu erkennen und einfache Sachverhalte zu erfassen.
- Es genügt nicht, dass er überhaupt einen Wunsch äußern oder eine Meinung artikulieren kann.
- Es muss ihm bei der Testamentserrichtung möglich sein, sich an Sachverhalte und Ereignisse zu erinnern, Informationen aufzunehmen, Zusammenhänge zu erfassen und Abwägungen vorzunehmen.

Eine Begutachtung der Testierfähigkeit sollte ebenfalls in zwei Schritten erfolgen (BayObLG, Urteil v. 14.09.2001 – 1Z BR 124/00). Für die Beurteilung ist nicht die Diagnose einer Geisteskrankheit oder -schwäche entscheidend, sondern Grad und Ausmaß der nachweisbaren psychopathologischen Auffälligkeiten (BayObLG,

Urteil v. 10.09.1985 – Allg. Reg. 38/85). Dabei ist auch das Gesamtbild der Persönlichkeit in der fraglichen Zeit zu betrachten (OLG Düsseldorf, Urteil v. 24.01.2013
– I–3 Wx 2/11).

Erster Schritt der gutachterlichen Betrachtung: Nosologisch-diagnostische Ebene

In einem Gutachten ist zunächst der Nachweis oder Ausschluss eines die freie
Willensbestimmung ausschließenden Zustandes krankhafter Störung der Geistestätigkeit zu führen. Bei folgenden Erkrankungen kann eine schwerwiegende Beeinträchtigung der Testierfähigkeit vorliegen:

- Amnestisches Syndrom (Korsakoff-Syndrom) (► Kap. 5.1)
- Delirantes Syndrom (► Kap. 7.1)
- Demenzielles Syndrom (► Kap. 5.2)
- Depressives Syndrom (► Kap. 5.3)
- Enzephalopathien (► Kap. 5.8.2)
- Hirnschädigungen (SHT, Zustand nach Schlaganfall, bei Hirntumoren etc.)
  (► Kap. 5.8.7–5.8.9)
- Intelligenzminderung (► Kap. 6)
- Intoxikationen (Alkohol, Drogen, Medikamente) (► Kap. 5.7)
- Schizophrenes oder wahnhaftes Syndrom (► Kap. 5.6)

Die Sicherheit der diagnostischen Einschätzung muss im Gutachten angegeben
und begründet werden. Bei Vorliegen einer dieser Erkrankungen ist zu prüfen,
ob und inwieweit der Schweregrad der nachweisbaren psychopathologischen
und neuropsychologischen Symptome ausreicht, um eine Testierunfähigkeit zu
begründen.

Zweiter Schritt der gutachterlichen Betrachtung: Psychopathologische Ebene

In einem Gutachten sind die bei dem zu Begutachtenden in den Unterlagen und
von Zeugen beschriebenen psychopathologischen Auffälligkeiten herauszuarbeiten. Dann ist zu prüfen,

- ob krankhafte Empfindungen und Vorstellungen die Bestimmbarkeit des Willens durch normale, vernünftige Erwägungen aufgehoben haben (BayObLG
  ZEV 2005, 345; vgl. OLG Düsseldorf, Beschluss v. 01.06.2012 – I–3 Wx 273/11);
- ob und inwieweit sie für oder gegen eine freie Willensbestimmung sprechen
  (► Kap. 10.1).

Nach der Rechtsprechung kommt der Urteils-/Willensbildung und Willensentscheidung bei der Beurteilung der freien Willensbestimmung wesentliche Bedeutung zu (► Abb. 4.1). Hierzu sind v. a. Störungen der folgenden Hirnfunktionen
zu betrachten (► Kap. 4.3):

- Wachheit und Aufmerksamkeit (Vigilanz) (ICF b140: Funktionen der Aufmerksamkeit) bzw. Auffassungsfähigkeit (BayObLG, Beschluss v. 14.09. 2001 – 1 Z BR 124/00)
- Dekodierung (ICF b156: Funktionen der Wahrnehmung)
- Speicherung und Abruf von Informationen (ICF b144: Funktionen des Gedächtnisses) bzw. Erinnerungsfähigkeit (OLG München, Urteil v. 14.08. 2007 – 31 Wx 16/07)
- Informationsverarbeitung (ICF b164: Höhere kognitive Funktionen)
- Urteilsbildung (ICF b160: Funktionen des Denkens) (BayObLG, Beschluss v. 14.09.2001 – 1 Z BR124/00) bzw. Einsichts- und Willensbildungsfähigkeit (BayObLG, Urteil v. 10.09.1985 – Allg. Reg. 38/85; BayObLG, Urteil v. 24.08.2001 – 3 Z BR 246/01; BayObLG, Beschluss v. 14.09.2001 – 1 Z BR124/00)

Dabei kommt eine Reihe von psychopathologischen Symptomen als Störungsmöglichkeit in Betracht, die in Kapitel 10.1 ausführlich erörtert werden.

Andere Aspekte

Die Motive eines Erblassers spielen bei Errichtung des Testaments solange keine Rolle, wie aus ihnen nicht Schlüsse hinsichtlich der Testierfähigkeit gezogen werden können (vgl. OLG Düsseldorf, Beschluss v. 01.06.2012 – I-3 Wx 273/11). Nach § 2065 BGB muss ein Erblasser die wesentlichen Teile seines letzten Willens schlüssig angeben. Dazu gehört insbesondere die Bestimmung über die Person des Bedachten (OLG Köln, Beschluss v 14.11.16 – 2 Wx 536/16). Wenn das Testament »Lücken« in den Bestimmungen enthält, können diese durch das Gericht ausgelegt werden (OLG München – Beschluss v. 09.08.2016 – 31 Wx 286/15; OLG Schleswig – Beschluss vom 18.05.2016 – 3 Wx 113/15). Eine Straftat gegen den Erblasser ist ein anerkanntes Motiv für eine Enterbung (OLG Stuttgart, Beschluss v. 24.01.2019 – 19 U 80/18).

Ein auffälliges Schriftbild und auffälliger Text des Testaments sind zu würdigen. Das äußere Bild des Testaments kann Rückschlüsse auf den Geisteszustand des Erblassers zulassen, insbesondere bei grammatischen bzw. Satzbaufehlern etc. (vgl. BayObLG, Beschluss v. 14.09.2001 – 1 Z BR 124/00). Wichtig ist eine korrekte Unterschrift (OLG Düsseldorf, Beschluss v. 10.05.2017 – I-3 Wx 315/15). Ein unleserliches Testament ist unwirksam (OLG Hamm, Beschluss v. 27.11.2015 – 10 W 153/15; OLG Schleswig, Beschluss v. 16.7.2015 – 3 Wx 53/15). Ein korrekt geschriebenes und grammatikalisch einwandfreies Testament beweist aber noch keine Testierfähigkeit (vgl. OLG Jena, Beschluss v. 04.05.2005 – 9W 612/04), da in den meisten Fällen nicht eindeutig festgestellt werden kann, ob jemand bei der Erstellung »geholfen« hat. Ein Sachverständiger ist nicht gehalten, im Rahmen seines Gutachtens Inhalt und Form der letztwilligen Verfügung eines Erblassers zur Beurteilung von dessen Testierfähigkeit zu würdigen (vgl. OLG München, Beschluss v. 22.10.2014 – 31 Wx 239/13). Ein Erblasser muss seine letztwilligen Verfügungen nicht durch vernünftige und von Dritten nachvollziehbare Gründe rechtfertigen. Es ist allein sein Wille entscheidend (BayObLG, 30.01.1991 – BReg. 1 Z 37/90).

9.6.3 Gutachten bei Selbsttötung (Suizid)

Die Frage, ob ein die freie Willensbestimmung ausschließender Zustand krankhafter Störung der Geistestätigkeit bestanden hat, ist auch im Versicherungsvertragsgesetz (VVG) von Bedeutung. Bei Suiziden besteht nach § 161 VVG Leistungspflicht des Versicherers (d. h. Auszahlung einer Lebensversicherung) nur, wenn die Tat in einem solchen Zustand begangen wurde. Die Beweislast hat der Anspruchsteller (Kläger) (OLG Nürnberg, Urteil v. 25.03.1993 – 8 U 2000/92).

In Deutschland sterben jedes Jahr etwa 10.000 Menschen durch einen Suizid. Die Hauptrisikofaktoren sind: hohes Alter, männliches Geschlecht und psychische Erkrankungen, insbesondere psychiatrische Komorbidität mit Suchterkrankungen (B. Schneider 2003; B. Schneider und Wetterling 2015). Nach Studien mit verschiedenen Methoden, vor allem der Methode der psychologischen Autopsie, ist davon auszugehen, dass ein sehr großer Anteil derjenigen, die an einem Suizid versterben, an einer psychiatrischen Erkrankung gelitten haben (B. Schneider 2003).

Anforderungen seitens der Rechtsprechung

Ob ein »Anscheinsbeweis«, wie etwa die Tatumstände, zum Nachweis eines Suizides ausreicht, wird in der Rechtsprechung nicht einheitlich bewertet und kommt nur in Einzelfällen in Betracht (s. BGH, Urteil v. 18.03.1987 – IVa ZR 205/85). Das Vorliegen einer Geisteskrankheit ist nicht erforderlich (OLG Hamm, Urteil v. 27.04.1977 – 20 U 239/76; OLG Stuttgart, Urteil v. 27.06.1988 – 5 U 259/87; OLG Düsseldorf, Urteil v. 14.05.2002 – I–4 U 171/01; OLG Karlsruhe, Urteil v. 20.02.2003 – 12 U 205/02). Voraussetzung ist nur, dass eine freie Entscheidung aufgrund einer nachvollziehbaren Abwägung von Für und Wider ausgeschlossen ist und eine sachliche Prüfung der in Betracht kommenden Gesichtspunkte nicht möglich ist (BGH, Urteil v. 19.06.1970 – IV ZR 83/69). Dafür kommt es vornehmlich darauf an, ob der Versicherte imstande war, seinen Willen unbeeinflusst von der vorliegenden Störung zu bilden, ob ihm also eine freie Willensentscheidung möglich war oder ob umgekehrt von einer freien Willensbildung nicht mehr gesprochen werden kann, etwa weil die Willensbestimmung von unkontrollierten Trieben und Vorstellungen gesteuert worden ist (BGH, Urteil v. 13.10.1993 – IV ZR 220/92).

Auch wenn deutliche psychische Störungen bei einem durch Suizid Verstorbenen bekannt sind, bzw. sich Anhaltspunkte dafür finden lassen, dass eine psychopathologisch auffällige Symptomatik vor der Tat bestand, kann dies nicht als hinreichender Anhaltspunkt dafür gelten, dass der Betreffende den Suizid in einem Zustand begangen hat, der eine freie Willensbestimmung ausschließt. Gegen einen solchen Zustand spricht nach der Rechtsprechung, wenn die Tat als »Bilanzselbstmord« anhand der aktuellen Lebensumstände nachvollziehbar ist. In diesem Fall wird davon ausgegangen, dass »einfühlbare« Motive noch Einfluss auf die Willensentscheidung hatten (vgl. OLG Stuttgart, Urteil v. 27.06.1988 – 5 U 259/87). Dem Fehlen nachvollziehbarer Beweggründe für den Suizid wird erhebliches Gewicht beigemessen.

Es reicht nicht aus, wenn die freie Willensbestimmung des Versicherungsnehmers zum Zeitpunkt der Tatausübung durch von Sachverständigen bestätigte toxische Einflüsse (Medikamente und/oder Alkohol) und seine allgemeine psychische Befindlichkeit deutlich eingeengt, aber nicht nachweisbar völlig ausgeschlossen war (vgl. OLG Düsseldorf, Urteil v. 14.05.2002 – I-4 U 171/01). Nach der Rechtsprechung kann auch der Umstand, dass die Tat unerklärlich erscheint, die Annahme einer Störung der Geistestätigkeit oder das Fehlen eines bestimmten und ausreichenden Beweggrundes für die Tat für sich genommen einen Ausschluss der Steuerungsfähigkeit nicht begründen (vgl. OLG Köln, Urteil v. 21.02.2001 – 5 U 127/00; OLG Karlsruhe, Urteil v. 20.02.2003 – 12 U 205/02).

Beurteilung

Es ist wie bei Gutachten zur Frage der Geschäftsfähigkeit in zwei Schritten vorzugehen und die Befunde auf zwei Ebenen zu beurteilen (▶ Kap. 9.6.1): Als erstes ist ein Nachweis oder Ausschluss eines die freie Willensbestimmung ausschließenden Zustandes krankhafter Störung der Geistestätigkeit zu führen. Dieser kann bei einigen Erkrankungen vorliegen (▶ Kap. 5). Dabei kommt eine Reihe von psychopathologischen Symptomen als Störungsmöglichkeit in Betracht, die in Kapitel 10.1 ausführlich erörtert werden (▶ Kap. 10.1.1–10.1.8), wobei besonders auf affektive und wahnhafte Symptome einzugehen ist. Grundsätzlich sind die gleichen Beurteilungsmaßstäbe wie für die Geschäftsfähigkeit heranzuziehen (Cording und Saß 2009; ▶ Kap. 9.6.1). Aber es ist nur die Suizidhandlung und nicht ein längerer Zeitverlauf zu bewerten. Hierzu ist in strittigen Fällen ein Sachverständigengutachten erforderlich (BGH, Urteil v. 05.02.1997 – IV ZR 80/96).

Die Begutachtung von Menschen, die an Suizid verstorben sind, ist äußerst schwierig. Die Gründe dafür sind:

- Der hohe Anteil an Suizidopfern mit komorbiden psychiatrischen Störungen, insbesondere mit Suchterkrankungen (B. Schneider 2003; B. Schneider und Wetterling 2015)
- Die hohe Anzahl derjenigen, die in alkohol-intoxikiertem Zustand einen Suizid oder Suizidversuch begehen (Holmgren und Jones 2010; B. Schneider und Wetterling 2015; Wetterling und Schneider 2013)
- Die sehr häufig impulsiv durchgeführte Suizidhandlung (B. Schneider und Wetterling 2015; Wetterling und Schneider 2013)
- Die sehr kurze Zeit zwischen Suizididee und Suizidhandlung (K. J. Linden 1969)

Diese Faktoren erschweren eine Analyse der letzten Lebensstunden, weil meist für diesen kurzen Zeitraum kaum (verlässliche) Angaben vorliegen. Daher sind die Angaben meist nicht ausreichend, um die oben genannten von der Rechtsprechung geforderten Beweisanforderungen hinreichend zu erfüllen (s. OLG Karlsruhe Urteil v. 20.02.2003 – 12 U 205/02). Von der Rechtsprechung wird eine Blutalkoholkonzentration von 2,2 Promille auch in Zusammenhang mit der Einnahme von Psychopharmaka nicht als hinreichend für die Annahme eines Zustandes anerkannt, der die freie Willensbestimmung ausschließt (OLG Köln, Urteil v. 21.02.2001 – 5 U 127/00).

Besondere Beachtung bei der Begutachtung sollten eine Einengung des Bewusstseinsfeldes mit einer Realitätsverzerrung (Cording und Saß 2009), ein daraus resultierender Bruch der autobiografisch gewachsenen personalen Sinnkontinuität sowie Gedanken eines schuldhaften Versagens erfahren. Bei Personen mit einem schizophrenen Syndrom kommt dem Nachweis von Wahngedanken, Depersonalisations- und Derealisationserleben sowie Ich-Störungen Bedeutung zu (▶ Kap. 10.1.5).

10 Anhaltspunkte für die Beurteilung

10.1 Psychopathologie

In der Psychopathologie (griechisch von ×ψυχή psyché »Seele«, »Gemüt«; ×πάθος páthos »Leiden(schaft)« und ×λόγος lógos »Wort«, »Vernunft«, »Sinn«, »Lehre«) werden die verschiedenen Erscheinungsformen psychischer Erkrankungen beschrieben. Die Psychopathologie ist eine beschreibende und verstehende Wissenschaft, die sowohl hinsichtlich der Terminologie als auch der Sichtweisen im Zeitverlauf Wandlungen unterworfen war und ist (Janzarik 2011; Schmitt 2011, Jäger 2016). Als Standardwerke gelten auch international die »Allgemeine Psychopathologie« von Karl Jaspers (1946) und »Klinische Psychopathologie« von Kurt Schneider (1946).

Im Folgenden sollen die psychopathologischen Auffälligkeiten in Hinblick auf ihre Auswirkungen auf die Urteilsfähigkeit und Willensbestimmung dargestellt werden. Bei der gutachterlichen Bewertung von psychopathologischen Symptomen ist bei einer retrospektiven oder posthumen Begutachtung eine Reihe von methodischen Einschränkungen zu berücksichtigen. Eine Vielzahl von psychopathologischen Auffälligkeiten kann nur in Form einer Selbstaussage erkannt werden, z. B. Wahngedanken. Vielfach werden solche Symptome auch erst in einem längeren Gespräch gegenüber einer Person, die besonderes Vertrauen genießt (z. B. Arzt), geäußert bzw. auf Nachfrage bestätigt.

Wenn – wie in den meisten Fällen bei der Begutachtung der Geschäfts- oder Testierfähigkeit – eine eigene Befragung des zu Begutachtenden nicht (mehr) möglich ist, ist eine retrospektive oder posthume gutachterliche Einschätzung zu den entsprechenden Symptomen nur eingeschränkt möglich. Die Angabe über das Vorhandensein eines Symptoms beruht in entsprechenden Fällen auf der Aussage eines Dritten (Zeugen, Arzt). Die Angabe eines Symptoms, das auf einer Selbstaussage beruht, ist auch nur möglich, wenn der zu Begutachtende mit dem Zeugen über diesen Themenbereich gesprochen hat bzw. dieser danach gefragt hat. Dies ist aber sehr häufig nicht der Fall. Daher stellen die von Zeugen geschilderten psychopathologischen Symptome oft nur einen Teil der beim zu Begutachtenden tatsächlich vorliegenden Symptomatik dar. Es können aber nur die geschilderten Symptome als Anhaltspunkte für eine Beurteilung dienen. Zudem ist zu berücksichtigen, dass die psychopathologische Fachterminologie viele Begriffe wie z. B. depressiv oder verwirrt, die in der Umgangssprache sehr häufig zur Beschreibung von psychopathologischen Auffälligkeiten benutzt werden, wegen der Unschärfe der Begriffe nicht verwendet (AMDP 2018; Scharfetter 2010).

Bei der Begutachtung kann das Vorgehen des AMDP-Manuals (2018) zur Erfassung von psychopathologischen Auffälligkeiten als Vorbild dienen. Es unterscheidet klar zwischen Fremdbeobachtung und Selbstaussage. In einem ersten Schritt wird für jedes relevante Symptom (s. u.) überprüft, ob anhand der vorliegenden Angaben beurteilt werden kann, ob es vorhanden ist, sprich, ob es in den Angaben/Aussagen erwähnt oder nicht erwähnt wird. Fehlende Angaben bedeuten nicht sicher, dass das Symptom nicht vorhanden war, aber es ist in einem Gutachten hierzu keine Aussage möglich, weil kein entsprechender Anhaltspunkt gegeben ist. In nächsten Schritt ist zu prüfen, ob das Merkmal als vorhanden oder als nicht vorhanden angegeben wurde, z. B. Orientierungsstörungen. Vielfach fehlen zu Symptomen eindeutige Angaben, sondern es werden von den Zeugen nur Eindrücke wiedergegeben, die nicht auf präzisen Nachfragen etc. basieren (▶ Kap. 9.5.3 & 9.5.4). Eindrücke haben aber weniger Evidenz als konkrete Beobachtungen. In einem weiteren Schritt ist dann aufgrund der Zeugenangaben etc. eine Einschätzung des Schweregrads eines vorhandenen Symptoms vorzunehmen (AMDP 2018).

Von der Rechtsprechung sind eine Reihe von Anhaltspunkten vorgegeben worden, die bei der Beurteilung als Bewertungsmaßstab für eine schwerwiegende Einschränkung oder gar einen Ausschluss der Urteilsfähigkeit und der freien Willensbestimmung herangezogen werden können (▶ Kap. 9.6.1 & 9.6.2). Dabei geht es vorrangig um folgende Hirnfunktionen (▶ Kap. 4.3; s. a. Habermeyer und Saß 2002b; Wetterling 2010a):

- *Ungestörte Realitätswahrnehmung:* v. a. Fähigkeit zum Erkennen der aktuellen Situation, insbesondere der anstehenden Entscheidung und der für sie wichtigen Gesichtspunkte
- *Merkfähigkeit:* Fähigkeit, neue Informationen speichern zu können
- *Gedächtnis:* Fähigkeit, auf Erfahrungen aus seinem Leben und daraus gewonnene Einsichten, Wertmaßstäbe etc. zugreifen zu können. Hierzu ist eine Kontinuität der autobiografischen Erinnerung Voraussetzung (K. Schneider 1948, S. 8).
- *Urteilsfähigkeit* (»Abwägen Für und Wider«): Fähigkeit, auf dem Boden der im Gedächtnis gespeicherten Erfahrungen und daraus gewonnenen Einsichten, Wertmaßstäbe etc. Folgen einer Entscheidung prüfen und absehen zu können. Die Urteilsfähigkeit ist weitgehend äquivalent mit der Einsichtsfähigkeit (▶ Kap. 4.3.3; Abb. 4.1)
- *Entscheidungsfähigkeit:* Fähigkeit, einen Willensentschluss zu fällen und umzusetzen

Mit Fähigkeit ist im zivilrechtlichen Kontext gemeint, dass der Betreffende über diese Hirnfunktion verfügte und nicht durch eine »krankhafte Störung« daran gehindert war, diese Funktion zu nutzen. Ob er diese Hirnfunktion tatsächlich bei dem »Geschäft« eingesetzt hat, also »klug« gehandelt hat, ist juristisch nicht maßgeblich. Ein weiterer wichtiger Gesichtspunkt ist, ob die Störung der Hirnfunktion(en) für die Beurteilung der vorübergehenden Geschäftsunfähigkeit nach § 105 Abs. 2 BGB, der Testierfähigkeit nach § 2229 Abs. 4 BGB sowie nach

§ 161 VVG zum Zeitpunkt der Handlung (z. B. Vertragsabschluss, Einwilligungs-
erklärung, Testamentserrichtung bzw. Suizid) bestand. Bei der Frage der Geschäftsfähigkeit nach § 104 Abs. 2 BGB ist zusätzlich wichtig, ob die Störung
dauerhaft bestanden hat. Von Bedeutung für die Beurteilung ist auch, ob nur
eine Fähigkeit oder mehrere gleichzeitig gestört sind, da es vielfältige Wechselwirkungen gibt (▶ Kap. 10.4.5).

Im Folgenden wird eine Unterscheidung vorgenommen in Hinweis und Anhaltspunkt. Viele psychopathologische Befunde sind nicht eindeutig mit einer
der oben genannten Hirnfunktionen assoziiert, aber sie können darauf hin-
deuten (= Hinweis). Wenn ein Symptom mit hoher Wahrscheinlichkeit mit
einer Hirnfunktionsstörung verknüpft ist, wird dies als Anhaltspunkt bezeichnet. Es wird eine Schweregradeinteilung in Beeinträchtigung < Einschränkung < Verlust vorgenommen.

10.1.1 Wahrnehmungsstörungen, Sinnestäuschungen und Ich-Störungen

ICF b156 Funktionen der Wahrnehmung

Störungen der Wahrnehmung, die auf schwerwiegenden Beeinträchtigungen
der Sinnesorgane, insbesondere der Seh- und Hörfunktion (ICF b210 und b230)
beruhen, sind bei der Beurteilung der Willensbestimmung zu berücksichtigen
(vgl. BayObLG, Beschluss v. 10.01.1997 – 1 Z BR 222/96). Entscheidend ist, ob
noch auf irgendeinem Weg eine zuverlässige Verständigung mit dem Betreffenden möglich ist (z. B. Taubstummensprache mithilfe einer hinzugezogenen Vertrauensperson) (vgl. BVerfG, Urteil v. 19.01.1999 – 1 BvR 2161/94). In einem
Gutachten ist daher zu prüfen, ob bei dem Betreffenden Anhaltspunkte für Störungen der Seh- und Hörfunktion vorlagen und ob diese gegebenenfalls bei dem
Geschäftsabschluss, der Einwilligung oder der Testamentserrichtung berücksichtigt wurden bzw. eine entsprechende Hilfe (z. B. Leselupe) benutzt wurde.

Sinnestäuschungen

Sinnestäuschungen können grundsätzlich in allen Sinnesqualitäten auch ohne
äußeren Sinnesreiz auftreten (▶ Kap. 4.3.1). Wenn der Betreffende sensorische
Wahrnehmungen ohne einen äußeren Reiz nicht als Fehlwahrnehmung erkennen
kann, sondern als real ansieht, dann liegen Halluzinationen vor. Bei Halluzinationen handelt es sich immer um Selbstangaben, die oft nicht (spontan) berichtet
werden. Halluzinationen können bei einer Reihe von neuropsychiatrischen Erkrankungen auftreten, v. a. bei einem/einer:

- Deliranten Syndrom (▶ Kap. 7.2)
- Demenziellen Syndrom, insbesondere bei der Lewy-Körperchen-Demenz
  (▶ Kap. 5.2)

- Epilepsie (▶ Kap. 5.8.3)
- Intoxikation, v. a. bei Drogen, aber auch bei Medikamenten (▶ Tab. 5.3 & 5.4)
- Schizophrenen oder wahnhaften Syndrom (▶ Kap. 5.6)

Sie können aber auch isoliert bei den sogenannten Halluzinosen, z. B. bei chronischem Alkohol- oder Drogenkonsum, auftreten (▶ Tab. 5.3 & 5.4). Wie in dem in Abbildung 4.3 vorgestellten Modell dargestellt wurde, sind Fehlwahrnehmungen (Halluzinationen) als Störfaktor für die Willensbestimmung anzusehen, der die Urteilsfähigkeit und Willensbestimmung durch eine Beeinträchtigung der Realitätswahrnehmung schwerwiegend stören kann, weil die Fehlwahrnehmungen von dem Betreffenden unreflektiert als richtige Information angesehen werden. Auch können Halluzinationen die Wahrnehmung von äußeren Reizen so stark stören, dass eine geordnete Aufnahme von Informationen nicht mehr möglich ist. Denn unter dem Eindruck von Halluzinationen (v. a. akustischen oder optischen) sind die Betreffenden oft nicht mehr in der Lage, ihre Aufmerksamkeit auf einen bestimmten Punkt/Gegenstand etc. zu richten (▶ Kap. 10.1.2). Dadurch kann die Kommunikation deutlich erschwert und infolge dessen der Realitätsbezug beeinträchtigt sein.

Akustische Halluzinationen, die häufig in Form von Beschimpfungen oder befehlshaften Anordnungen (imperative Stimmen) von dem Betreffenden wahrgenommen werden, können die Urteilsfähigkeit und Willensbestimmung maßgeblich beeinflussen, sodass eine Willensfreiheit nicht mehr gegeben ist. Sie können einen Betroffenen in einen Suizid treiben. Dies ist bei Begutachtung zum § 161 VVG zu berücksichtigen. Auch optische Halluzinationen können für den Betreffenden so bedrohlich wirken, dass sie handlungsbestimmend werden, z. B. Weglaufen vor wilden Tieren im Delir oder bei einer Drogenintoxikation (▶ Tab. 5.3 & 5.4). Auch hier kann es in der Folge zu einem Suizid kommen. Meist liegt auch eine posthum leichter feststellbare Bewusstseinsstörung vor (▶ Kap. 7.2). Optische Halluzinationen können auch zur Bildung eines Wahns wesentlich beitragen (▶ Kap. 10.1.6).

Akustische und optische Halluzinationen sind bei einer späteren, insbesondere posthumen Begutachtung selten ein Gegenstand der Beurteilung, da entsprechende zuverlässige Angaben meist fehlen. Nur wenn sie klar – nach Möglichkeit von Fachärzten – diagnostiziert oder eindeutig beschrieben worden sind, sollten sie in das Gutachten Eingang finden. Analog zum Wahn sind Halluzinationen aber nur für die Fälle von Bedeutung, in denen sie den Gegenstand des »Geschäfts« betreffen (▶ Kap. 10.1.6). Dies ist aber mit Ausnahme von akustischen Halluzinationen nur selten der Fall.

Verlaufs- und Behandlungsaspekte

Die Intensität von Halluzinationen ist oft schwankend. Sie kann auch situationsabhängig sein, z. B. die von den Nachbarn »eingeleiteten Gase«, die den Betreffenden dazu bringen sollen, die Wohnung zu verlassen, werden nur in der eigenen Wohnung wahrgenommen. Die Dauer von Halluzinationen ist sehr variabel von wenigen Minuten bis zu mehreren Jahren. Länger andauernde Halluzinationen kommen v. a. bei einem demenziellen (v. a. Lewy-Körperchen-Demenz) (▶ Kap. 5.2) oder beim schizophrenen Syndrom vor (▶ Kap. 5.6). Es gibt aber auch Menschen, die ein Stimmenhören beschreiben und sich nicht dadurch beeinträchtigt fühlen (Larøi et al. 2012). Eine Behandlung mit Medikamenten (Antipsychotika) führt bei einem Teil der Behandelten zu einer Abnahme der Intensität und auch der Dauer der Halluzinationen. Eine Behandlung mit v. a. dopaminergen Medikamenten wie z. B. beim Parkinson-Syndrom kann zum Auftreten von vorwiegend optischen Halluzinationen führen (▶ Tab. 5.3 & 5.4).

Wahrnehmung der eigenen Handlungen

ICF b180 Die Selbstwahrnehmung und die Zeitwahrnehmung betreffende Funktionen
In Zeugenangaben findet sich nicht selten der Hinweis, dass der zu Begutachtende Fehler, die ihm bei alltäglichen oder anderen Tätigkeiten unterlaufen sind, nicht bemerkt habe bzw. keine entsprechenden Äußerungen gemacht habe. Auch wird berichtet, dass Hirnfunktionsstörungen, insbesondere die Einschränkungen komplexer Fähigkeiten, wie z. B. Auto fahren, nicht (mehr) wahrgenommen bzw. reflektiert werden (entsprechende empirische Daten ▶ Kap. 9.1.1 & 9.3.1). Eine sogenannte Anosognosie kann bei einer Reihe von neuropsychiatrischen Erkrankungen auftreten (▶ Kap. 9.1.1 & 9.3.1). Sie ist als Wahrnehmungsstörung anzusehen und entspricht in nur in Teilen dem, was häufig als fehlende Reflexions- oder auch Kritikfähigkeit beschrieben wird. Die beiden Begriffe schließen nämlich noch eine bewertende Komponente mit ein (▶ Kap. 4.3). Abhängig vom Schweregrad der Wahrnehmungsstörung ist von einer Einschränkung der Willensbestimmung auszugehen.

Verlaufs- und Behandlungsaspekte

Die Wahrnehmungsstörungen sind in der Regel – abgesehen von einem leichten Ausprägungsgrad – weitgehend konstant und nehmen in Abhängigkeit von der Grunderkrankung im Verlauf zu. Behandlungsmöglichkeiten sind bisher nicht bekannt.

Ich-Störungen

ICF b180 Die Selbstwahrnehmung und die Zeitwahrnehmung betreffende Funktionen
Mit Ich-Störungen werden Wahrnehmungen bezeichnet, bei denen eine Störung der Ich-Umwelt-Grenze oder des personalen Einheitserlebens vorliegt. Naturgemäß kann es sich dabei nur um Selbstaussagen handeln. Diese Wahrnehmungen bzw. Zustände werden meist als sehr fremdartig und elementar bedrohlich erlebt, aber oft nicht angegeben. Ich-Störungen können bei einigen neuropsychiatrischen Erkrankungen auftreten, v. a. bei einem/einer:

• Deliranten Syndrom (▶ Kap. 7.2)

- Intoxikation, v. a. mit Drogen (▶ Tab. 5.3 & 5.4)
- Schizophrenen Syndrom (▶ Kap. 5.6)

Es werden verschiedene Zustandsbilder unterschieden (AMDP 2018):

- *Derealisation:* Dabei wird die Umgebung und/oder das Zeiterleben als unwirklich verändert wahrgenommen, sodass keine Vertrautheit mehr besteht.
- *Depersonalisation:* Dabei kommt sich der Betreffende selbst fremd, unwirklich verändert oder wie ein anderer vor. Es fehlt die Vertrautheit mit dem eigenen Körper.
- *Gedankenausbreitung:* Der Betreffende hat den Eindruck, dass seine Gedanken nicht mehr ihm allein gehören und dass andere wissen, was er denkt (Gedankenlesen).
- *Gedankenentzug:* Der Betreffende hat den Eindruck, dass ihm seine Gedanken weggenommen werden.
- *Gedankeneingebung:* Der Betreffende erlebt seine Gedanken und Vorstellungen nicht als seine eigenen, sondern von außen gemacht, beeinflusst, eingegeben oder gelenkt bzw. gesteuert.

Ich-Störungen sind als schwere Verzerrungen der Realitätswahrnehmung anzusehen. Daher ist keine Urteilsfähigkeit und freie Willensbestimmung mehr gegeben.

Verlaufs- und Behandlungsaspekte

Die Intensität von Ich-Störungen schwankt oft situationsabhängig. Die Dauer von Ich-Störungen ist variabel. Eine Behandlung mit Medikamenten (Antipsychotika) führt bei einem Teil der Behandelten zu einer Abnahme der Intensität und Dauer der Ich-Störungen.

10.1.2 Aufmerksamkeits-, Bewusstseins- und Vigilanzstörungen

ICF b110 Funktionen des Bewusstseins, b140 Funktionen der Aufmerksamkeit

Aufmerksamkeitsstörungen gehören zu den häufigsten Hirnfunktionsstörungen im Alltag. Sie sind z. B. Ursache für viele Unfälle oder Missverständnisse in Gesprächen. Die Ursachen sind vielfältig (▶ Kap. 5.3.1). Aufmerksamkeitsstörungen können bei allen neuropsychiatrischen Erkrankungen auftreten, v. a. bei einem/einer:

- Deliranten Syndrom (▶ Kap. 7.2)
- Demenziellen Syndrom (▶ Kap. 5.2)
- Depressiven Syndrom (▶ Kap. 5.3)
- Enzephalopathie (▶ Kap. 5.8.2)
- Intelligenzminderung (▶ Kap. 6)
- Intoxikation mit Alkohol, Drogen oder Medikamenten (▶ Tab. 5.3 & 5.4)

- Multiplen Sklerose (▶ Kap. 5.8.5)
- Schizophrenen oder Wahnsyndrom (▶ Kap. 5.6)
- Zustand nach Schlaganfall oder SHT (▶ Kap. 5.8.7 & 5.8.8)

Bei Störungen der Aufmerksamkeit ist die Grenze, ab wann sie »krankhaft« sind, schwer zu ziehen. Ein wesentlicher Aspekt ist die Beeinträchtigung der Realitätswahrnehmung und ein zweiter die Dauer. So führt eine andauernde Störung der Aufmerksamkeit beim Aufmerksamkeitsdefizit-Hyperaktivitätssyndrom (ADHS) in der Regel nicht zu einer Realitätsverkennung und damit nicht zu einer Beeinträchtigung der Geschäfts- und Testierfähigkeit (Hausotter 2012). Eine Beeinträchtigung der Willensbestimmung durch Aufmerksamkeitsstörungen ist erst dann gegeben, wenn durch sie die Kontinuität der Realitätswahrnehmung über einen längeren Zeitraum (Stunden) unterbrochen wird. Dies ist bei quantitativen und v. a. qualitativen Bewusstseinsstörungen der Fall (▶ Kap. 7). Ein Verlust der Urteilsfähigkeit und Willensbestimmung ist dann begründet zum einen durch die stark gestörte bzw. aufgehobene Realitätswahrnehmung, die einen sachgerechten Realitätsbezug ausschließt, und zum anderen durch eine schwerwiegende Störung bzw. völligen Funktionsausfall der Denkprozesse (▶ Kap. 4.3.2 & 4.3.3). Bei einem länger andauernden Zustand einer qualitativen oder quantitativen Bewusstseinsstörung (z. B. Delir oder Koma) kommt es zudem noch zu einer Unterbrechung der Erlebniskontinuität (vgl. Svenningsen et al. 2014).

Vigilanzstörungen zählen ebenso wie Aufmerksamkeitsstörungen zu den im Alltag sehr häufigen Störungen. Auch hier ist die Grenze zur »Normalität« schwer zu ziehen, da Vigilanzschwankungen (schlafen – wachen) physiologisch sind (▶ Kap. 4.3.1). Vigilanzstörungen können bei allen psychiatrischen Erkrankungen auftreten, besonders häufig bei Enzephalopathien (▶ Kap. 5.8.2). Eine Beeinträchtigung der Realitätswahrnehmung liegt in der Regel erst dann vor, wenn die Vigilanz so stark vermindert ist, dass eine quantitative bzw. qualitative Bewusstseinsstörung besteht (▶ Abb. 4.3). Vigilanzstörungen sind häufig der Grund für die Annahme eines »luziden Intervalls« (▶ Kap. 10.3) (Wetterling 2014).

Verlaufs- und Behandlungsaspekte

Die Intensität von Aufmerksamkeits- und Vigilanzstörungen ist schwankend. Sie kann tageszeit- und auch situationsabhängig sein (▶ Kap. 4.3.1). Die Dauer von Bewusstseinsstörungen ist sehr variabel von wenigen Minuten (z. B. bei einer Commotio) bis zu mehreren Jahren (▶ Kap. 7.1 & 8.2). Eine länger andauernde Bewusstlosigkeit kommt v. a. nach einem SHT vor. Auch delirante Zustände können abhängig von der Grunderkrankung über einige Monate bestehen und/ oder ein finales Stadium einleiten. Meist besteht eine delirante Symptomatik jedoch nur Tage bis wenige Wochen. Die Symptomatik kann im Verlauf sehr fluktuierend sein (▶ Kap. 7.2). Schwierig sind Bewusstseinsstörungen im Rahmen von epileptischen Anfällen, insbesondere bei partiellen Anfällen (besonnener Dämmerzustand) und bei dissoziativen Zuständen zu beurteilen, weil die Dauer der gestörten Realitätswahrnehmung und/oder Unterbrechung der Erlebniskontinuität schwer bestimmbar ist. In entsprechenden Fällen können mitunter Verhaltensbe-obachtungen zur Abschätzung der Dauer hilfreich sein.

Die Behandlungsmöglichkeiten richten sich nach der/den zu Grunde liegen-den Erkrankung/en. Eine Behandlung der Grunderkrankung (z. B. entgleister Diabetes mellitus) führt bei einem Teil der Patienten zu einer Abnahme sowohl der Intensität als auch der Dauer einer qualitativen Bewusstseinsstörung. Durch eine Behandlung mit v. a. cholinergen Medikamenten kann es zum Auftreten ei-ner deliranten Symptomatik kommen (▶ Tab. 5.3 & 5.4).

10.1.3 Orientierungsstörungen

ICF b114 Funktionen der Orientierung, ICF b180 Die Selbstwahrnehmung und die Zeitwahrnehmung betreffende Funktionen

Die Orientierung im Verhältnis zu Zeit, Ort, Situation und Person ist Vor-aussetzung für die adäquate Wahrnehmung der Realität. Sichere Hinweise auf Orientierungsstörungen können fehlen, wenn die Zeugen den Betreffenden nicht genau gefragt haben und allgemeine Umschreibungen des Betreffenden nicht kri-tisch hinterfragt werden. Dies erfolgt oft in einem Gespräch nicht, insbesondere dann nicht, wenn man den Betreffenden nicht mit seinen Defiziten konfrontieren will. Dies ist z. B. bei Schwerkranken meist der Fall. Daher können ärztliche/pfle-gerische Angaben, die auf einer gezielten Untersuchung bzw. Beobachtung beru-hen, deutlich von Angaben anderer Zeugen abweichen. Häufig werden die zu Be-gutachtenden von Zeugen als »verwirrt« geschildert. Wenn möglich, sollte durch Nachfragen geklärt werden, hinsichtlich welcher Qualität(en) der Betreffende nicht orientiert war.

Orientierungsstörungen können im Rahmen vieler neuropsychiatrischer Er-krankungen auftreten, v. a. bei einem/einer:

- Deliranten Syndrom(▶ Kap. 7.2)
- Demenziellen Syndrom (▶ Kap. 5.2)
- Enzephalopathie (▶ Kap. 5.8.2)
- Intelligenzminderung (▶ Kap. 6)
- Intoxikation mit Alkohol, Drogen oder Medikamenten (▶ Tab. 5.3 & 5.4)
- Zustand nach Schlaganfall oder SHT (▶ Kap. 5.8.7 & 5.8.8)

Die Orientierung in der Zeit ist sehr störungssensibel, da die Zeit sich ständig ändert. Grobe Störungen, wie z. B. die Unfähigkeit, die aktuelle Tages- oder Jah-reszeit anzugeben, sprechen für tiefgreifende Störungen. Sie sind als Hinweis auf eine Störung der Orientierung zur Situation zu werten (s. u.). Nicht selten wird eine Störung der Fähigkeit des Betreffenden angegeben, vergangene Ereignisse in eine korrekte zeitliche Reihenfolge einzuordnen. Hierbei handelt es sich aber nicht um eine Störung der Orientierung, sondern des Gedächtnisses (Zeitraster-störung).

Störungen der örtlichen Orientierung zeigen sich z. B. darin, dass der Betref-fende sich in bekannten Gegenden verläuft/verfährt, den Weg nach Hause oder

Räume in der Wohnung nicht findet (z. B. Toilette). Ein Nicht-Erkennen der Situation manifestiert sich häufig in Verhaltensauffälligkeiten (z. B. Umherirren, Übersteigen eines Bettgitters, Kathederentfernung etc.), die oft in einer Pflegedokumentation beschrieben werden. Störungen der Orientierung zur Person können sich daran zeigen, dass der Betreffende nicht mehr in der Lage ist, sein Alter, wichtige biografische Daten wie Beruf, Familienverhältnis und ggf. Namen von lebenden Angehörigen korrekt anzugeben. Häufig ergeben sich bei Fragen zur Biografie auch Hinweise auf eine Zeitrasterstörung (▶ Kap. 10.1.4).

Eine gestörte Orientierung hinsichtlich der Situation oder/und der eigenen Person führt zum Verlust der Urteilsfähigkeit und freien Willensbestimmung, da dem Betreffenden eine realitätsgerechte Beurteilung nicht mehr möglich ist. Bei einer Störung der Orientierung zur Person ist auch die Erlebniskontinuität unterbrochen, sodass davon auszugehen ist, dass der Betreffende nicht mehr in der Lage ist, auf seine Lebenserfahrung und damit auch auf seine Wertmaßstäbe, die eine essenzielle Voraussetzung für eine Urteilsfähigkeit sind, zurückzugreifen.

Verlaufs- und Behandlungsaspekte

Die Intensität von Orientierungsstörungen ist abhängig von der zugrunde liegenden neuropsychiatrischen Erkrankung. Bei einem deliranten Syndrom ist sie stark schwankend, auch im Tagesablauf. Meist nehmen die Orientierungsstörungen nachts zu (▶ Kap. 5.2). Bei degenerativen Grunderkrankungen wie z. B. einer Alzheimer-Demenz nehmen die Orientierungsstörungen langsam progredient zu. Dieser Prozess kann sich über Jahre hinziehen und der Beginn häufig nicht genau angegeben werden. Der Beginn von Orientierungsstörungen kann auch plötzlich sein (z. B. nach einem epileptischen Anfall). Sie können sich bei einem deliranten Syndrom innerhalb weniger Stunden entwickeln. Die Dauer von Orientierungsstörungen ist sehr variabel von wenigen Minuten (z. B. bei einer Commotio oder nach einem epileptischen Anfall) bis zu mehreren Jahren (bei einem demenziellen Syndrom).

Die Behandlungsmöglichkeiten richten sich nach der/den zu Grunde liegenden Erkrankung/en. Eine Behandlung der Grunderkrankung (z. B. Exsikkose) führt bei einem Teil der Patienten, z. B. bei einem deliranten Syndrom, zu einer Abnahme sowohl der Intensität als auch der Dauer der Orientierungsstörungen. Bei degenerativen Erkrankungen wie einer Alzheimer-Demenz kommt es oft nach Ortswechseln (z. B. Krankenhauseinweisung oder Übersiedlung in ein Altenheim) zu Orientierungsstörungen, die sich nach einigen Tagen bis Wochen der Reorientierung wieder bessern können.

10.1.4 Gedächtnisstörungen

ICF b144 Funktionen des Gedächtnisses
Wie in Kapitel 4.4 dargestellt wurde, handelt es sich bei der Speicherung und dem Abruf von Informationen um komplexe Vorgänge (▶ Kap. 4.4). Durch die Komplexität ist eine hohe Störanfälligkeit bedingt. So sind Gedächtnisstörungen

ein häufig angegebenes Symptom in der Allgemeinbevölkerung. Es wird meist als Zeichen von Stress gedeutet, z. B. Schwierigkeiten, sich Examenswissen zu merken. Die Abgrenzung zu als pathologisch zu wertenden Gedächtnisstörungen ist nicht einfach, da bei älteren Menschen vielfach leichtere Gedächtnisstörungen bestehen (aMCI) (▶ Kap. 5.1). Meist ist hiermit v. a. die Fähigkeit gemeint, Neues im Gedächtnis abzuspeichern (Neugedächtnis), denn das Altgedächtnis (wesentlicher Teil der kristallinen Intelligenz) bleibt relativ lange gut erhalten. Eine Störung des Neugedächtnisses (anterograde Gedächtnisstörung) kann außer bei einem demenziellen Syndrom auch bei vielen neuropsychiatrischen Erkrankungen auftreten, v. a. bei einem/einer:

- Amnestischen Syndrom (▶ Kap. 5.1)
- Deliranten Syndrom (▶ Kap. 7.2)
- Demenziellen Syndrom (▶ Kap. 5.2)
- Enzephalopathie (▶ Kap. 5.8.2)
- Intelligenzminderung (▶ Kap. 6)
- Intoxikation mit Alkohol, Drogen oder Medikamenten (▶ Tab. 5.3 & 5.4)
- Multiplen Sklerose (▶ Kap. 5.8.5)
- Zustand nach Schlaganfall oder SHT (▶ Kap. 5.8.7 & 5.8.8)

Auch Störungen des Altgedächtnisses (retrograde Gedächtnisstörung) sind im Alter häufig, v. a. im Rahmen eines demenziellen Syndroms. Anzeichen hierfür sind Zeitrasterstörungen, d. h. die Unfähigkeit, wichtige Ereignisse, die im episodischen Gedächtnis gespeichert sind, in eine korrekte Reihenfolge zu bringen. Weiter fallen oft Lücken im Langzeitgedächtnis auf, v. a. für die unmittelbar zurückliegenden Jahre. Dabei ist oft festzustellen, dass das Erinnerungsvermögen sich immer mehr auf den unmittelbaren Lebensraum des Betreffenden bezieht, also eine vermehrte Ich-Bezogenheit zu verzeichnen ist. So kann eine verzerrte Sicht der Realität entstehen (z. B. »Vergessen« von weit entfernt wohnenden potenziellen Erben).

Gedächtnisstörungen können die Willensbildung einschränken, weil diese auf aktuelle und ältere Informationen angewiesen ist. Wenn diese nicht mehr gespeichert werden und/oder nicht mehr adäquat abrufbar sind, können sie nicht für eine Entscheidung (Willensbildung) bei Wahl zwischen mehreren Alternativen herangezogen werden. Daraus folgt: Wer nicht mehr ausreichend in der Lage ist, sich neue relevante Informationen zu merken, oder diese nicht mehr abrufen kann, ist für bestimmte Sachverhalte nicht mehr ausreichend fähig, einen freien Willen zu bilden.

Grundsätzlich ist davon auszugehen, dass stärker emotional gefärbte Gedächtnisinhalte länger und auch intensiver erinnert werden als andere. Dies kann dazu führen, dass wenn andere (sachliche) Gedächtnisinhalte, die den stark emotional geprägten Erinnerungen entgegenstehen könnten, nicht mehr erinnert werden können, eine adäquate diesbezügliche Abwägung nicht mehr möglich ist. Eine entsprechende Konstellation ist denkbar bei familiären Konflikten. Solche Konstellationen werden in Gerichtsverfahren häufig vorgebracht, sind aber gutachterlich kaum überprüfbar, wenn sich nicht weitere Anhaltspunkte für Gedächtnisstörungen finden lassen. Es ist aber zu berücksichtigen, dass in der Regel mit Ausnahme von schweren SHTs das Neugedächtnis früher als das Altgedächtnis gestört ist, sodass der Schweregrad der Neugedächtnisstörung für die Begutachtung in der Regel maßgebend ist.

Eine erhaltene Fähigkeit zum Speichern neuer Informationen ist Voraussetzung, um diese sachgerecht in die Willensbildung integrieren zu können (vgl. OLG München, Urteil v.14.08.2007 – 31 Wx 16/07). Bei einer Störung des Neugedächtnisses ist daher je nach Schweregrad von einer Beeinträchtigung bis zu einem Verlust der Urteilsfähigkeit und freien Willensbestimmung auszugehen. Eine Störung der Merkfähigkeit, wie z.B. im MMST oder anderen Tests feststellbar, ist als Anhaltspunkt für eine Störung des Neugedächtnisses zu werten, obwohl die Merkfähigkeit und das Neugedächtnis nicht identisch sind. Auch ein Fassadenphänomen kann als Anhaltspunkt für Merkfähigkeitsstörungen dienen, insbesondere häufig wiederkehrende, floskelhafte Antworten auf Fragen, Wiederholen oder »Zurückgeben« von Fragen. In diesen Fällen sind die Betreffenden nicht mehr in der Lage, sich den Gesprächsverlauf zu merken, und können ihm infolge dessen auch nicht adäquat folgen.

Erkennen einer bekannten Person oder Umgebung

Um eine Person oder Umgebung als bekannt zu erkennen, ist neben einer bewussten Wahrnehmung auch ein Abgleich mit dem Altgedächtnis erforderlich. Eine Störung des Wiedererkennens kann z.B. dazu führen, dass der Betreffende nicht mehr in der Lage ist, die Personen mit Namen anzureden oder im Verwandtschaftsgrad richtig zuzuordnen. Dies sind aber wichtige Voraussetzungen für eine realitätsgerechte Beurteilung und damit für eine Willensbestimmung, z.B. Testamentserrichtung.

Bei seltenen, v.a. im Rahmen eines demenziellen Syndroms vorkommenden Phänomenen handelt es sich um Personenverkennungen (Fehlerinnerungen), die wahnhafte Züge annehmen können, denn an ihnen wird unkorrigierbar festgehalten (Migliorelli et al. 1995): Capgras-Syndrom (eine bekannte Person wird als nicht wirklich, sondern als Doppelgänger der bekannten Person erkannt) und Fregoli-Syndrom (eine unbekannte Person wird als lange bekannt verkannt).

Konfabulationen

Eine Konfabulation liegt dann vor, wenn der Betreffende auf eine bestimmte Frage keine Antwort weiß und daher spontan »irgendetwas« antwortet und sich bei erneutem Fragen nicht an seine vorangegangene Antwort erinnert, sondern wieder spontan »irgendetwas« antwortet. Bei wiederholtem Fragen hat er wieder seine Antworten vergessen und »füllt« die Gedächtnislücke wieder spontan. Konfabulationen liegt eine schwere Gedächtnisstörung zu Grunde. Sie sind auch als Anhaltspunkt für eine Kritikminderung und damit als Einschränkung der Urteilsfähigkeit zu werten, da kein ausreichender Realitätsbezug mehr besteht. Die Entstehung von Konfabulationen ist nicht geklärt (Kopelman 2015).

Verlaufs- und Behandlungsaspekte

Die Intensität der Störungen des Neugedächtnisses und auch der Konfabulationen ist abhängig von der zugrunde liegenden neuropsychiatrischen Erkrankung. Bei degenerativen Hirnalterungsprozessen ist in der Regel ein langsames Nachlassen des Neugedächtnisses festzustellen. Die Übergänge vom Normalzustand zum aMCI (»Altersvergesslichkeit«) und dann weiter zur Demenz (▶ Kap. 5.1 & 5.2) sind fließend. Dieser Prozess kann sich über Jahre hinziehen und der Beginn kann häufig nicht genau angegeben werden. Der Beginn von Gedächtnisstörungen kann auch plötzlich sein (nach einem Schlaganfall). Sie können sich bei einem deliranten Syndrom innerhalb weniger Stunden entwickeln. Die Dauer von anterograden Gedächtnisstörungen ist sehr variabel von wenigen Minuten (z. B. bei einer Commotio oder nach einem epileptischen Anfall) bis zu mehreren Jahren (bei einem demenziellen Syndrom oder einem SHT). Störungen des Altgedächtnisses, z. B. bei degenerativen Hirnabbauprozessen, sind nicht reversibel.

Die Behandlungsmöglichkeiten für Gedächtnisstörungen sind sehr begrenzt. Bei einer plötzlich auftretenden retrograden Gedächtnisstörung, z. B. bei einem SHT, kann die Erinnerung schrittweise, aber oft nicht vollständig wiederkehren (»Gedächtnisinseln«).

10.1.5 Formale Denkstörungen

ICF b160 Funktionen des Denkens

Bei den formalen Denkstörungen handelt es sich um die psychopathologische Beschreibung von Störungen v. a. im Ablauf des Denkens. Davon sind einige nur durch den Betreffenden selbst wahrzunehmen, wie (AMDP 2018)

- gehemmtes Denken,
- Grübeln,
- Gedankendrängen,

während andere auch durch Außenstehende beobachtet werden können:

- verlangsamtes Denken
- umständliches Denken
- eingeengtes Denken (Haften an einem Thema/Inhalt)
- sich ständig wiederholende Denkinhalte (perservierendes Denken)
- ideenflüchtiges Denken (ständig neue Inhalte)
- Danebenreden (Nicht-eingehen-Können auf Gesprächsinhalte bzw. Fragen)
- Gedankenabreißen
- zerfahrenes Denken

Formale Denkstörungen können bei einigen neuropsychiatrischen Erkrankungen auftreten, v. a. bei einem/einer:

- Deliranten Syndrom (▶ Kap. 7.2)
- Demenziellen Syndrom (▶ Kap. 5.2)
- Depressiven Syndrom (▶ Kap. 5.3)
- Enzephalopathie (▶ Kap. 5.8.2)
- Intelligenzminderung (▶ Kap. 6)
- Intoxikation mit Alkohol, Drogen oder Medikamenten (▶ Tab. 5.3 & 5.4)
- Schizophrenen oder Wahnsyndrom (▶ Kap. 5.6)
- Zustand nach Schlaganfall oder SHT (▶ Kap. 5.8.7 & 5.8.8)

Bei einer retrospektiven Begutachtung besteht, wenn keine fachpsychiatrischen Befunde vorliegen, eine Schwierigkeit darin, aus den Beschreibungen von Zeugen Störungen des formalen Denkens herauszuarbeiten. Insbesondere eine Bewertung des Denkens durch Zeugen als verlangsamt oder umständlich sollte durch eindrückliche Beispiele belegt sein. Dies gilt auch für die anderen Formen von formalen Denkstörungen. Ein vermehrter oder auch ein verminderter Redefluss kann Hinweis für eine formale Denkstörung sein, insbesondere dann, wenn der Betreffende nicht mehr in der Lage, einen Gedankengang klar zu formulieren, sondern thematisch von Satz zu Satz springt, Sätze abbricht etc. Die freie Willensbestimmung ist durch formale Denkstörungen, abhängig vom Schweregrad der Störung, eingeschränkt bis aufgehoben, da durch sie die Urteilsbildung erschwert oder gar verunmöglicht wird. Insbesondere bei ideenflüchtigem oder zerfahrenem sowie gehemmtem Denken ist der Betreffende nicht mehr in der Lage, sinnvolle Abwägungen zu treffen.

Verlaufs- und Behandlungsaspekte

Die Intensität von formalen Denkstörungen ist abhängig von der zugrunde liegenden psychiatrischen Erkrankung. Bei einem deliranten Syndrom ist sie schwankend, auch im Tagesablauf. Bei degenerativen Grunderkrankungen wie z. B. einer Alzheimer-Demenz nehmen die Denkstörungen langsam progredient zu. Bei einem depressiven und manischen Syndrom ändern sich die Denkstörungen mit der Affektlage, meist innerhalb weniger Wochen bis Monate. Auch bei einem schizophrenen Syndrom können sich die Denkstörungen meist innerhalb weniger Wochen bis Monate ändern, v. a. bei ausgeprägter wahnhafter Symptomatik (florider Psychose). Sie nehmen jedoch im Verlauf oft zu und bilden einen wesentlichen Teil der Symptomatik eines sogenannten schizophrenen Residuums.

Die Behandlungsmöglichkeiten von Denkstörungen richten sich nach der/den zu Grunde liegenden Erkrankung/en. Eine medikamentöse Behandlung eines depressiven oder manischen Syndroms kann zu einer Verkürzung der Dauer und Verringerung des Schweregrades der Denkstörungen führen. Bei einem schizophrenen Syndrom kann eine medikamentöse Behandlung die Intensität und auch die Dauer des Auftretens von Denkstörungen verringern. Bei einem schizophrenen Residuum sind die Behandlungseffekte meist gering. Bei degenerativen Erkrankungen wie einer Alzheimer-Demenz gibt es keine zuverlässige Behandlungsmethode für Denkstörungen.

10.1.6 Inhaltliche Denkstörungen (Wahn)

ICF b160 Funktionen des Denkens

Mit inhaltlichen Denkstörungen sind nicht allgegenwärtige Denkfehler gemeint (Dobelli 2011; Kahneman 2011; Taleb 2007), sondern ein Wahn. Bei einem Wahn handelt es sich um ein subjektives Erleben, das anderen häufig nicht mitgeteilt wird (vgl. BayObLG, Beschluss v. 17.08.2004 – 1 Z BR 53/04). Eine allgemein akzeptierte Definition eines Wahns gibt es nicht. Die verschiedenen Definitionen beinhalten sehr unterschiedliche Aspekte, zudem haben sie sich über die Zeit verändert (Janzarik 2011; Schmitt 2011):

Karl Jaspers (1946, S. 80) hat als Kriterien für einen Wahn genannt:

- Außergewöhnliche Überzeugung, mit der an dem »verfälschten Urteil« festgehalten wird, und ungewöhnliche subjektive Gewissheit
- Unbeeinflussbarkeit durch Erfahrung und zwingende Schlüsse (Unkorrigierbarkeit)
- Unmöglichkeit des Inhalts

Eine kurze Definition für einen Wahn hat *Kurt Schneider* (1948) angegeben:

> »Ein Wahn ist eine a priori feststehende Überzeugung, an der festgehalten wird, obwohl sie einer Überprüfung nicht standhält.«

Christian Scharfetter (2010, S. 212–214) hat als Merkmale eines Wahns definiert:

- Wahn ist eine persönlich gültige, starre Überzeugung von der eigenen Lebenswirklichkeit.
- Wahn ist eine lebensbestimmende Wirklichkeit.
- Wahn ist eine private Wirklichkeitsüberzeugung.
- Nicht der Inhalt ist das Krankhafte am Wahn, sondern die aus der Gemeinsamkeit herausgerückte, verrückte Beziehung zu Mitmenschen und Umwelt auf der Basis eines gegenüber dem vorherigen Befinden veränderten Selbst.
- Wahn ist eine private (isolierende) Überzeugung.
- Die Wahnwirklichkeit ist die Wirklichkeit eines je einzelnen Menschen, seiner selbst und damit ineins seiner Welt.

Im *AMDP* (2018) wird ein Wahn wie folgt beschrieben:

> »Wahn entsteht auf dem Boden einer allgemeinen Veränderung des Erlebens und imponiert als Fehlbeurteilung der Realität, die mit apriorischer Evidenz (erfahrungsunabhängiger Gewissheit) auftritt und an der mit subjektiver Gewissheit festgehalten wird, auch wenn sie in Widerspruch zur Wirklichkeit und zur Erfahrung der gesunden Menschen sowie zu ihrem kollektiven Meinen und Glauben steht.«

Im *DSM-5* (APA 2013) wird ein Wahn definiert als:

>»Eine falsche Überzeugung aufgrund unrichtiger Schlussfolgerungen über die äußere Realität. Diese wird fest beibehalten trotz abweichender Ansichten fast aller anderen Personen und trotz aller unwiderlegbaren und klaren Beweise des Gegenteils.«

Ein Wahn kann bei einigen neuropsychiatrischen Erkrankungen auftreten, v. a. bei einem/einer:

- Deliranten Syndrom (▶ Kap. 7.2)
- Demenziellen Syndrom (▶ Kap. 5.2)
- Depressiven Syndrom (▶ Kap. 5.3)
- Enzephalopathie (▶ Kap. 5.8.2)
- Intelligenzminderung (▶ Kap. 6)
- Intoxikation mit Alkohol, Drogen oder Medikamenten (▶ Tab. 5.3 & 5.4)
- Schizophrenen oder Wahnsyndrom (▶ Kap. 5.6)

Verschiedene Formen eines Wahns können unterschieden werden, u. a. (AMDP 2018; Scharfetter 2010):

- Beziehungswahn und Eifersuchtswahn (vgl. BayObLG, Beschluss v. 22.10.1984 – BReg. 1 Z 53/84)
- Beeinträchtigungs- und Verfolgungswahn (auch ein Wahn, bestohlen oder hintergangen zu werden)
- Coenästhestischer Wahn (Wahn, dass Körperteile sich verändern bzw. verändert werden)
- Größenwahn
- Schuldwahn (z. B. Schuld an Vorkommnissen zu sein, an denen man nicht beteiligt war)
- Verarmungswahn (z. B. Miete, Krankenhausaufenthalt etc. nicht mehr bezahlen zu können trotz vorhandener Geldmittel oder Krankenversicherung)
- Versündigungswahn

Das Vorliegen eines Wahns kann nur dann sicher diagnostiziert werden, wenn die wahnhafte Bedeutung der Wahrnehmung einer Tatsache zugeschrieben wird, die vom Untersucher bzw. Gutachter überprüfbar ist und auch überprüft worden ist (vgl. K. Schneider 1942). Diese Einschränkung ist notwendig, weil es sich bei vielen Inhalten von Gedanken um nicht überprüfbare subjektive oder auch kollektive Überzeugungen (z. B. Religion, zukünftige Entwicklung) handelt. Auch ist zu berücksichtigen, dass Wahngedanken nur bei einer direkten Befragung diagnostiziert werden können, weil nämlich nur so die subjektive Gewissheit festgestellt werden kann.

Daher stellt sich – auch angesichts der unterschiedlichen Kriterien (s. o.) – die Frage, welche hinreichend sicheren Anhaltspunkte für einen Wahn sich retrospektiv finden lassen. Für eine Beurteilung ist nicht entscheidend, ob im Einzelfall sämtliche psychiatrischen Wahnkriterien erfüllt sind, denn unter Berücksichtigung des Gesamtverhaltens und des Gesamtbildes des Betroffenen können auch wahnartige Realitätsverkennungen zu Geschäfts- bzw. Testierunfähigkeit führen, wenn sie Ausdruck einer krankheitswertigen Störung sind (BayObLG, Beschluss v. 06.05.2002 – 1 Z BR 25/02; vgl. Cording 2011, S. 160). Der BGH hat entschieden, dass auch »überwertige Ideen mit wahnhaften und misstrauischen Reaktionen« im Rahmen einer paranoischen Entwicklung die Bestimmbarkeit der betroffenen Person durch normale Motive ausschließen und zu partieller Prozess- und Geschäftsunfähigkeit führen können (BGH, Urteil v. 24.09.1955 – IV ZR 162/54).

Bei einem Wahn handelt es sich eine schwerwiegende Verkennung der Realität. Ein Verlust der Urteilsfähigkeit und der freien Willensbestimmung besteht nach der Rechtsprechung aber nur für den Bereich, den der Wahn zum Inhalt hat: Also besteht die Geschäfts- oder Testierunfähigkeit nur, wenn der Wahn sich hierauf bezieht (z. B. potenzielle Erben, die den Erblasser verfolgen etc.) (vgl. BayObLG, 30.01.1991 – BReg. 1 Z 37/90; BayObLG, Beschluss v. 14.09.2001 – 1 Z BR124/00; OLG Celle, Urteil v. 28.03.2003 – 6 W26/03; BayObLG, Beschluss v. 17.08.2004 – 1 Z BR 53/04). Bei einer retrospektiven Begutachtung besteht, wenn keine fachpsychiatrischen Befunde vorliegen, eine Schwierigkeit darin, aus den Beschreibungen von Zeugen einen Wahn herauszuarbeiten, denn insbesondere bei älteren Menschen wird dieser oft nicht erkannt (s. Lange 1989).

Verlaufs- und Behandlungsaspekte

Die Intensität eines Wahns ist u. a. abhängig von der zugrunde liegenden psychiatrischen Erkrankung. Bei einem deliranten Syndrom ist sie schwankend, auch im Tagesablauf. Bei degenerativen Grunderkrankungen wie z. B. einer Alzheimer-Demenz liegt häufig eine chronisch wahnhafte Symptomatik vor. Bei einem depressiven und manischen Syndrom kann sich der Wahn schon vor Rückgang der affektiven Symptomatik zurückbilden, meist innerhalb weniger Wochen bis Monate. Bei einem schizophrenen Syndrom kann sich ein Wahn innerhalb weniger Wochen bis Monate in der Thematik ändern oder zurückbilden. Häufig besteht jedoch eine lang (über Jahre) andauernde Wahnsymptomatik, die aber bei einem schizophrenen Residuum in ihrer Intensität deutlich zurückgehen kann. Auch ein erstmalig im Alter aufgetretener Wahn zeigt meist einen chronischen Verlauf.

Die Behandlungsmöglichkeiten eines Wahns bestehen im Wesentlichen in der Behandlung mit Psychopharmaka (Antipsychotika). Diese werden jedoch von vielen Betroffenen abgelehnt. Ein wahnhaftes Syndrom (sehr oft auf dem Boden einer degenerativen Hirnerkrankung) ist häufig durch die Behandlung mit Antipsychotika nicht wesentlich zu beeinflussen. Ein Wahn im Rahmen eines depressiven oder manischen Syndroms spricht deutlich besser auf eine medikamentöse Behandlung an, sodass sich die wahnhafte Symptomatik meist vor der depressiven oder manischen zurückbildet.

10.1.7 Störungen der Affektivität

ICF b152 Emotionale Funktionen

Mit Affektivität (von lat. afficere »antun«, »in einen Zustand versetzen«, »mit etwas erfüllen«, »versehen«) wird die Gesamtheit des Gefühls- und Gemütslebens bezeichnet (Bleuler 1906, S. 6 & 13), u. a. Emotionen wie Angst, Ärger, Traurigkeit, Wut. Emotionen sind ein wesentlicher Bestandteil der zwischenmenschlichen Kommunikation. Daher werden sie von Zeugen häufig ausführlich geschildert. Im Kontext der Frage der freien Willensbestimmung sind aber nur einige Störungen der Affektivität von Bedeutung, die bei einer Reihe von neuropsychiatrischen Erkrankungen auftreten können.

Affektarmut

Zeugen berichten mitunter darüber, dass die zu Begutachtenden kaum noch oder gar keine Gefühlsäußerungen mehr gezeigt haben. Diese Affektarmut ist nur in Zusammenhang mit anderen Symptomen, insbesondere einer hochgradigen Antriebsstörung (▶ Kap. 10.1.8), als Anhaltspunkt für eine Beeinträchtigung der Willensbestimmung anzusehen. Hierbei ist ein Parkinson-Syndrom mit ausgeprägter Hypomimie und Hypokinese differenzialdiagnostisch auszuschließen.

Bei einer Affektverflachung liegt eine Einschränkung der affektiven Schwingungsfähigkeit derart vor, dass der Betreffende auf die Umwelt weitgehend stereotyp, z. B. mit einem sogenannten »läppischen Affekt«, d. h. einer Art unangemessener Heiterkeit, meist zusammen mit Distanzlosigkeit reagiert. In entsprechenden Fällen kann die Affektverflachung und Distanzlosigkeit als Hinweis für eine beeinträchtigte Realitätswahrnehmung angesehen werden, insbesondere wenn sich noch weitere Anhaltspunkte dafür finden lassen.

Affektdominanz

Mit Affektdominanz wird ein Zustand bezeichnet, in dem der Betreffende durch einen oder mehrere Affekt(e) so stark beeinflusst wird, dass vernünftige Überlegungen i. S. eines Abwägens eines »Für und Wider« nicht mehr möglich sind (vgl. BGH, Urteil v. 23.10.1975 – II ZR 109/74). Dies ist in Gutachten retrospektiv schwer nachzuweisen. Zugrunde liegen bei dem Betreffenden meist deutliche Beeinträchtigungen kognitiver Hirnfunktionen, insbesondere des Gedächtnisses. Dadurch, dass stark emotional gefärbte Erinnerungen nicht mehr durch sachliche kompensiert werden, kann es zu einer Beeinträchtigung der Urteilsfähigkeit kommen. Mitunter wird eine sehr leichte affektive Ansprechbarkeit bei älteren Menschen, die im Gegensatz zu ihrem Verhalten in der Vergangenheit steht (▶ Kap. 10.4.5), als Hinweis für eine Affektdominanz gewertet, z. B. wenn der Betreffende bekannte Personen nicht erkennt, aber doch Zärtlichkeiten zulässt. Es ist davon auszugehen, dass diese Personen leicht beeinflussbar sind (▶ Kap. 10.4.1).

Affektive Einengung

In schweren depressiven Zuständen können die Betroffenen oft Alternativen nicht erkennen, weil sie alles »schwarz« sehen oder sie sich selbst für »komplett insuffizient« halten. Diese einseitig negative Sichtweise führt zur Unfähigkeit, ein »Für und Wider« abzuwägen, weil es für die Betreffenden nur noch eine – nämlich die »schwarze« – Seite gibt. Damit ist eine Voraussetzung für eine freie Willensentscheidung nicht mehr gegeben. Es handelt sich hierbei eine schwere Form eines eingeengten Denkens (▶ Kap. 10.1.5). In diesem Zustand werden nur sehr selten Geschäfte getätigt oder ein Testament verfasst, aber diese Zustände führen nicht selten zum Suizid (Cording und Saß 2009; auch Ringel 1953). Bei der Begutachtung ergibt sich häufig die Schwierigkeit, Anhaltspunkte für einen entsprechenden Zustand zu finden, da die Betreffenden kaum noch kommunizieren bzw. nicht über ihren affektiven Zustand berichten, weil ihnen »sowieso keiner mehr helfen kann«.

Affektlabilität/Affektinkontinenz/Verminderung der Affektkontrolle

Mit Affektlabilität wird die Unfähigkeit, Affekte zu kontrollieren, bezeichnet. Kennzeichen sind schnell wechselnde, stark ausgeprägte Affekte. Mit Affektinkontinenz wird ein Ansprechen bei geringstem Anlass bezeichnet, z. B. Weinkrämpfe. Diese treten recht häufig bei Menschen mit einer vaskulären Demenz (▶ Kap. 5.2) und einer MS auf (▶ Kap. 5.8.5). Wenn die Betreffenden dieses Verhalten noch selbst als »auffällig« wahrnehmen, spricht dies für ein erhaltenes Urteilsvermögen. Wenn es nicht mehr der Fall ist, ist dies als Anhaltspunkt für eine Beeinträchtigung der Wahrnehmung anzusehen (▶ Kap. 8.1.1 & 10.1.1). Andere Formen einer Verminderung der Affektkontrolle wie Erregung bei nichtigen Anlässen etc. können darauf hinweisen, dass der Betreffende nicht (mehr) in der Lage ist, die Situation hinreichend zu überschauen (▶ Kap. 10.1.3). Sie sind aber nicht als hinreichender Anhaltspunkt für eine Beeinträchtigung der Willensbestimmung anzusehen. Oft liegen bei dem Betreffenden auch Hinweise auf eine Störung der Impulskontrolle vor (▶ Kap. 10.4.3).

Euphorie

Ein unangemessener, lang andauernder gehobener (euphorischer) Affekt kann ein Hinweis auf eine unzureichende Realitätswahrnehmung und damit eine Einschränkung der Urteilsfähigkeit sein, insbesondere wenn dieser Affekt mit dem subjektiven Wissen, über besondere Fähigkeiten zu verfügen, verbunden ist. Dieses »Wissen« ist oft unkorrigierbar. Solche Zustände können bei einem manischen (▶ Kap. 5.4) und einem schizophrenen Syndrom (▶ Kap. 5.6) sowie bei Intoxikationen, v. a. mit Drogen, auftreten (▶ Kap. 5.7). Ähnliche Zustände der erheblichen Kritikminderung sind gelegentlich auch bei Patienten mit einer MS (▶ Kap. 5.8.5) oder einer frontotemporalen Demenz (▶ Kap. 5.2) zu beobachten. Es besteht in der Regel keine Krankheitseinsicht (▶ Kap. 10.4.4).

Verlaufs- und Behandlungsaspekte

Die Intensität der oben genannten Affektstörungen ist meist keinen kurzfristigen Schwankungen unterworfen und mit Ausnahme der affektiven Einengung besteht auch keine deutliche Situationsabhängigkeit. Die genannten Affektstörungen bestehen meist über einen längeren Zeitraum, weil häufig eine Hirnschädigung, z. B. WMH, zugrunde liegt. Eine Behandlung mit Medikamenten (Antidepressiva) führt nur bei einem Teil der Patienten zu einer Abnahme der Intensität und Dauer der Affektstörungen i. S. von Affektarmut und affektiver Einengung. Eine Affektarmut ist aber häufig auch durch eine Hirnschädigung, z. B. degenerative Hirnerkrankung, bedingt. In diesen Fällen ist der Effekt einer medikamentösen Behandlung meist gering. Eine medikamentöse Behandlung der Euphorie zeigt meist kaum einen Effekt.

10.1.8 Störungen des Antriebs und der Psychomotorik

ICF b130 Funktionen der psychischen Energie und des Antriebs, ICF b147 Psychomotorische Funktionen

Viele Zeugen berichten über Antriebsstörungen, v. a. bei älteren oder schwerkranken zu Begutachtenden. Aber nur wenige Störungen des Antriebs oder der Psychomotorik haben Auswirkungen auf die Willensbestimmung. Meist sind Antriebsstörungen nur als Anhaltspunkt für den Schweregrad der zugrunde liegenden Erkrankung zu werten. Störungen des Antriebs können bei vielen neuropsychiatrischen Erkrankungen auftreten, v. a. bei einem/einer:

- Deliranten Syndrom (▶ Kap. 7.2)
- Demenziellen Syndrom (▶ Kap. 5.2)
- Depressiven Syndrom (▶ Kap. 5.3)
- Enzephalopathie (▶ Kap. 5.8.2)
- Intelligenzminderung (▶ Kap. 6)
- Parkinson-Syndrom (▶ Kap. 5.8.6)
- Persönlichkeitsveränderung bei chronischer Intoxikation mit Alkohol oder Drogen (▶ Kap. 5.7), Epilepsie, MS, Zustand nach SHT, Schlaganfall oder Hirntumor (▶ Kap. 5.8.3–5.8.9)
- Schizophrenen oder Wahnsyndrom (▶ Kap. 5.6)
- Antriebsminderung

Eine Minderung des Antriebs geht häufig mit einer Interessen- und Lustlosigkeit einher. Sie ist also Ausdruck einer fehlenden Motivation (Gauggel 2010). Oft wird der Begriff Apathie weitgehend synonym mit Antriebsminderung gebraucht. Die Begriffe Motivation wie auch Apathie sind schwierig zu definieren und zu differenzieren (Marin 1990). Eine Apathie liegt dann vor, wenn eine hochgradige Störung der Motivation besteht, ohne dass gleichzeitig eine Beeinträchtigung des Bewusstseins, der geistigen Fähigkeiten oder der Affektivität vorliegt (Marin 1990). Diese differenzierte Sicht wird aber in der Literatur nicht stringent befolgt und viele Untersuchungen benutzen den Begriff Apathie auch, wenn andere Hirn-funktionsstörungen vorliegen. Die Häufigkeit einer Apathie wird in entsprechen-den Untersuchungen unterschiedlich angegeben (Wetterling 2002, S. 462–464). Die Häufigkeit nimmt mit dem Schweregrad einer Demenz zu (Steinberg et al., 2008). Ein Zeichen für eine Apathie kann eine hochgradige Vernachlässigung der ATLs (▶ Kap. 10.2.3) mit Verwahrlosungstendenz sein.

Zur Entstehung einer Antriebsminderung können beitragen:

- psychosoziale Faktoren
  - Reaktion auf die durch die Erkrankung verlorenen Fähigkeiten mit stark regressiven Tendenzen
  - fehlende Stimulation durch die Umwelt (auch Überforderung mit sekundä-rer Resignation)
- organische Faktoren
  - v. a. frontale und dienzephale Hirnschädigungen
  - Medikamentenwirkung (v. a. bei chronischer Einnahme oder bei Intoxika-tionen)

Als Extremform der Antriebsminderung, v. a. bei starker affektiver Erregung, kann ein Stupor gelten. Die extreme Form der motorischen Hemmung stellt ein akinetischer Mutismus dar. Hierbei liegt eine zentrale Störung der Motorik zu Grunde (v. a. bei Prozessen im Dienzephalon, auch beim Parkinson-Syndrom und bei Spätstadien von demenziellen Abbauprozessen, z. B. bei Alzheimer-Demenz). Bei Vorliegen einer Apathie sind die Betreffenden nicht mehr in der Lage, »Ge-schäfte« von sich aus zu initiieren und zu tätigen. Sie sind aber von anderen im Sinne einer Beeinflussung dazu zu bringen (▶ Kap. 10.3).

Aktivitätssteigerung

Von einer Antriebssteigerung sollte nur gesprochen werden, wenn sie zielgerich-tet ist. Bei neuropsychiatrischen Erkrankungen wird aber oft eine ungerichtete Aktivitätssteigerung mit motorischer Unruhe beschrieben. Hierfür werden einige Begriffe häufig weitgehend synonym gebraucht (Wetterling 2002, S. 461–464): Agitiertheit, (psycho)motorische Unruhe, Umtriebigkeit (»wandering«). Eine Ak-tivitätssteigerung kann im Extremfall zu einem Erregungszustand führen. Eine ungerichtete Aktivitätssteigerung kann als Anhaltspunkt für eine unzureichende Hemmung und auch für eine Beeinträchtigung, einen Willen zu bilden bzw. sei-nem Willen hinreichend Ausdruck zu verleihen, angesehen werden.

Verlaufs- und Behandlungsaspekte

Die Intensität der oben genannten Antriebsstörungen zeigt meist keine kurzfristi-gen Schwankungen oder Situationsabhängigkeit. Sie bestehen meist über einen längeren Zeitraum, insbesondere wenn eine degenerative Hirnerkrankung zugrunde liegt. Eine medikamentöse Behandlung führt nur bei einem Teil der Patienten zu einer Abnahme der Intensität und Dauer der Antriebsstörungen.

10.1.9 Andere psychopathologische Symptome (Verhaltensauffälligkeiten)

ICF b122 Globale psychosoziale Funktionen

Äußerungen über Auffälligkeiten im (sozialen) Verhalten gehören zu den häufigsten in der normalen Kommunikation, z. B. Bemerkungen über Verhaltensweisen von anderen sozialen Gruppen: Ältere über Jugendliche etc. Dies zeigt, dass das, was unter sozial auffälligem Verhalten zu verstehen ist, sehr stark soziokulturell geprägt ist. So ist z. B. das Essen mit den Fingern in arabischen Ländern die Normalität, während es in europäischen Ländern als auffällig bewertet wird. Hier stellt sich also die Frage der Norm. Viele Hochbetagte zeigen ein Verhalten, das dem von kleinen Kindern ähnelt, bei den einen wird es als »normal«, aber bei den anderen als »auffällig« betrachtet, weil es nicht den Erwartungen entspricht. Die meisten Menschen gehen davon aus, dass ältere Menschen in ihrem Leben Erlerntes, wie sozial angepasste Verhaltensweisen, beibehalten.

Verhaltensauffälligkeiten

Verhaltensauffälligkeiten des zu Begutachtenden werden im Rahmen der Zeugenvernehmungen oft geschildert. Bei älteren Menschen wird häufig eine Zunahme der Verhaltensauffälligkeiten mit dem Alter und/oder dem Fortschreiten der neuropsychiatrischen Erkrankung berichtet. In der Beschreibung der Zeugen ist darauf zu achten, ob und inwieweit die berichteten Verhaltensweisen neu aufgetreten sind oder nur eine Akzentuierung bisheriger Verhaltensweisen darstellen (▶ Kap. 10.10.5). Auffällige Verhaltensweisen sind nicht diagnosespezifisch, allerdings ist eine Vergröberung des Sozialverhaltens v. a. bei einer frontotemporalen Demenz und bei einem fortgeschrittenen demenziellen Syndrom anzutreffen. Nur aus wenigen Verhaltensauffälligkeiten lassen sich relevante Anhaltspunkte für eine Einschätzung der Urteilsfähigkeit und Willensbestimmung finden:

Ablehnendes Verhalten

Über ablehnendes Verhalten (wie die Verweigerung von Flüssigkeit, Nahrung und Medikamenten) wird bei hochbetagten, insbesondere kognitiv eingeschränkten Personen häufig berichtet. Da die Betreffenden oft nicht mehr ausreichend kommunikationsfähig und zur Situation nicht mehr ausreichend orientiert sind (Wetterling 2015a, 2016), ist nach entsprechenden weiteren Hinweisen zu forschen. Falls diese vorhanden sind, kann das ablehnende Verhalten als zusätzlicher Hinweis für eine schwere Störung der Orientierung zur Situation angesehen werden, die eine freie Willensbestimmung weitgehend ausschließt.

Aggressives Verhalten

Aggressives Verhalten ist bei hochbetagten, insbesondere kognitiv eingeschränkten Personen ebenfalls häufig zu beobachten (vgl. Wetterling 2002, S. 458–461; Wetterling et al. 2008). Ähnlich wie beim ablehnenden Verhalten liegen sehr häufig Störungen der Kommunikation und der Orientierung zur Situation vor. Aber aggressives Verhalten kann viele Gründe haben, daher kann aggressives Verhalten nur dann als Hinweis für eine Orientierungsstörung angesehen werden, wenn weitere Hinweise für eine schwere Störung der Orientierung zur Situation vorliegen.

Vergröberung des Sozialverhaltens

Vielfach wird von Angehörigen oder Pflegepersonen berichtet, dass ältere, v. a. kognitiv eingeschränkte Personen auffällige Verhaltensweisen zeigen, die die üblichen sozialen Normen nicht achten (z. B. Urinieren ins Zimmer, Distanzlosigkeit). Auch hierbei spielt eine fehlende Orientierung zur Situation eine wichtige Rolle. Dazu kommt oft auch noch eine Enthemmung. In diesen Fällen ist nach weiteren Enthemmungszeichen (vielfaches Wiederholen von unsinnigen Handlungen etc.) zu suchen, z. B. die ungehemmte Äußerung und Umsetzung von Bedürfnissen oder Impulsen, ohne Berücksichtigung der Konsequenzen oder der sozialen Konventionen (z. B. enthemmtes Sexualverhalten). Diese Verhaltensauffälligkeiten können dafür sprechen, dass früher vorhandene Wertmaßstäbe nicht mehr präsent sind und/oder keine Abwägung mehr stattfindet. In entsprechenden Fällen ist von einer schwerwiegenden Einschränkung der Urteilsfähigkeit und freien Willensbestimmung auszugehen.

Verlaufs- und Behandlungsaspekte

Die Intensität der oben genannten Verhaltensstörungen ist meist keinen kurzfristigen Schwankungen unterworfen, zeigt aber eine Situationsabhängigkeit. Viele Verhaltensstörungen bleiben bei Hirnschädigungen lange bestehen, können aber auch bei fortschreitender Hirnschädigung, z. B. bei einer Alzheimer-Demenz wieder verschwinden, bzw. andere Verhaltensstörungen können dann in den Vordergrund rücken. Eine Behandlung mit Medikamenten (häufig Antipsychotika) führt nur bei einem Teil der Behandelten zu einer Abnahme der Intensität und Dauer der Verhaltensstörungen. In vielen Fällen ist eine medikamentöse Behandlung kaum effektiv.

10.1.10 Psychopathometrische Skalen

In den Unterlagen für ein Gutachten zur Frage der Geschäfts- oder Testierfähigkeit finden sich mitunter, z. B. im Rahmen eines geriatrischen Assessments, psychopathometrische Skalen wie die Geriatrische Depressions Skala (GDS) (Yesavage et al. 1982). Diese Selbsteinschätzungsskala gibt nur einen Anhaltspunkt dafür, wie stark die depressive Symptomatik bei dem Betreffenden ausgeprägt war. Sie liefert keinen direkten Anhaltspunkt für die Einschätzung der Urteilsfähigkeit bzw. Willensbestimmung. Zu erwähnen sind noch einige Skalen, die entwickelt wurden, um verschiedene Schweregrade eines demenziellen Syndroms zu erfassen: CDR (Hughes et al. 1982; Morris 1993) und GDS (Reisberg et al. 1982). Entsprechende Angaben finden sich aber nur selten in den Unterlagen (weitere Skalen und Tests s. Ivemeyer und Zerfass 2006).

10.2 Neuropsychologische und andere Störungen

In der klinischen Neuropsychologie werden mithilfe von Tests oder anderen standardisierten Instrumenten Hirnfunktionsstörungen unter standardisierten Bedingungen (»Labor«) erfasst. Für diese Zwecke wurde eine große Anzahl von Tests bzw. Erfassungsinstrumenten entwickelt (s. Übersicht: Rüsseler 2010). Zu den wesentlichen Funktionen, die im Kontext der Urteilsfähigkeit und Willensbestimmung untersucht werden können, gehören:

- Aufmerksamkeit und Vigilanz (▶ Kap. 10.1.2)
- Orientierung (▶ Kap. 10.1.3)
- Gedächtnis (▶ Kap. 10.1.4)
- Sprache (▶ Kap. 10.2.1)
- Planung und Handlungssteuerung (exekutive Funktionen) (▶ Kap. 10.2.2)

Die Tests sind aber häufig recht komplex und bilden die Alltagswirklichkeit nur unzureichend ab (Rüsseler 2010). Bei der Begutachtung der Urteilsfähigkeit und Willensbestimmung liegen in der Regel nur die Zeugenangaben vor. Im Folgenden wird dargestellt, ob und inwieweit sich aus den Angaben von Zeugen Hinweise auf neuropsychologische Störungen und hieraus auf eine Beeinträchtigung der Urteilsfähigkeit bzw. Willensbestimmung ergeben.

10.2.1 Sprachstörungen

ICF b167 Kognitiv-sprachliche Funktionen
Zu den Fähigkeiten, die bei neuropsychiatrischen Erkrankungen oft gestört sind, zählt auch die Sprache, die für die Kommunikation mit Mitmenschen, also für die Partizipation am sozialen Leben, von essenzieller Bedeutung ist (Wetterling 2018 b,c). Dabei sind eine Reihe von Aspekten zu betrachten (W. Huber et al. 1983). Die hierfür notwendigen Angaben sind meist aus den Zeugenaussagen nicht zu entnehmen, sondern bedürften einer gezielten neuropsychologischen Diagnostik (Bodner und Merten 2016, Dreßing et al. 2018). Aber die Angaben

enthalten mitunter Hinweise zu Störungen in einem der folgenden Bereiche (Wetterling 2018b):

- Kommunikationsverhalten
- Artikulation und Wortflüssigkeit
- Wortfindung
- Satzbau, grammatische Fehler, Wiederholungen etc.
- Wortverständnis

Bei den Angaben ist der Zeitraum, in dem sich die Sprachstörung entwickelt hat, wichtig. Beim Kommunikationsverhalten ist v. a. die Fähigkeit, dem Gespräch zu folgen und am Gespräch teilzunehmen (Partizipation), also Informationen aufzunehmen und auch zu geben, wichtig. Dem Kommunikationsverhalten kommt im Kontext der Frage einer Beeinträchtigung der Urteilsfähigkeit und der Willensbestimmung erhebliche Bedeutung zu, weil der Betreffende in der Lage sein muss, wenn er einen Willensentschluss getroffen hat, diesen auch mitteilen zu können (▶ Abb. 4.1 & 4.2). Dies geschieht meist mündlich, also mithilfe der Sprache.

Wenn eine Kommunikation nicht mehr oder nur noch eingeschränkt möglich ist, ist zu prüfen, ob sich Anhaltspunkte für eine Störung der Wahrnehmung (▶ Kap. 10.1.1), Aufmerksamkeit (▶ Kap. 10.1.2), Apathie (▶ Kap. 10.1.8) oder eine Hörstörung finden lassen, denn diese Funktionsstörungen können sich als Kommunikationsstörung manifestieren. Wenn keine entsprechenden Hinweise vorhanden sind, sind die oben genannten Störungen zu betrachten. Auch sollte geprüft werden, ob und inwieweit ein Fassadenphänomen (▶ Kap. 9.5.3) die Kommunikation erschwert hat.

Die oft von Zeugen angegebenen Störungen der Artikulation (Dysarthrie) sind in der Regel für die Urteilsfähigkeit und Willensbestimmung ohne Belang. Sie können nur Hinweis auf das Vorliegen einer neuropsychiatrischen Erkrankung sein (z. B. Schlaganfall, Parkinson-Syndrom). Die Flüssigkeit der Sprache kann einen Hinweis auf das psychomotorische Tempo des Betreffenden geben. Eine Verlangsamung der Sprache rechtfertigt aber keine Schlüsse auf die Geschäftsfähigkeit (vgl. OLG Düsseldorf, Beschluss v. 18.03.13 – I-3 Wx 33/13).

Wortfindungsstörungen werden häufig von Zeugen angegeben. Sie sind als Anhaltspunkt auf eine Störung des Gedächtnisses anzusehen (▶ Kap. 10.1.3). Es kann dabei unterschieden werden zwischen den wesentlich häufigeren semantischen Paraphrasien (das fehlende Wort wird umschrieben: »das Dingsda« oder »zum Trinken« für Becher) und phonematischen Paraphrasien, bei der Buchstaben innerhalb eines Wortes geändert werden (»Wurst« statt »Durst«). Auf Wortfindungsstörungen kann nur geschlossen werden, wenn sie in der Muttersprache des Betreffenden aufgefallen sind.

Grammatikalische Störungen können sich zuerst in Fehlern im Satzbau oder im falschen Bezug in Nebensätzen zeigen. Im Verlauf kommt es dann zu immer einfacheren Sätzen ohne Nebensätze und zu immer kürzeren Sätzen bis hin zu Ein-Wort-Sätzen. Bei der Beurteilung entsprechender Fehler ist das maximale erlernte Sprachniveau bzw. die Sprachkenntnis zu berücksichtigen. Die Entwicklung deutlicher grammatikalischer Störungen und/oder einer Sprachverarmung

(Ein-Wort-Sätze) sind bei einem normalen erlernten Sprachniveau als Anhaltspunkt für eine schwere Störung der intellektuellen Fähigkeiten und damit der Urteilsfähigkeit und Willensbestimmung zu betrachten. Ausnahmen hiervon sind
Menschen mit einer gefäßbedingten Schädigung eines der Sprachzentren im Gehirn, z. B. globale Aphasie.

Eine Störung des Wortverständnisses ist aus Zeugenaussagen oft nur schwer
herauszuarbeiten. Hinweis hierfür kann sein, dass der Betreffende einfache Hand-
lungsanweisungen nicht mehr befolgt und auf Fragen keine oder nicht sinngemä-
ße Antwort gibt. Die Betreffenden wirken meist ratlos. Wenn durch eine Störung
des Wortverständnisses eine Kommunikation mit der Außenwelt nicht mehr sicher möglich ist, ist von einem Verlust der freien Willensbildung auszugehen.
Denn der Betreffende ist dann nicht mehr in der Lage, gesprochene Informationen aus seiner Umwelt adäquat zu erfassen und kann sie nicht für seine Willensbildung verwenden.

Personen mit akut aufgetretenen Sprachstörungen nach einem Schlaganfall leiden häufig an weiteren schweren kognitiven Störungen, die wegen der Sprachstörung oft nur schwierig erkannt werden bzw. getestet werden können (Bonini und
Radanovic 2015; El Hachioui et al. 2014; 2005; Wall et al. 2017). Die Sprachstörungen können ebenso wie kognitive Störungen länger/dauerhaft bestehen bleiben (Fonseca et al.,2019).

Verlaufs- und Behandlungsaspekte

Viele Sprachstörungen treten plötzlich auf. Ursache ist dann meist ein Hirninfarkt oder eine Hirnblutung (Wetterling 2018b) (▶ Kap. 5.8.8). Die Ausprägung
der Sprachstörung kann sich in diesen Fällen spontan in wenigen Wochen bessern. Sprachstörungen können sich v. a im Rahmen einer Demenz auch schleichend entwickeln, meist beginnend mit Wortfindungsstörungen, dann zunehmend grammatikalischen Fehlern und einem einfacheren Satzbau bis hin zu Ein-
Wort-Sätzen. In diesen Fällen liegt meist eine fortschreitende degenerative Hirnschädigung vor.

Eine medikamentöse Behandlung von Sprachstörungen ist nicht bekannt.
Wenn keine schwerwiegenden Wahrnehmungs- und/oder kognitive Störungen
bestehen, kann mithilfe einer logopädischen Behandlung v. a nach einem Schlag-
anfall eine Besserung der Sprachstörungen erreicht werden (Brady et al. 2016).
Diese ist meist schon in den ersten Monaten nach dem Schlaganfall erkennbar.
Sie ist u. a. abhängig von anderen kognitiven Störungen (Brownsett et al. 2014).

10.2.2 Störung der Exekutivfunktionen (Planung und Handlungssteuerung)

ICF b164 Höhere kognitive Funktionen
Unter dem Begriff exekutive Funktionen wird in der Neuropsychologie eine
Reihe von Hirnfunktionen subsumiert, die der Planung und der zielgerichteten
Handlungssteuerung eines Menschen in seiner Umwelt dienen. Eine allgemein

akzeptierte Definition fehlt aber bisher (s. SV Müller 2013). Sie stellen die wesentlichen Funktionen des Prozesses der Urteilsbildung und Willensbestimmung dar (▶ Abb. 4.1). Dazu zählen u. a.:

- Bewusste Aufmerksamkeitssteuerung
- Bildung und Auswahl von Zielen
- Problemanalyse (Abwägung von Vor- und Nachteilen)
- Entscheidung für ein Ziel
- Handlungsplanung zur Erreichung dieses Ziels
- Einkalkulieren von Hindernissen auf dem Weg zum Ziel
- Zielgerichtetes Initiieren, Koordinieren und Sequenzieren von Handlungen
- Motorische Umsetzung und deren Kontrolle
- Bewertung des Handlungsergebnisses und ggf. Korrektur

Motivationale Funktionen wie Selbstmotivation und der Anstoß zum Handeln (Initiative) werden meist ebenfalls den exekutiven Funktionen zugerechnet. Bei den exekutiven Funktionen handelt es sich um Denkprozesse (Informationsverarbeitungsprozesse) (▶ Kap. 4.3.3 & 4.3.4). Die große Schwierigkeit bei der Begutachtung besteht darin, dass diese Prozesse für einen Beobachter (Zeugen) nicht erkennbar sind, wenn der Betreffende keine diesbezüglichen Angaben macht. Eine Aussage hierzu ist allenfalls dann möglich, wenn nachgefragt wurde, z. B. wenn ein Notar nach den Gründen für eine Testamentsänderung fragt. Anhaltspunkte kann die Prüfung von mehrschrittigen Handlungen liefern (▶ Kap. 10.2.3). Es gibt einige Tests (z. B. Wisconsin Card Sorting Test [Schretlen 2011] oder den Turm von Hanoi), mit deren Hilfe eine Abschätzung der Störung der Exekutivfunktionen möglich ist. Die Exekutivfunktionen können bei einer Vielzahl von neuropsychiatrischen Erkrankungen beeinträchtigt sein (▶ Kap. 5–7), u. a. bei:

- Schädigungen des Frontalhirns, z. B. nach SHT oder Schlaganfall bzw. Hirnblutung (▶ Kap. 5.8.7 & 5.8.8)
- Demenziellem Syndrom, besonders bei frontotemporaler Demenz (▶ Kap. 5.2)
- Amnestischem Syndrom z. B. Korsakoff-Syndrom (▶ Kap. 5.1)
- Schizophrenem Syndrom (▶ Kap. 5.6)
- Depressivem Syndrom (▶ Kap. 5.3)
- Multipler Sklerose (▶ Kap. 5.8.5)

Ambivalenz

Mit Ambivalenz im psychopathologischen Sinne ist gemeint, dass der Betreffende nicht in der Lage ist, sich zu entscheiden. Dies kann z. B. bei zwanghaften oder schwer depressiven Menschen der Fall sein, da sie jede mögliche Alternative x-mal »durchdenken« und zu keiner Entscheidung kommen, also keinen Willen bilden können. Oft ist eine Ambivalenz auch durch vorhandene kognitive Störungen mit bedingt, da die Betreffenden häufig nicht mehr in der Lage sind, Alternativen adäquat zu »durchdenken« und abzuwägen. Klinisch zeigt sich die

Ambivalenz mitunter in einer ausgeprägten psychomotorischen Unruhe (Agitiertheit), die nicht zielgerichtet ist.

Eine Ambivalenz ist von einer Willensschwäche abzugrenzen. Dies gelingt nur, wenn Angaben zur Biografie vorliegen und sich Anhaltspunkte für eine Veränderung der Persönlichkeit finden lassen (▶ Kap. 10.4.5), z. B. früher erfolgreicher Unternehmer, jetzt unfähig kleinere finanzielle Entscheidungen zu treffen. Anhaltspunkte für eine »krankhafte« Ambivalenz sind ansonsten retrospektiv kaum sicher festzustellen, insbesondere wenn sie sich auf eine einzelne Entscheidung, wie z. B. die Testamentserrichtung beziehen. Sie sind dann allenfalls zu erkennen, wenn im allgemeinen Verhalten eine deutliche Neigung zur Ambivalenz beschrieben worden ist. Anzeichen hierfür können sein: zielloses Hin- und Herlaufen, Ratlosigkeit in alltäglichen Fragen, Unfähigkeit längere Aktivitäten zu planen und durchzuführen. Menschen mit einer durch kognitive Störungen (mit)bedingten Ambivalenz sind als leicht beeinflussbar anzusehen (▶ Kap. 10.4.3).

10.2.3 Beeinträchtigungen der Aktivitäten des täglichen Lebens (ATLs)

Störungen der exekutiven Funktionen lassen sich aus Zeugenangaben nur schwer herausarbeiten, weil es sich meist um »Eindrücke« bzw. Schlussfolgerungen (▶ Kap. 9.5.4) und nicht um Beobachtungen handelt (▶ Kap. 9.5.3). Exekutive Funktionsstörungen (▶ Kap. 10.2.2) führen sehr häufig zu Beeinträchtigungen im täglichen Leben. Daher wurde vorgeschlagen, diese genau zu erfassen, um anhand der Beeinträchtigungen der Aktivitäten des täglichen Lebens (ATLs) eine Schweregradabschätzung der exekutiven Hirnfunktionsstörungen bzw. des demenziellen Syndroms vornehmen zu können (Wetterling et al. 1995, 1996a). Ein ähnliches Verfahren wird auch in der ICD-10 (WHO 1991, 1994) zur Schweregradeinteilung eines demenziellen Syndroms vorgeschlagen.

Die Beeinträchtigungen zeigen sich v. a. darin, dass die Betroffenen nur eingeschränkt oder gar nicht (mehr) ihre häuslichen Belange allein regeln können – also letztendlich von Hilfe abhängig werden. Im Rahmen der Prüfung der Pflegebedürftigkeit werden von den MDK-Untersuchern die Beeinträchtigungen der Aktivitäten des täglichen Lebens erfasst (▶ Kap. 9.4.2). Diese Störungen werden in der Neuropsychologie zum Teil den ideatorischen oder visuell-konstruktiven Apraxien zugeordnet. Oft werden Beeinträchtigungen oder gehäufte Fehler bei folgenden ATLs angegeben, z. B. bei mehrschrittigen Handlungsabläufen, besonders bei der Bedienung von Geräten oder der Regelung finanzieller Angelegenheiten (Jekel et al. 2015):

- Körperhygiene (z. B. Waschen, Wasserlassen, Stuhlgang)
- Ankleiden
- Mahlzeiten zubereiten
- Erkennen von bekannten Personen (z. B. Erben)
- Wege in bekannter Umgebung finden
- Umgang mit Geräten (z. B. Kaffeemaschine, Radio, Telefon)

- Einkäufe tätigen, Umgang mit Geld (z. B. eigene Kontoführung)
- Unfähigkeit, frühere Hobbys durchzuführen (z. B. Musikinstrument spielen)

Nicht selten wird v. a. bei älteren Menschen von Zeugen angegeben, dass diese verwahrlost seien und/oder ihre Wohnung vermüllt sei (»Messie«-Syndrom). Diesen Umständen können eine Reihe von psychopathologischen Störungen zugrunde liegen, v. a.:

- Störungen der Realitätswahrnehmung (z. B. bei Schizophrenie, Wahn, Demenz etc.) (▶ Kap. 10.1.1),
- Störungen der exekutiven Funktionen (▶ Kap. 10.1.8),
- Apathie (z. B. bei Demenz) bzw. Antriebsmangel (z. B. Depression) (▶ Kap. 10.2.2),
- aber auch neurotische Störungen (z. B. Zwangsstörung), die in der Regel zu keiner Beeinträchtigung der Geschäfts- oder Testierfähigkeit führen.

Bei der Bewertung von Störungen der ATLs und auch einer Verwahrlosung/Vermüllung sind immer körperliche Einschränkungen zu berücksichtigen (Sehfähigkeit, Einschränkungen der Beweglichkeit etc.).

10.2.4 Neuropsychologische und andere Testverfahren

Es gibt eine Vielzahl von neuropsychologischen Testverfahren zur Prüfung von Hirnfunktionsstörungen (Rüsseler 2010). Im klinischen Alltag werden davon nur sehr wenige eingesetzt, so z. B. in dem geriatrischen Assessment, das geriatrische Kliniken regelmäßig bei Aufnahme durchführen. Im Folgenden werden die drei in Deutschland am häufigsten verwendeten Tests zur Erfassung von Hirnfunktionsstörungen dargestellt, insbesondere hinsichtlich der sich aus den Testergebnissen ergebenden Möglichkeiten zur diagnostischen Einschätzung bzw. als Anhaltspunkt für Hirnfunktionsstörungen. In vielen Fällen sind diese kurzen Tests der einzige in den Unterlagen vorliegende objektive Befund.

Mini-Mentalstatus-Test (MMST)

Der Mini-Mentalstatus-Test (MMST) (Folstein et al. 1975) wird international aufgrund seiner leichten Durchführbarkeit als Screening-Test für kognitive Störungen klinisch, z. B. im geriatrischen Assessment, und auch in der Forschung oft verwendet (▶ Kap. 8). Er wird häufig als eine Art Referenz zum Nachweis kognitiver Störungen benutzt, sowohl für ein demenzielles (DGPPN und DGN 2016) als auch delirantes Syndrom (Mitchell et al. 2014). Es gibt in der wissenschaftlichen Fachliteratur weit über 10.000 Veröffentlichungen zum bzw. mit dem MMST. Der MMST findet sich oft in Arztbriefen. Häufig wird der Summenwert der Einzeltests angegeben (max. 30 Punkte).

Trotz seines weltweiten Gebrauchs ist der MMST nicht unumstritten. Er erfüllt die Testanforderungen an psychologische Tests nicht zufriedenstellend. Auch zeigen die MMST-Summenwerte eine Abhängigkeit von Alter, Ausbildungsniveau und kulturellem Hintergrund (Piccinin et al. 2013; Stein et al. 2012). Der MMST ist auch nicht hinreichend sensibel, um den Übergang von einem MCI zu einem demenziellen Syndrom anzuzeigen (Arevalo-Rodriguez et al. 2015). Dies ist aber meist die Erwartung an die MMST-Summenwerte bei der Beurteilung der Geschäfts- und Testierfähigkeit. So gibt es auch keinen allgemein akzeptierten Grenzwert, ab wann ein demenzielles Syndrom vorliegt (meist 24 Punkte) (Creavin et al. 2016). Die Übereinstimmung zwischen den MMST-Werten, die von Allgemeinärzten und Spezialisten erhoben wurden, ist zufriedenstellend (Pezzotti et al. 2008).

Der MMST liefert Anhaltspunkte zu folgenden Hirnfunktionen:

- Orientierung
- Aufmerksamkeit
- Sprache

Die letzten Aufgaben enthalten z. T. mehrere Komponenten:

- Semantisches Gedächtnis (zum Verständnis der Aufgabenstellung)
- Räumliche bzw. Schrift-Wahrnehmung
- Räumlich-konstruktive Fähigkeiten (Vorstellungsvermögen)
- Exekutive Funktionen (um die Instruktion umzusetzen)

Eine wiederholte Testung mit MMST im Krankheitsverlauf gestattet eine Differenzierung zwischen einem demenziellen und einem deliranten Syndrom (▶ Abb. 10.1), denn eine kurzzeitige Besserung spricht für ein delirantes Syndrom. Dies ist von der Verlaufsdynamik anders zu bewerten als ein demenzielles Syndrom (▶ Kap. 10.3). Zur Erfassung einer deliranten Symptomatik wird v. a. in der Intensivmedizin die CAM-ICU-Skala (Ely et al. 2001) häufig verwendet. Entsprechende Angaben finden sich mitunter in Klinik-Arztbriefen.

Uhrentest

Der Uhrentest wird aufgrund seiner leichten Durchführbarkeit als Screening-Test oft verwendet und findet sich daher in vielen ärztlichen Befunden. Die Aufgabe besteht darin, in einen vorgegebenen Kreis die Ziffern einer Uhr einzutragen und die Zeiger so einzuzeichnen, dass sie eine bestimmte Uhrzeit, z. B. zehn Minuten nach elf Uhr anzeigen. Es gibt verschiedene Auswertungsmethoden, die zu unterschiedlichen Ergebnisse führen, insbesondere hinsichtlich der Spezifität und Sensitivität (Ehreke et al. 2010; Jouk und Tuokko 2012; Lessig et al. 2008). Meist wird in Deutschland die Auswertungsmethode nach Shulman und Kollegen (1993) angewandt. Bei der Angabe der Testergebnisse ist also die Auswertungsmethode zu berücksichtigen.

Es besteht eine deutliche Abhängigkeit der Testergebnisse von dem Schweregrad eines demenziellen Syndroms (Lessig et al. 2008). Aber der Uhrentest kann (unabhängig von der Auswertungsmethode) nicht zur sicheren Diagnose einer

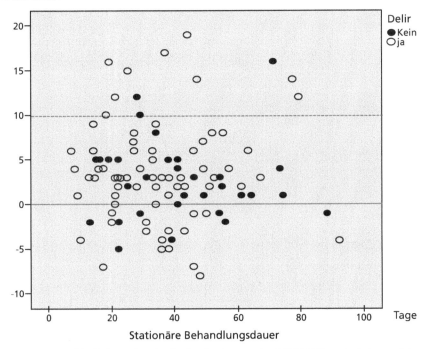

Abb. 10.1: Unterschiedliche Zeitverläufe der Änderung der MMST-Werte bei einem deliranten bzw. demenziellen Syndrom. Rechtlich relevant sind v. a. Änderungen um mindestens 10 Punkte (Datenquelle: 133 eigene klinische Fälle im Alter von 65 bis 98 Jahren)

leichten kognitiven Störung (MCI) (▶ Kap. 5.1) beitragen (Ehreke et al. 2011). Aufgrund der nur geringen Spezifität (56 %) (Berger et al. 2008) wird der Uhrentest als nicht geeignet für die Differenzierung einer leichten kognitiven Störung und einer Alzheimer-Demenz angesehen (H. Lee et al. 1996; Powlishta et al. 2002). Der Uhrentest wird aufgrund der geringen Empfindlichkeit für ein leichtes demenzielles Syndrom nur als Nachweismethode für ein mittelschweres und schweres demenzielles Syndrom als geeignet angesehen (Connor et al. 2005). Die Ergebnisse des Uhrentests zeigen nur eine geringe Korrelation zu Beeinträchtigungen im Alltagsleben (Heinik et al. 2002). Die Validität des Uhrentests wird auch deshalb in Frage gestellt, weil die Ergebnisse u. a. abhängig sind vom Alter und der Schulbildung (Connor et al. 2005; Paganini-Hill und Clark 2007; Ravaglia et al. 2003). Aus der Art der mit dem Uhrentest geprüften Hirnfunktionen (vgl. Freedman et al. 1994):

- semantisches Gedächtnis (zum Verständnis der Aufgabenstellung),
- räumliche Wahrnehmung,
- räumlich-konstruktive Fähigkeiten (Vorstellungsvermögen),
- exekutive Funktionen (um die Instruktion umzusetzen),

ergibt sich, dass ein pathologischer Uhrentest in Hinblick auf die Frage nach der freien Willensbildung und der Urteilsfähigkeit Hinweise nur für eine Beeinträchtigung der exekutiven Funktionen und des semantischen Gedächtnisses liefern kann. Hierzu ist aber erforderlich, dass neben dem reinen Testergebnis weitere Informationen vorliegen, wie z. B. ob der Betreffende die Aufgabenstellung im Wortlaut wiederholen konnte.

DemTect

Der DemTect (Kessler et al. 2000) wird v. a. in Deutschland als Kurztest für ein demenzielles Syndrom verwendet. Er enthält fünf Aufgaben: Wortliste erinnern (zehn Begriffe), Zahlen umwandeln (Zahl in Schriftform), Supermarktaufgabe, Zahlenfolge rückwärts und Wortliste erneut erinnern. Zu diesem Test gibt es kaum publizierte Untersuchungen über die Testqualität. Der DemTect prüft folgende Hirnfunktionen:

- Merkfähigkeit
- Aufmerksamkeit
- Exekutive Funktionen
- MoCa (Montreal Cognitive Assessment) (mocatest.org)

Dieser Test wird in letzter Zeit zunehmend zur Erfassung von kognitiven Störungen, insbesondere zur Diagnose einer Demenz eingesetzt. Eine Übersichtsarbeit zeigte aber, dass bei dem üblichen Grenzwert von 26 (von max. 30) Punkten 40 % der Probanden falsch positiv (dement) waren (Davis et al. 2015). Auch dieser Test zeigte eine Abhängigkeit vom Alter und der Ausbildung (Thomann et al. 2018).

Alle oben genannten Tests werden meist zur Demenzdiagnostik eingesetzt, wobei ein Summenwert unter einem Grenzwert als Nachweis angesehen wird. Dies ist – wie oben dargestellt wurde – nur eingeschränkt verwertbar. Die Summenwerte können allenfalls als Anhaltspunkte auf der ersten Beurteilungsebene (diagnostische Einschätzung) dienen. Eine Auswertung hinsichtlich der geprüften Hirnfunktionen (zweite Beurteilungsebene) erfolgt meist nicht. Daher ist die Aussagekraft für die Beurteilung der Urteilsfähigkeit und der Willensbestimmung begrenzt und wird häufig in Gutachten überschätzt. Falls Tests wiederholt wurden, liefern sie Anhaltspunkte für die Verlaufseinschätzung (▶ Kap. 10.3).

10.3 Verlaufsaspekte

Bei der gutachterlichen Beurteilung von zivilrechtlichen Fragen kommt es entscheidend auf das psychische Zustandsbild bzw. die kognitiven und exekutiven Fähigkeiten zum strittigen Zeitpunkt an (vgl. BGH, Urteil v. 27.04.1956 – I ZR 178/54; BGH, Urteil v. 04.12.1998 – V ZR 314/97; BayObLG, Beschluss v.

06.03.1996 – 1 Z BR 199/95; OLG Brandenburg, Urteil v. 07.10.2004 – 5 U 229/97; OLG Celle, Beschluss v. 11.03.2003 – 6 W 16/03; OLG Oldenburg, Urteil v. 20.07.1999 – 5 U 63/99; Hans. OLG; Beschluss v. 10.05.2012 – 2 W 96/11). Aus dieser juristischen Forderung ergeben sich bei der Begutachtung, v. a. der Testierfähigkeit erhebliche Probleme, wenn keine zeitnahen Befunde oder Zeugenangaben vorliegen und sich so eine »Beurteilungslücke« ergibt (vgl. Wetterling 2003, 2010a, 2014).

Eine Beurteilungslücke in einem eingeholten Gutachten darf der Tatrichter nur hinnehmen, wenn die Lücke durch eine Ausdehnung der Beweisaufnahme, d. h. durch die Erhebung weiterer angebotener Beweise, nicht behoben werden kann. Falls die Unvollständigkeit des Gutachtens darauf beruht, dass dem Sachverständigen Tatsachengrundlagen – die sogenannten Anknüpfungstatsachen – gefehlt haben, so ist es Aufgabe des Tatrichters, dem Sachverständigen die fehlenden Anknüpfungstatsachen nachträglich an die Hand zu geben und im Wege eines Ergänzungsgutachtens oder der Anhörung des Sachverständigen die Auswirkungen des geänderten Sachverhalts auf das Gutachten mit dem Sachverständigen zu klären (vgl. BGH, Urteil v. 21.01.1997 – VI ZR 86/96; BGH, Urteil v. 17.07.2002 – IV ZR 150/01; OLG Oldenburg, Urteil v. 20.07.1999 – 5U 63/99).

Meist fehlt aber dennoch eine ausreichende medizinische Dokumentation (vgl. Hans. OLG; Beschluss v. 10.05.2012 – 2 W 96/11). In diesen Fällen muss zur Einschätzung des Zustandes des zu Begutachtenden am strittigen Termin der Verlauf anhand der vorliegenden Anhaltspunkte »rekonstruiert« werden. Entsprechende Einschätzungen sind nur bedingt möglich. Hierzu wird folgendes Vorgehen vorgeschlagen:

10.3.1 Differenzierung strukturelle Schädigung – funktionale Störung

In einem ersten Schritt ist zu differenzieren zwischen strukturellen Hirnschädigungen und funktionalen Störungen. Strukturelle Hirnschädigungen liegen u. a. vor bei(m):

- Demenziellen Syndrom (▶ Kap. 5.2) (Wetterling 2014)
- Schädel-Hirn-Trauma (SHT) (▶ Kap. 5.8.7)
- Schlaganfall (▶ Kap. 5.8.8)
- Hirntumoren (▶ Kap. 5.8.9)

Auch bei Persönlichkeitsveränderungen liegt in der Regel eine strukturelle Hirnschädigung vor. In Verlauf der folgenden Erkrankungen kann es zu strukturellen Hirnschädigungen kommen:

- Suchterkrankungen (▶ Kap. 5.9), z. B. Wernicke-Korsakoff-Syndrom (▶ Kap. 5.8.2)
- Enzephalopathien (▶ Kap. 5.8.2)
- Multiple Sklerose (▶ Kap. 5.8.5)

Bei strukturellen Hirnschädigungen ist davon auszugehen, dass die nachweisbaren Hirnfunktionsstörungen im Verlauf weitgehend konstant bleiben oder zunehmen (▶ Abb. 10.2c). Allenfalls bei plötzlich auftretenden Schädigungen ist in einem gewissen Rahmen, v. a. in den ersten Monaten, eine Besserung möglich (▶ Abb. 10.2a). Dies beruht auf der Neuroplastizität, d. h. andere Hirnareale übernehmen einen Teil der durch die Schädigung verlorenen Funktionen. Die Neuroplastizität hängt von vielen Faktoren ab, v. a. von Alter, Art und Lokalisation der Schädigung. Häufig kommt es aber bei strukturellen Hirnschädigungen, v. a. im Alter, aufgrund der fehlenden »Reservekapazität« zu einer langsam fortschreitenden Symptomatik, z. B. nach Schlaganfall (Gorelick et al. 2011). Dies beruht in vielen Fällen auf der Zunahme einer zerebralen Netzwerkstörung, für die Marklager-Veränderungen (WMH) ein Zeichen sind.

Funktionale Störungen liegen v. a. bei einem deliranten Syndrom vor, dem meist eine Störung des Hirnstoffwechsels wie z. B. eine Elektrolytstörung, Blutzuckerentgleisung etc. zugrunde liegt (▶ Kap. 7.2). Auch bei zerebralen Durchblutungsstörungen, die mit einer unzureichenden zerebralen Sauerstoffzufuhr einhergehen, handelt es sich um funktionale Störungen. Die genannten Störungen können allerdings bei schwerer Ausprägung, insbesondere bei rezidivierendem Verlauf, zu strukturellen Schädigungen führen.

Funktionale Störungen liegen auch bei einem depressiven, manischen oder schizophrenen Syndrom vor, aber auch hier kann es im Verlauf, v. a. bei einem schizophrenen Syndrom, zu strukturellen Hirnveränderungen kommen (Residualzustände) (▶ Kap. 5.3, 5.4 & 5.6).

10.3.2 Verlaufsformen

Bei strukturellen Hirnschädigungen, bei denen in der Regel keine schnelle Änderung der Hirnfunktionsstörungen auftritt, kann davon ausgegangen werden, dass ein Symptom, das vor dem strittigen Termin (z. B. Testamentserrichtung) und ebenfalls nach dem Termin anhand konkreter Anhaltspunkte nachweisbar ist, auch an dem Termin vorlag. Dieser sogenannte Anscheinsbeweis wird von der Rechtsprechung anerkannt (vgl. OLG Karlsruhe, Beschluss v. 14.12.1981 – 11 W 72/81; OLG Köln, Beschluss v. 26.08.1991 – 2 Wx 10/91; OLG Düsseldorf, Beschluss v. 01.06.2012 – I–3 Wx 273/11; OLG Hamburg, Beschluss v. 20.02.2018 – 2 W 63/17).

Die Rechtsprechung geht bei Krankheitsbildern, die der Kategorie strukturelle Hirnschädigung sicher zuzuordnen sind, weiter davon aus, dass der Verlauf chronisch progredient ist (vgl. BayObLG, Beschluss v. 05.11.1995 – 1 Z BR 56/95; OLG Düsseldorf, Beschluss v. 04.04.2014 – I–3 Wx 115/13; OLG München, Beschluss v. 01.07.2013 – 31 Wx 266/12; OLG München, Beschluss v. 22.10.2014 – 31 Wx 239/13). Daher geht sie davon aus, dass für einen kurzen Zeitraum bei Vorliegen eines entsprechenden Befundes retrospektiv auf eine Testierunfähigkeit geschlossen werden kann (vgl. OLG Düsseldorf, Beschluss v. 04.04.2014 – I–3 Wx 115/13).

Wenn eine funktionale Störung vorliegt, ist zu versuchen, die Verlaufsform bei dem Betreffenden zu ermitteln, da unterschiedliche Verläufe möglich sind (▶ Tab. 10.1). Bei einer wechselnden Symptomatik wie einem depressiven, ma-

Tab. 10.1: Verlaufsformen von Hirnfunktionsstörungen; [b] = Besserung nach/unter Therapie möglich

	Abb.	Erkrankungen	Kapitel
Plötzliche Verschlechterung mit anschließender Besserung (Voll- oder Teilremission)	10.2a	Intoxikationen	5.7; 5.9
		Epilepsie	5.8.3
		(Infektionen des ZNS)	5.8.4
		Schädel-Hirn-Trauma	5.8.7
		Schlaganfall	5.8.8
		(Wernicke-Enzephalopathie und andere Enzephalopathien)	5.8.2
Plötzliche Verschlechterung ohne anschließende Besserung	10.2b	Schädel-Hirn-Trauma	5.8.7
		Schlaganfall	5.8.8
		Hirntumoren	5.8.9
		Wernicke-Enzephalopathie und andere Enzephalopathien	5.8.2
Langsam fortschreitende Verschlechterung	10.2c	Degenerative Hirnerkrankungen, z. B. Alzheimer, FTD, Huntington, Lewy-Körperchen, Parkinson	5.2
		Hirntumoren	5.8.9
		Suchterkrankungen	5.9
»Residualsymptomatik«	10.2d	Chron. depressives Syndrom	5.3
		Chron. manisches Syndrom	5.4
		Chron. schizophrenes Syndrom	5.6
		Epilepsie	5.8.3
		Multiple Sklerose	5.8.5
		Multi-Infarkt-Demenz	5.2.4
Wechselnde Ausprägung	10.2e	Depressives Syndrom[b]	5.3
		Manisches Syndrom[b]	5.4
		Schizophrenes Syndrom[b]	5.6
Fluktuierende Symptomatik	10.2f	Delirantes Syndrom[b]	7.1
Kurzzeitige Besserung (luzides Intervall)	10.2g	s. Text zu	10.3.3
Anhaltende Besserung	10.2h	Depressives Syndrom[b]	5.3
		Manisches Syndrom[b]	5.4
		Schizophrenes Syndrom[b]	5.6
		Reversible Demenz	5.2

nischen oder schizophrenen Syndrom kommt den Angaben/Befunden, die zeitlich nahe zu dem strittigen Zeitpunkt liegen, größere Bedeutung zu als Angaben/Befunden, die sich auf einen ferneren Zeitpunkt/-raum beziehen (vgl. Wetterling 2003, 2010a, 2014). Denn von später erhobenen Befunden kann nicht mit genügender Sicherheit auf Veränderungen an einem früheren Zeitpunkt geschlossen werden (vgl. OLG Brandenburg, Urteil v. 06.12.2012 – 5 U 49/10; OLG Celle, Beschluss v. 11.03.2003 – 6 W 16/03; OLG München, Beschluss v. 04.11.2009 – 33 Wx 285/09). Wenn keine zeitnahen Angaben vorliegen, ist eine Beurteilung nicht hinreichend sicher möglich. Dabei ist zu berücksichtigen, dass sich bei Personen mit vielen Krankheitsphasen häufig Hirnfunktionsstörungen entwickeln, die sich nur sehr zögernd oder gar nicht zurückbilden (▶ Kap. 5.3.5, 5.4.5 & 5.6.5). Verläufe mit schnellen und deutlichen Wechseln der Symptomatik kommen v. a. bei einem deliranten Syndrom vor (▶ Kap. 7.2).

Die Rechtsprechung geht bei vaskulären Prozessen (z. B. Demenz) oft von einer erheblich schwankenden Symptomatik aus (vgl. BayObLG, Beschluss v. 29.11.1995 – lZ BR 191/94; BayObLG, Beschluss v. 19.11.1998 – 1 Z BR 93/98; BayObLG, Beschluss v. 07.09.2004 – 1 Z BR 073/04; OLG Jena, Beschluss v. 04.05.2005 – 9 W 612/04). Aber insbesondere bei der häufigsten Form der vaskulären Demenz, der subkortikalen vaskulären Demenz (▶ Kap. 5.2.3), ist von einem chronisch progredienten Verlauf auszugehen, auch wenn sich einige Symptome im Verlauf gebessert haben (BayObLG, Beschluss v. 09.03.2005 – 1Z BR 112/04). Die Schwankungen sind erklärbar durch die Überlagerung zweier Prozesse: a) der bereits eingetretenen strukturellen Schädigung (z. B. lakunäre Infarkte und/oder WMH) und b) funktionalen Änderungen (z. B. Blutdruckschwankungen, Herzrhythmusstörungen etc.). Die funktional bedingten Hirnfunktionsstörungen überlagern die strukturell bedingten, die weitgehend konstant sind. Die Annahme größerer Schwankungen der Symptomatik ist aber nur gerechtfertigt, wenn sich entsprechende Änderungen der funktionalen Störungen (z. B. durch Behandlungsmaßnahmen bzw. eine Dekompensation mit anschließender Erholung) nachweisen lassen. Dies gelingt meist nicht. Auch reichen die Schwankungen der Symptomatik in der Regel nicht aus, um bei einer schon nachweisbaren Geschäfts- bzw. Testierunfähigkeit deren Wiedererlangung hinreichend wahrscheinlich zu machen (Shulman et al. 2015). Auch bei der Demenz vom Lewy-Körperchen-Typ wird eine fluktuierende Symptomatik diskutiert (M. P. Walker et al. 2000a), aber in Studien fanden sich keine Hinweise auf kurzzeitige Besserungen der kognitiven Funktionen (M. P. Walker et al. 2000b).

Nach der Rechtsprechung ist es nicht zulässig, eine Abwägung zwischen Phasen der Verwirrung einerseits und Phasen geistiger Klarheit andererseits über einen längeren Verlauf vorzunehmen, um ein Überwiegen der einen oder anderen Seite festzustellen (vgl. OLG Jena, Beschluss v. 04.05.2005 – 9 W 612/04). In entsprechenden Fällen sind die Ursachen für »Verwirrtheitsphasen« genau anzugeben, z. B. Delir bei Harnwegsinfekt bei vorbestehenden leichten kognitiven Hirnfunktionsstörungen. Wenn sich keine hinreichenden Anhaltspunkte für funktionale Störungen finden lassen, ist der Ausprägungsgrad der strukturell bedingten Hirnfunktionsstörungen als Maßstab für die Beurteilung heranzuziehen.

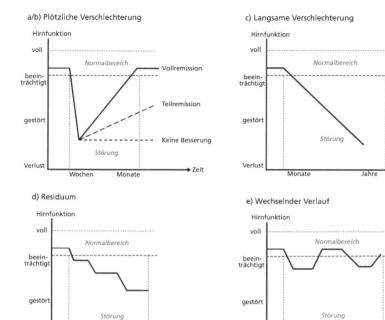

a/b) Plötzliche Verschlechterung

c) Langsame Verschlechterung

d) Residuum

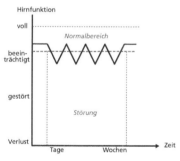

e) Wechselnder Verlauf

f) Fluktuierender Verlauf

g) Luzides Intervall

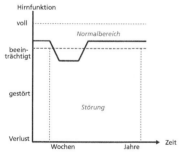

h) Anhaltende Besserung

Abb. 10.2: Verlaufsformen von Hirnfunktionsstörungen

Eine kurzfristige Zunahme von Hirnfunktionsstörungen kommt v. a. im Rahmen einer Multimorbidität bei Verschlechterung der körperlichen Erkrankungen vor (Wetterling 2019b) (▶ Kap. 5.11). Der Nachweis einer kurzfristigen Verschlechterung bedarf in jedem Fall einer psychiatrischen Begutachtung (vgl. BayObLG 19.04.2000 – 1 Z BR 159/99).

Bei der Verlaufsbetrachtung sind grundsätzlich mögliche Behandlungseffekte zu berücksichtigen. Bei einer psychiatrischen Komorbidität (▶ Kap. 5.10) und insbesondere einer Multimorbidität (▶ Kap. 5.11) kann es zu deutlich abweichenden Verläufen kommen, wenn die andere(n) Erkrankung(en) sich auf die bestehende Erkrankung »aufpfropfen« (▶ Kap. 5.2.5). Rasche Verschlechterungen sind z. B. bei vorbestehenden Hirnfunktionsstörungen im Sinne eines demenziellen Syndroms durch ein zusätzlich auftretendes Delir möglich (vgl. OLG München, Beschluss v. 01.07.2013 – 31 Wx 266/12; Wetterling 2014). Hierbei handelt es sich um eine häufige Form einer komorbiden Störung (▶ Kap. 5.10). Daher ist nicht plausibel, aus den Schwankungen der deliranten Symptomatik den Schluss zu ziehen, auch die zugrunde liegende demenzielle Symptomatik sei starken Schwankungen unterworfen (vgl. OLG München, Beschluss v. 01.07. 2013 – 31 Wx 266/12; Wetterling 2014; ▶ Abb. 10.2e).

Falls die vorliegenden Angaben zum Verlauf sehr diskrepant sind, ist zu überprüfen, ob diese angegebenen Hirnfunktionsstörungen mit einem bekannten Verlaufsmuster erklärbar sind, d. h. ob Faktoren bekannt sind, die eine Besserung bzw. Verschlechterung begründen können. Wenn Diskrepanzen in den Aussagen bestehen, die nicht erklärbar sind, ist dies dem Gericht kenntlich zu machen.

10.3.3 Kurzzeitige Besserung (luzides Intervall)

Wenn der geistige Zustand des Betreffenden um den Zeitpunkt des Geschäftsabschlusses bzw. der Testamentserrichtung von verschiedenen Zeugen als stark wechselnd beschrieben wird, wird mitunter in strittigen Fällen argumentiert, dass die Möglichkeit besteht, dass es kurze Intervalle gegeben haben könnte, in denen der Betreffende doch noch zur Bildung eines freien Willens fähig war (»luzides Intervall«). Von Bedeutung ist dabei, wie ein luzides Intervall definiert wird. Im engeren Sinne sollten folgende Bedingungen erfüllt sein (▶ Abb. 10.2g):

- Bei dem Betreffenden liegt schon längere Zeit eine weitgehend konstante Beeinträchtigung der geistigen Fähigkeiten vor, die so schwerwiegend ist, dass sie eine Beeinträchtigung der Urteilsfähigkeit und der freien Willensbildung begründen würde.
- In einem eng begrenzten Zeitraum (meist ein bis wenige Tage) verbessern sich die geistigen Fähigkeiten des Betreffenden wieder soweit, dass er vorübergehend wieder einen Zustand erreicht, in dem eine ausreichende Urteilsfähigkeit wiedergegeben und eine freie Willensbildung möglich ist.
- Nach diesem »luziden Intervall« fällt der Betreffende wieder in seinen alten Zustand der schwerwiegenden geistigen Beeinträchtigung zurück.

Die Möglichkeit eines luziden Intervalls wird in der medizinischen Fachliteratur meist negiert (z. B. W. Rasch und Bayert 1978; Cording 2004; Shulman et al. 2015; Wetterling et al. 1995, 1996a; Wetterling 2014). Diese Auffassung wird auch vom OLG München (Beschluss v. 17.07.2013 – 3 U 4789/09 und OLG Hamburg, Beschluss v. 20.02.2018 – 2 W 63/17) für eine chronisch-progrediente Demenz vertreten. Aber in der älteren Rechtsprechung wurde bisher für eine Gehirnarteriosklerose (= zerebrovaskuläre Erkrankung) ein luzides Intervall für möglich gehalten (BayObLG, Beschluss v. 01.08.1997 – BReg 1 Z 16/79). Eine kurzzeitige Besserung einer schon eingetretenen Beeinträchtigung der geistigen Fähigkeiten ist, wenn strukturelle Hirnveränderungen vorliegen, medizinisch nicht zu begründen (Wetterling 2014). Auch bei funktionalen Störungen (z. B. schwerer, lang andauernder schizophrener Symptomatik, depressiver Pseudodemenz) vergehen in der Regel mehrere Tage bis Wochen, bevor eine deutliche Besserung der geistigen Fähigkeiten nachweisbar wird. Auch bleiben die Verbesserungen im Widerspruch zum Konzept des luziden Intervalls einige Zeit bestehen.

Bei einer Multimorbidität kann es durch eine adäquate Behandlung der körperlichen Grunderkrankungen in seltenen Fällen zu einer kurzzeitigen Besserung der geistigen Fähigkeiten kommen, wenn noch keine schwerwiegende strukturelle Hirnschädigung vorliegt (vgl. Wetterling et al. 1995, 1996a). In diesen Fällen ist genau zu prüfen, ob das autobiografische Gedächtnis in den »klaren Phasen« ausreichend wiederhergestellt ist. Dies ist meist nicht der Fall, sodass keine ausreichende Urteilsfähigkeit und freie Willensbestimmung vorliegen. In diesen »klaren Phasen« besteht zudem eine hohe Gefährdung für eine Fremdbeeinflussung.

Bei den häufig von Zeugen/Angehörigen angegebenen klaren Phasen handelt es sich meist um Vigilanzschwankungen i. S. von reger, wacher vs. schläfrig, verlangsamt und nicht um eine Verbesserung der Fähigkeit, sich zu erinnern etc. (Shulman et al. 2015, Wetterling 2014). Diese sind bei älteren Menschen, die oft multimorbide sind, sehr häufig anzutreffen. Aufgrund von Wechselwirkungen zwischen den Erkrankungen können Veränderungen des Blutdrucks, des Blutzuckers oder der Pumpleistung des Herzens durchaus zu deutlichen Schwankungen der Vigilanz auch innerhalb eines Tages führen. Die Auslöser können alltägliche Situationen sein, so können zu wenig Schlaf oder zu hohe körperliche Belastung zu Verschlechterungen führen und vice versa. Auch eine verbesserte medikamentöse Einstellung der oben genannten Erkrankungen kann die Vigilanz verbessern. Eine derartige Symptomatik (Wechsel zwischen Schläfrigkeit, Schlaf tagsüber, Vor-sich-Hinstarren und Denkstörungen) tritt gehäuft bei schwerer kognitiv Beeinträchtigten auf (Escandon et al. 2010). Vigilanzschwankungen reichen nicht aus, um bei einer schon nachweisbaren Geschäfts- bzw. Testierunfähigkeit deren Wiedererlangung hinreichend wahrscheinlich zu machen (Shulman et al. 2015, Wetterling 2014).

10.4 Andere Aspekte (Einfluss Dritter, Kontinuität des Willens etc.)

10.4.1 Einfluss Dritter

Nach der Rechtsprechung kann von einer freien Willensbildung nicht mehr gesprochen werden, wenn etwa infolge der Geistesstörung Einflüsse dritter Personen den Willen übermäßig beherrschen (BGH, Urteil v. 14.07.1953 – V ZR 97/52; BGH, Urteil v. 20.06.1984 – IVa ZR 206/82; BGH, Urteil v. 05.12.1995 – XI ZR 70/95). Der Einfluss Dritter auf die Willensbildung ist schwierig zu beurteilen. Eine Einflussnahme ist von einer Beratung zu unterscheiden, denn sehr viele Menschen benötigen in finanziellen Angelegenheiten und vor allem in juristischen Fragen eine eingehende Beratung von entsprechenden Fachleuten. Der BGH hat in seinem Urteil v. 19.06.1970 – IV ZR 83/69 die Grenzen für eine Beratung sehr weit gesteckt. Wenn jemand sich dem Rat einer anderen Person fügt und dies aufgrund einer vernünftigen freien Willensentschließung geschieht, dann steht derjenige insoweit nicht unter einem seine eigene Willensfreiheit ausschließenden Einfluss eines anderen.

Die vom Klagevertreter vorgelegten Anhaltspunkte für eine »Einflussnahme« bedürfen einer Klärung und Bewertung durch den Tatsachenrichter. Dies können z. B. sein (Wetterling 2015e, 2017):

- Auffällige Verhaltensweise des Betreffenden:
  - Testamentarische Bestimmungen mit unterschiedlichen Begünstigten in kürzeren Abständen, jeweils nach Besuch der Betreffenden und/oder Beratung durch Fachleute in deren Auftrag
  - Disproportional große Geschenke für kleinere Gefälligkeiten (z. B. für Pflegepersonal) aus »Dankbarkeit«, insbesondere wenn diese im Gegensatz zu den im bisherigen Leben des Erblassers üblichen Gepflogenheiten stehen
- Auffällige Verhaltensweisen seitens potenzieller Begünstigter (Erben):
  - Beauftragung des Notars (auch Terminvereinbarung) und Vorformulierung des Testamentsinhaltes (OLG Hamburg, Beschluss v. 20.02.2018 – 2 W 63/17). Anwesenheit und auch Interventionen während der Testamentserrichtung beim Notar von potenziellen Erben
  - Unterbindung von Informationsmöglichkeiten (z. B. Besuchsverbote für andere potenzielle Erben) (s. aber BayObLG, Beschluss v. 24.03.2005 – 1 Z BR 107/04)
  - Gezielte Falschinformationen, insbesondere bei vorbestehenden Befürchtungen eines Erblassers (z. B. »X will dich entmündigen, ins Altenheim oder in Psychiatrie bringen«, »Y will dein Geld nur schnell auf sein Konto transferieren«)
  - Anwesenheit und auch Interventionen während der Testamentserrichtung beim Notar von potenziellen Erben

- Versprechen von potenziellen Erben, im Falle einer Berücksichtigung im Testament wichtige Leistungen für den Erblasser zu erbringen, z. B. Pflegeleistungen
- Androhung, lebenswichtige Pflegeleistungen oder sonstige unterstützende Maßnahmen nicht mehr durchzuführen, um im Testament gebührend berücksichtigt zu werden. Dies geht über eine Einflussnahme hinaus und kann zur Anfechtung nach § 2078 BGB (Anfechtung wegen Irrtums oder Drohung) führen (vgl. KG, Beschl. v. 07.09.1999 – 1 W 4291/98).
- Besondere psychosoziale Konstellationen (Peisah et al. 2009; Wetterling 2015f):
  - Abhängigkeit des Betreffenden, insbesondere von Pflegeleistungen oder sonstigen unterstützenden Maßnahmen bei schweren körperlichen Erkrankungen bzw. Schwäche oder/und kognitiver Störungen bei Demenz/Minderbegabung sowie (funktionaler) Analphabetismus (s. o.)
  - Isolation des Betreffenden, insbesondere fehlender Zugang zu Informationen, z. B. bei Bettlägerigkeit und/oder Betreuung durch eine (oder wenige) Personen, Besuchsverbot für andere potenzielle Erben etc.
  - Familiäre Konflikte. Oft führen familiäre Konflikte zu Situationen, in denen der Erblasser sich nicht in der Lage sieht, aufgrund divergenter Informationen von verschiedenen Seiten das Für und Wider abzuwägen. Wenn der Erblasser sich von einer Partei besonders gedrängt fühlt und daher »um seine Ruhe zu haben« bestimmte Bestimmungen in sein Testament aufnimmt, ist von einer gezielten Einflussnahme auszugehen.
  - Pseudofamiliäre Beziehungskonstellationen zu Pflegepersonal oder Betreuern (vgl. Habermeyer 2009)

Von psychiatrischer Seite kann in entsprechenden Fällen nur untersucht werden, ob aufgrund einer neuropsychiatrischen Störung die Möglichkeit einer übermäßigen Einflussnahme besteht. Dabei sind vor allem folgende Hirnfunktionsstörungen zu betrachten (Wetterling 2015f):

- *Schwerwiegende Gedächtnisstörungen:* Bei fehlender Erinnerung an frühere Vereinbarungen (z. B. Testamentserrichtung) kann der Betreffende durch aktuelle Einflussnahme zu Änderungen bzw. Neuabfassungen bewegt werden.
- *Apathie:* Zum Beispiel kann ein potenzieller Erbe beim Notar den Inhalt des Testaments/Erbvertrags (in seinem Sinne) vorbesprechen und der Erblasser beim Notartermin das vorgefertigte Testament ohne Nachfrage »abnicken« und unterschreiben.
- *Hochgradige Ambivalenz*, z. B. bei einer schweren Depression: Die Betreffenden grübeln ständig über alle möglichen Konsequenzen nach, ohne zu einer Entscheidung zu kommen. In entsprechenden Fällen ist es denkbar, dass ein Erblasser die Entscheidung eines Dritten, z. B. hinsichtlich bestimmter Testamentsinhalte, übernimmt, weil er so die ihn quälende Ambivalenz überwinden kann.
- *Intelligenzminderung* (vgl. BGH, Urteil v. 05.12.1995 – XI ZR 70/95)
- *Analphabetismus* (vgl. BGH, Urteil v. 05.12.1995 – XI ZR 70/95)
- *Bewusstseinsstörung:* In einem deliranten Zustand sind die Betroffenen oft sehr suggestibel, weil sie wegen der Unfähigkeit, ihre Aufmerksamkeit längere Zeit

zu fokussieren, Informationen nicht richtig aufnehmen, ordnen und bewerten können.

- *Affektdominanz:* Wenn der Betreffende aufgrund schwerer Beeinträchtigungen der Hirnfunktionen emotional sehr leicht ansprechbar ist.
- *Wahn:* Wenn ein Erblasser unter einem Wahn leidet und von einigen potenziellen Erben immer wieder versucht wird, ihn diesbezüglich zu »korrigieren«, so kann es sein, dass andere Erben, die ihn »gewähren« lassen, bevorzugt werden, weil er sich von den Letzteren verstanden fühlt.

Neben psychopathologischen Auffälligkeiten ist von medizinischer Seite in entsprechenden Fällen zu klären, ob eine Einflussnahme durch eine hochgradige Einschränkung der Seh- und/oder Hörfähigkeit möglich ist. Gegebenenfalls sind vorliegende fachärztliche Befunde zu berücksichtigen.

Entscheidend für die gutachterliche Bewertung ist nicht die Frage, ob eine Einflussnahme erfolgt ist, sondern ob sie bei dem Betreffenden aufgrund der krankhaften Störung der Geistestätigkeit möglich war.

10.4.2 Kontinuität des Willens

In einigen Gerichtsurteilen wird die Frage der Kontinuität der letzten Willensentscheidung aufgeworfen (vgl. OLG Düsseldorf, Beschluss v. 04.11.2013 – Az. I–3 Wx 98/13; OLG München, Beschluss v. 17.06.14 – 34 Wx 293/14). Auch von Seiten potenzieller Erben wird mitunter das Argument vorgebracht, dass das letzte Testament nicht dem entspräche, was der Erblasser zeitlebens gewollt habe (z. B. den Bauernhof in der Familie zu belassen). Diese Frage ist nur dann für den Gutachter von Belang, wenn das Testament nach dem Beginn von Hirnfunktionsstörungen errichtet wurde. In diesem Fall ist zu prüfen, ob bei dem Betreffenden die Voraussetzungen für eine Errichtung bzw. Änderung des Testaments (Urteilsfähigkeit und freie Willensbestimmung) noch gegeben waren. Dabei ist bei einer Abweichung von dem bisher bekundeten »letzten Willen« auch zu prüfen, ob eine erhöhte Fremdbeeinflussbarkeit vorgelegen hat (▶ Kap. 10.4.1).

Untersuchungen haben gezeigt, dass Entscheidungen zu medizinischen Maßnahmen wesentlich auf der Lebenserfahrung, länger bestehenden Überzeugungen, religiöser Orientierung etc. – also längerfristigen Überlegungen – basieren (Karel et al. 2010). Die Gesichtspunkte, nach denen über finanzielle Angelegenheiten entschieden wird, sind altersabhängig (▶ Kap. 8.1.4). Die Fähigkeit, Entscheidungen zu treffen, ist abhängig von den Gedächtnisleistungen, u. a. auch vom episodischen Gedächtnis (Del Missier et al. 2013; Henninger et al. 2010). Daher sind in entsprechenden Fällen v. a. Gedächtnisstörungen von Belang.

10.4.3 Impulsivität

In einer Reihe von Gerichtsentscheidungen zur Geschäfts- bzw. Testierfähigkeit wird gefordert, dass der Betreffende seine Entscheidungen unbeeinflusst von der Geistesstörung bilden, von vernünftigen Überlegungen abhängig machen und nach dieser Einsicht handeln kann (vgl. u. a. OLG Hamm, Beschluss v. 11.11.1996 – 15 W 233/96; OLG Naumburg, Beschluss v. 09.12.2004 – 4 W 43/04; OLG München, Beschluss v. 13.09.2011 – 31 Wx 298/11; OLG München, Beschluss v. 22.10.2014 – 31 Wx 239/13). Die Frage, ob jemand nach seiner Einsicht handeln kann, stellt sich v. a. in strafrechtlichen Verfahren (Habermeyer und Hoff 2004).

Aber vielfach werden im Alltag Entscheidungen »aus dem Bauch heraus« – also ohne größere Überlegung – getroffen. Das Verhalten vieler psychisch Kranker, wie z. B. Personen mit einem sogenannten »Borderline-Syndrom«, ist u. a. gekennzeichnet durch sehr impulsives Handeln. Mitunter wird impulsives Handeln auch als Grund für eine fehlende Geschäftsfähigkeit angeführt, so z. B. bei einer »Kaufsucht« oder »Spielsucht«. Dabei wird mit einer Art Rauschzustand (»Kaufrausch«) argumentiert. Eine »Kaufsucht« bzw. »Spielsucht« kann durch eine Psychotherapie erfolgreich behandelt werden (G. Meyer und Bachmann 2005; A. Müller 2012), d. h. die Störung ist den Betreffenden mithilfe ihrer kognitiven Fähigkeiten »zugänglich«. Daher ist davon auszugehen, dass die Betreffenden nicht so schwerwiegend durch ihre »Sucht« beeinträchtigt werden, sodass nicht von einer krankhaften Störung der Geistestätigkeit gesprochen werden kann (vgl. BGH, Urteil v. 09.10.2012 – 2 StR 297/12).

10.4.4 Fehlende Krankheitseinsicht

Eine fehlende Krankheitseinsicht ist als Störung der Wahrnehmung und Urteilsfähigkeit anzusehen. Beide Fähigkeiten sind Voraussetzung für eine freie Willensbestimmung. Somit sind eine fehlende Krankheitseinsicht und insbesondere eine fehlende Einsicht in vorliegende Hirnfunktionsstörungen zumindest als Anhaltspunkt für eine gestörte Realitätswahrnehmung zu werten. Eine große Schwierigkeit in der Beurteilung besteht aber darin, zwischen einer fehlenden Krankheitseinsicht und Abwehrmechanismen wie z. B. einer Bagatellisierung (»Alle älteren Menschen vergessen mal etwas«) zu unterscheiden. Aus psychologischer Sicht ist Abwehr als ein wichtiger psychischer Selbstschutzmechanismus anzusehen, mit dem der Betreffende versucht, auf die Bedrohung des Selbstwertes (z. B. des Eingestehen-Müssens kognitiver Defizite) zu reagieren, und daher kein sicherer Anhaltspunkt für eine gestörte Realitätswahrnehmung.

10.4.5 Gesamteindruck (Gesamtpersönlichkeit)

ICF b126 Funktionen von Temperament und Persönlichkeit

Von einem Gutachter wird seitens der Gerichte oft erwartet, dass er neben den Störungen der einzelnen Hirnfunktionen die Gesamtpersönlichkeit (vgl. OLG Düsseldorf, Urteil v. 24.01.2013 – I–3 Wx 2/11) bzw. Persönlichkeitsveränderungen (vgl. OLG Düsseldorf, Urteil v. 06.03.1998 – 7 U 210/95) in seine Beurteilung mit einbezieht. Es geht dabei um Veränderungen im Vergleich zur prämorbiden Persönlichkeit. Denkbar sind eine Entdifferenzierung (i. S. von Verlust) oder eine starke Akzentuierung von Persönlichkeitsmerkmalen. Eine nicht zu unterschätzende Schwierigkeit besteht darin, entsprechende aussagekräftige Angaben zur Primärpersönlichkeit aus den Zeugenaussagen herauszuarbeiten, weil nur wenige Zeugen den Betreffenden schon ausreichend lange kennen und die Aussagen meist Eindrücke bzw. Einschätzungen wiedergeben, z. B.: »Herr X war erfolgreicher Unternehmer, der auf Betriebsversammlungen motivierende Reden halten konnte«.

Letztendlich geht es darum, ob eine tiefgreifende Persönlichkeitsveränderung festgestellt werden kann (▶ Kap. 5.5). Dabei sind besonders Änderungen bestimmter früher vorhandener Persönlichkeitsmerkmale von Bedeutung, die mit der Urteilsfähigkeit und Willensbestimmung in Zusammenhang stehen, z. B.: »Herr X war als selbstständiger Unternehmer erfolgreich in der Lage, sich auf die ständig wechselnden Marktbedingungen einzustellen und schnell entsprechende strategische Entscheidungen zu fällen. So konnte er das Unternehmen ausbauen.« Eine Änderung läge z. B. vor, wenn er jetzt nicht mehr entscheiden könnte und/oder die Entscheidung immer wieder verschieben würde. Hier läge ein Verlust eines typischen Persönlichkeitsmerkmals vor, das einer Hirnfunktionsstörung zuzuordnen ist.

In diesem Zusammenhang stellt sich auch die Frage, ob und ggf. welche oder wie viele Hirnfunktionsstörungen, die allein nicht ausreichend ausgeprägt sind, um eine Geschäfts- oder Testierfähigkeit hinreichend zu begründen, zusammen so schwerwiegend sind, dass sie zu einer schweren Beeinträchtigung der Urteilsfähigkeit und der freien Willensbestimmung führen; d. h. ob eine Art Aufsummierung auf eine »Gesamtbeeinträchtigung« begründbar ist. Ein entsprechendes Vorgehen liegt den meisten Demenztests zu Grunde. Die Rechtsprechung fordert (vgl. BayObLG, Urteil v. 10.09.1985 – Allg. Reg. 38/85), dass in einem Gutachten konkret die Auswirkungen der nachweisbaren Hirnfunktionsstörung(en) auf die Urteilsfähigkeit und Willensbestimmung benannt werden. Dies ist bei einem Summenwert wie dem MMST nicht möglich.

Ob und inwieweit eine Schweregradeinteilung, v. a. eines demenziellen Syndroms, als Anhaltspunkt für die Beurteilung der Urteilsfähigkeit und der freien Willensbestimmung ausreicht, ist vor dem Hintergrund zu diskutieren, dass häufig aussagekräftige Angaben für viele der oben genannten Hirnfunktionsstörungen fehlen (vgl. Hans. OLG, Beschluss v. 10.05.2012 – 2 W 96/11). Denn in vielen ärztlichen Befunden finden sich nur entsprechende Angaben. Auch in fachärztlichen Befunden findet sich neben einem psychopathologischen Befund eine Schweregradeinschätzung des demenziellen Syndroms, z. B. anhand der ICD-10-Kriterien (WHO 1994).

In der Rechtsprechung wird eine Angabe des Grades des demenziellen Syndroms in einem Sachverständigengutachten nicht als erforderlich angesehen (vgl. OLG Oldenburg, Urteil v. 20.07.1999 – 5 U 63/99). In anderen Urteilen wird eine mittelschwere Demenz als ein Anhaltspunkt anerkannt (vgl. OLG München, Urteil v. 14.08.2007 – 31 Wx 16/07; OLG Celle, Beschluss v. 19.02.2008 – Not 16/07; OLG München, Beschluss v. 01.07.2013 – 31 Wx 266/12; OLG München, Urteil v. 17.07.2013 – 3 U 4789/09), aber es werden noch weitere konkrete Anhaltspunkte für eine Störung der Urteilsfähigkeit und Willensbestimmung gefordert. In einigen Urteilen wird die Angabe einer mittelschweren Demenz nicht als ausreichend angesehen, selbst wenn noch andere Anhaltspunkte vorliegen (vgl. OLG Celle, Beschluss v. 11.03.2003 – 6 W 16/03; OLG Jena, Beschluss v. 04.05.2005 – 9 W 612/04).

In diesem Zusammenhang ergibt sich die Frage, ob es Hirnfunktionsstörungen gibt, die wesentlich durch andere bedingt sind, und ob eine Hierarchisierung der Hirnfunktionsstörungen möglich ist. Nach dem hier vertretenen Konzept der Willensbestimmung (▶ Abb. 4.1 & 4.2) kommt einem funktionierenden Gedächtnis, das v. a. die autobiografisch fundierten Wertmaßstäbe umfasst, eine zentrale Rolle zu. Wenn ein Zugriff auf diese nicht mehr möglich ist, ist eine Urteilsbildung (Abwägung »Für und Wider«) und damit eine freie Willensbestimmung nicht mehr möglich, sondern nur ein »natürlicher Wille« (▶ Abb. 4.3). Bei diesem können die meisten anderen oben genannten Hirnfunktionen noch weitgehend intakt sein (s. Beispiel Korsakoff-Syndrom [▶ Kap. 5.1.5]) (vgl. BayObLG, Beschluss v. 30.11.1989 – BReg. 3 Z 153/89).

Das autobiografische Gedächtnis ist aber Teil des Altgedächtnisses, das nur sehr selten isoliert betroffen ist und v. a. bei einem schweren demenziellen Syndrom gestört ist, wenn auch andere Hirnfunktionen schwer beeinträchtigt sind. Es stellt sich daher die Frage, ob bei Symptomkomplexen, die zu einem Syndrom zusammengefasst werden (▶ Kap. 5), eine Schweregradeinteilung möglich und sinnvoll ist (z. B. CDR; Hughes et al.1982). In den ICD-10-Forschungskriterien (WHO 1994) wird eine entsprechende Schweregradeinteilung für ein demenzielles und depressives Syndrom vorgenommen. Beim demenziellen Syndrom wird v. a. die Art und Schwere der Gedächtnisstörung zur Definition des Schweregrades herangezogen. Hierbei werden die Beeinträchtigungen im täglichen Leben und der Hilfebedarf als Maßstab genommen. Auch Habermeyer und Saß (2002a) sehen eine Gedächtnisstörung als wesentliches Kriterium für eine Geschäftsunfähigkeit an, ähnlich Wetterling und Kollegen (1995, 1996a) für eine Testierfähigkeit. In diesem Zusammenhang ist festzustellen, dass es nur wenige Untersuchungen gibt, die sich mit den Zusammenhängen bzw. Wechselwirkungen zwischen verschiedenen Hirnfunktionsstörungen beschäftigen (▶ Kap. 8.3.3).

11 Abschließende Bemerkungen

In den vorangegangenen Kapiteln wurde versucht, der Komplexität einer neuropsychiatrischen Begutachtung zur Frage der Geschäfts- und Testierfähigkeit gerecht zu werden und die wesentlichen medizinischen und juristischen Aspekte unter Berücksichtigung der unterschiedlichen Denkweisen darzustellen. Einige Punkte bedürfen aber noch eines Kommentars:

- Schwierigkeiten bei der Gutachtenerstellung
- Qualifikation von Sachverständigen
- Möglichkeiten zur »Vorbeugung«

Obwohl von der Rechtsprechung die Testierfähigkeit als eine Unterform der Geschäftsfähigkeit angesehen wird, werden an eine Testierfähigkeit höhere Anforderungen gestellt (▶ Kap. 9.6.1 & 9.6.2). Insbesondere der bei der Frage der Testierfähigkeit wiederholt herausgestellte Aspekt, dass der Erblasser sich über die Tragweite seiner Anordnung hinsichtlich potenzieller Erben bewusst sein sollte bzw. Vorstellungen über den Umfang des Erbes und über die Auswirkungen auf die Betroffenen haben sollte (OLG Rostock, Beschluss v. 05.06.2009 – 3 W 47/09), ist diskussionswürdig (Busch 2014). Die Beantwortung dieser Frage ist einem Gutachter selten möglich, da keine Angaben über die Überlegungen des Erblassers vorliegen. Nur wenn der Erblasser aber den Umfang seines Erbes (z. B. verschiedene Gebäude) nicht angeben kann oder keine Vorstellungen über die im Testament gemachten Verfügungen hat, z. B. den Wert der Grundstücke, die er verschiedenen Erben zugedacht hat, kann eine Aussage hierzu gemacht werden. Entsprechende Angaben fehlen jedoch meistens.

Auch ergibt sich mitunter die Frage, worauf in einem Gutachten das Hauptgewicht gelegt werden soll, wenn am Beurkundungstermin ein Erblasser neben dem Testament weitere Dokumente unterschrieben hat, die z. B. eine vorweggenommene Erbfolge (Nießbrauchsregelung), eine Schenkung oder einen Darlehensvertrag zum Inhalt haben. Alle diese Dokumente dienen der Erbregelung. Für eine rechtliche Würdigung aber hätte der Erblasser die Konsequenzen aller zeitgleich getroffenen Verfügungen einzeln für sich und insgesamt überblicken müssen. Dies ist bei komplizierten testamentarischen Verfügungen allenfalls selten gegeben.

Schwierigkeiten bei der Gutachtenerstellung

Die Erwartungen an ein Gutachten von Seiten der Gerichte und der privaten Auftraggeber sind hoch. Aber bei der Erstellung von Gutachten fehlen häufig wesentliche Befunde, v.a. zeitnahe Angaben zu Hirnfunktionsstörungen (vgl. Hans. OLG, Beschluss v. 10.05.2012 – 2 W 96/11). Oft liegen nur Zeugenangaben vor, die genau genommen nur »Eindrücke« darstellen, die oft nicht genau zeitlich eingeordnet werden können. Ein Gutachter sollte in diesen Fällen die unzureichende Befundlage dem Gericht oder Auftraggeber darstellen. Vielfach wird aber versucht, über Annahmen doch noch zu einer »scheinbar« klaren Beurteilung zu kommen. Dabei kommt es häufig zu Zirkelschlüssen derart, dass z. B. ein Symptom wie Wortfindungsstörungen oder ein MMST von 16 als Zeichen eines mittelschweren demenziellen Syndroms gewertet werden und dieses dann als Beweis für eine Geschäfts- oder Testierunfähigkeit angesehen wird. Dabei unterbleibt eine von der Rechtsprechung geforderte Überprüfung der einzelnen nachgewiesenen Hirnfunktionsstörungen.

Bei der Gutachtenerstellung fehlen häufig wichtige Angaben zu einer sachgerechten Einschätzung. Wenn ein Gutachten streng nach den in diesem Buch dargestellten Maßstäben der Rechtsprechung erstellt wird, kann aufgrund der unzureichenden Unterlagen oft eine Beurteilung nur zu dem Ergebnis kommen, dass keine hinreichenden Anhaltspunkte vorliegen. In einem Gutachten sollte in entsprechenden Fällen auf die unzureichende Datenbasis ausdrücklich hingewiesen werden.

Qualifikation von Sachverständigen

Die Frage, ob ein Gutachter für die in diesem Buch behandelten Fragestellungen nach der Geschäfts- und Testierfähigkeit eine zusätzliche Weiterbildung in forensischer Psychiatrie (Zertifizierung durch die Fachgesellschaft DGPPN) haben sollte, wird von einigen Autoren (Cording 2010a; Dreßing et al. 2014) bejaht, obwohl für diese Fragestellung ein entsprechendes Curriculum noch fehlt (Dreßing et al. 2014). Die Anforderungen in zivilrechtlichen Fragen hinsichtlich der Geschäfts- bzw. Testierfähigkeit unterscheiden sich aber – wie in diesem Buch dargestellt – erheblich von denen in forensischen Fragen, v. a. in strafrechtlichen Fragen (bei vorwiegend jüngeren Menschen). Es sind vor allem sehr gute Kenntnisse über die Symptomatik und den Verlauf von neuropsychiatrischen Erkrankungen und insbesondere von Hirnfunktionsstörungenbei vorwiegend älteren Menschen erforderlich, fundierte Kenntnisse der Psychopathologie und der Neuropsychologie sind daher unerlässlich. Angesichts der Häufigkeit einer Multimorbidität (▶ Kap. 5.11) sind auch klinische altersmedizinische Erfahrungen notwendig.

Möglichkeiten zur »Vorbeugung«

Ein grundsätzliches Problem ist, dass ein Erblasser, der z. B. Streitigkeiten unter den Erben erwartet, keine ausreichende Möglichkeit hat, seine Testierfähigkeit juristisch abgesichert feststellen zu lassen. Er kann nur eine zeitnahe fachärztliche Untersuchung mit einer ausführlichen Stellungnahme veranlassen. Ob und inwieweit diese ausreicht, um posthume juristische Auseinandersetzungen zu vermeiden, ist aber nicht sicher. Zur Absicherung der Testierfähigkeit bei sehr betagten Erblassern wurde ein zwingendes »öffentliches Testament«, d. h. ein notariell beglaubigtes Testament, vorgeschlagen (Busch 2014). Wie in Kapitel 9.5 dargestellt wurde, reicht die Qualifikation von Notaren jedoch nicht aus, um Zweifel an der Testierfähigkeit auszuschließen.

Literatur

Aalten P, van Valen E, de Vugt ME, Lousberg R, Jolles J, Verhey FR (2006) Awareness and behavioral problems in dementia patients: a prospective study. Int Psychogeriatr 18: 3–17.

Aalten P, Verhey FR, Boziki M, Brugnolo A, Bullock R et al. (2008) Consistency of neuropsychiatric syndromes across dementias: results from the European Alzheimer Disease Consortium. Part II. Dement Geriatr Cogn Disord 25: 1–8.

ABA-APA (American Bar Association Commission on Law and Aging – American Psychological Association) (2008) Assessment of older adults with diminished capacity: A handbook for psychologists.

Adamis D, Treloar A, Martin FC, Macdonald AJ (2006) Recovery and outcome of delirium in elderly medical inpatients. Arch Gerontol Geriat 43: 289–298.

AHA WRITING GROUP MEMBERS, Benjamin EJ, Blaha MJ, Chiuve SE, Cushman M, et al. (2017). Heart Disease and Stroke Statistics–2017 Update: A report from the American Heart Association. Circulation 135: e146–e603.

Aharon-Peretz J, Daskovski E, Mashiach T, Kliot D, Tomer R (2003) Progression of dementia associated with lacunar infarctions. Dement Geriatr Cogn Disord 16: 71–77.

Aharon-Peretz J, Daskovski E, Mashiach T, Tomer R (2002) Natural history of dementia associated with lacunar infarctions. J Neurol Sci 203: 53–55.

Ahmed RM, Devenney EM, Irish M, Ittner A, Naismith S, et al. (2016) Neuronal network disintegration: common pathways linking neurodegenerative diseases. J Neurol Neurosurg Psychiatry 87:1234–1241.

Ahmed S, Leurent B, Sampson EL (2014) Risk factors for incident delirium among older people in acute hospital medical units: a systematic review and meta-analysis. Age Ageing 43: 326–333.

Alexander LF, Oliver A, Burdine LK, Tang Y, Dunlop BW (2017) Reported maladaptive decision-making in unipolar and bipolar depression and its change with treatment. Psychiatry Res 257: 386–392.

Almeida OP, Hankey GJ, Yeap BB, Golledge J, Flicker L (2017) Depression as a modifiable factor to decrease the risk of dementia. Transl Psychiatry 7: e1117.

AMDP (Arbeitsgemeinschaft für Methodik und Dokumentation in der Psychiatrie) (Hrsg) (2007) Das AMDP-System-Manual zur Dokumentation psychiatrischer Befunde. 8. Aufl. Göttingen: Hogrefe.

Angermeyer MC, Matschinger H, Schomerus G (2013) Attitudes towards psychiatric treatment and people with mental illness. Changes over two decades. Br J Psychiatry 203: 146–151.

APA (American Psychiatric Association) (1980) Diagnostic and Statistical Manual of mental disorders. Third edition. DSM-III. American Psychiatric Press: Washington.

APA (American Psychiatric Association) (2013) Diagnostic and Statistical Manual of mental disorders. Fifth edition. DSM-5. American Psychiatric Press: Washington, 2013. (Deutsch: Falkai P, Wittchen H-U (Hrsg) Diagnostisches und Statistisches Manual Psychischer Störungen – DSM-5 ® Göttingen: Hogrefe).

Arevalo-Rodriguez I, Smailagic N, Roqué I, Figuls M, Ciapponi A et al. (2015) Mini-Mental State Examination (MMSE) for the detection of Alzheimer's disease and other dementias in people with mild cognitive impairment (MCI). Cochrane Database Syst Rev.3: CD010783

Artero S, Petersen R, Touchon J, Ritchie K (2006) Revised criteria for mild cognitive impairment: Validation within a longitudinal population study. Dement Geriatr Cogn Disord 22: 465–470.

Arts NJ, Walvoort SJ, Kessels RP (2017). Korsakoff's syndrome: a critical review. Neuropsychiatr Dis Treat 13: 2875–2890.

Arzneimittelgesetz (AMG) Gesetz über den Verkehr mit Arzneimitteln (http://www.gesetze-im-internet.de/amg_1976, Zugriff am 16.11.2015).

Attems J, Jellinger KA (2014) The overlap between vascular disease and Alzheimer's disease – lessons from pathology. BMC Med 12: 206.

AWMF (Arbeitsgemeinschaft der Wissenschaftlichen Medizinischen Fachgesellschaften e. V.). Multiple Sklerose, Diagnostik und Therapie. (http://www.awmf.org/leitlinien/detail/ll/030-050.html, abgerufen am 10.7.2019).

Bajaj JS, Schubert CM, Heuman DM, Wade JB, Gibson DP et al. (2010) Persistence of cognitive impairment after resolution of overt hepatic encephalopathy. Gastroenterology 138: 2332–2340.

Bartsch T, Falkai P (2013b) Gedächtnisstörungen im Kontext neurologisch-psychiatrischer Erkrankungen. In: Bartsch T, Falkai P (Hrsg) Gedächtnisstörungen. Berlin: Springer. S. 110–123.

Bartsch T, Falkai P (Hrsg) (2013a) Gedächtnisstörungen. Berlin: Springer.

Beagle AJ, Darwish SM, Ranasinghe KG, La AL, Karageorgiou E, Vossel KA (2017) Relative incidence of seizures and myoclonus in Alzheimer's Disease, Dementia with Lewy Bodies, and Frontotemporal Dementia. J Alzheimers Dis 60: 211–223.

Bechara A, Damasio AR, Damasio H, Anderson SW (1994) Insensitivity to future consequences following damage to human prefrontal cortex. Cognition 50: 7–15.

Bender A, Jox RJ, Grill E, Straube A, Lulé D (2015) Wachkoma und minimaler Bewusstseinszustand. Dtsch Ärztebl 112: 235–242.

Benisty S, Gouw AA, Porcher R, Madureira S, Hernandez K et al. (2009) Location of lacunar infarcts correlates with cognition in a sample of non-disabled subjects with age-related white-matter changes: the LADIS study. J Neurol, Neurosurg Psychiatry 80: 478–483.

Bennett DA, Schneider JA, Arvanitakis Z, Kelly JF, Aggarwal NT, Shah RC, Wilson RS (2006) Neuropathology of older persons without cognitive impairment from two community-based studies. Neurology 66: 1837–1844.

Berger G, Frölich L, Weber B, Pantel J (2008) Diagnostic accuracy of the Clock Drawing Test; the relevance of »time setting« in screening for dementia. J Geriat Psychiatry Neurol 21: 250–260.

Best R, Freund AM (2018) Age, loss minimization, and the role of probability for decision-making. Gerontology 64: 475–484.

Betäubungsmittelgesetz (BtMG) (https://dejure.org/gesetze/BtMG, abgerufen am 11.07.2019).

Binswanger O (1894) Die Abgrenzung der allgemeinen progressiven Paralyse. Berliner Klin Wschr 31: 1103–1105, 1137–1139, 1180–1186.

Bischof G, Rumpf HJ, Hapke U, Meyer C, John U (2000) Remission ohne formelle Hilfen und Inanspruchnahme stationärer Behandlung bei Alkoholabhängigen – Ein Vergleich auslösender Faktoren. Sucht 46: 54–61.

Bleuler E (1906) Affektivität, Suggestibilität, Paranoia. Halle: Marhold.

Bodner T, Merten T (2016) Probleme der Begutachtung von Personen mit zerebralen Sprachstörungen (Aphasien). Med Sach 122: 160–168.

Bonini MV, Radanovic M (2015) Cognitive deficits in post-stroke aphasia. Arq Neuropsiquiatr 2015; 73: 840,847;

Bonnet C (1760) Essai analytique sure de les facultés de l'ame. Copenhague: Frères Cl & Ant. Philibert. (Reprint: Hildesheim: Georg Olms).

Bourne C, Aydemir Ö, Balanzá-Martínez V, Bora E, Brissos S et al. (2013) Neuropsychological testing of cognitive impairment in euthymic bipolar disorder: an individual patient data meta-analysis. Acta Psychiatr Scand 128: 149–162.

Boyle PA, Yu L, Wilson RS, Gamble K, Buchman AS, Bennett DA (2012) Poor decision making is a consequence of cognitive decline among older persons without Alzheimer's disease or mild cognitive impairment. PloS One 7: e43647

Brady MC et al. (2016) Speech and language therapy for aphasia following stroke. Cochrane Database Syst Rev. CD000425.

Breese GR, Sinha R, Heilig M (2011) Chronic alcohol neuroadaptation and stress contribute to susceptibility for alcohol craving and relapse. Pharmacol Ther 129: 149–171.

Breitve MH, Chwiszczuk LJ, Hynninen MJ, Rongve A, Brønnick K, Janvin C, Aarsland D (2014) A systematic review of cognitive decline in dementia with Lewy bodies versus Alzheimer's disease. Alzheimers Res Ther 6: 53.

Brieger P (2014) Der Verlauf bipolarer Störungen. Nervenheilkunde 33: 849–854.

Brochet B, Ruet A (2019). Cognitive impairment in Multiple Sclerosis with regards to disease duration and clinical phenotypes. Front Neurol 10:261.

Brodaty H, Connors MH, Xu J, Woodward M, Ames D, the PRIME study Group (2015) The Course of Neuropsychiatric Symptoms in Dementia: A 3-Year Longitudinal Study. J Am Med Dir Assoc 16: 380–387.

Brodaty H, Seeher K, Gibson L(2012) Dementia time to death: a systematic literature review on survival time and yearsof life lost in people with dementia.Int Psychogeriatr 24:1034–1045.

Brown WR, Moody DM, Thore CR, Anstrom JA, Challa VR (2009) Microvascular changes in the white matter in dementia. J Neurol Sci 283: 28–31.

Brownsett SLE, Warren JE, Geranmayeh F, Woodhead Z, Leech R (2014) Cognitive control and its impact on recovery from aphasic stroke. Brain 137: 242–254.

Bundesanzeiger (2017) https://www.bundesanzeiger-verlag.de/betreuung/wiki/Betreuungszahlen (abgerufen 1.7.2019).

Burkhardt H (2016) Adherence bei älteren Menschen. In: Wehling M, Burkhardt H (Hrsg) Arzneimitteltherapie für Ältere. 4. Aufl. Berlin: Springer. S. 280–286.

Burkhardt H, Wehling M (2013) Allgemeine Aspekte. In: Wehling M, Burkhardt H (Hrsg) Arzneimitteltherapie für Ältere. 3. Aufl. Berlin: Springer. S. 1–40.

Busch K-P (2014) Testierfähigkeit und Demenz. ErbR 9: 90–94.

Busse A, Bischkopf J, Riedel-Heller SG, Angermeyer MC (2003) Mild cognitive impairment: prevalence and incidence according to different diagnostic criteria. Results of the Leipzig Longitudinal Study of the Aged (LEILA75+). Br J Psychiatry 182: 449–454.

Calabrese P (1998) Amnestische Syndrome. Lengerich: Pabst.

Canevelli M, Adali N, Voisin T, Soto ME, Bruno G, Cesari M, Vellas B (2013) Behavioral and psychological subsyndromes in Alzheimer's disease using the Neuropsychiatric Inventory. Int J Geriatr Psychiatry 28: 795–803.

Caplan LR (2015) Lacunar infarction and small vessel disease: pathology and pathophysiology. J Stroke 17: 2–6.

Cavaliere C, Kandeepan S, Aiello M, Ribeiro de Paula D, Marchitelli R, et al.(2018) Multimodal neuroimaging approach to variability of functional connectivity in disorders of consciousness: A PET/MRI Pilot Study. Front Neurol 9: 861.

CERAD (Consortium to Establish a Registry for Alzheimer's Disease) (deutsch: https://www.memoryclinic.ch/de/main-navigation/neuropsychologen/cerad-plus/) (abgerufen am 11.7.2019).

Chan JYC, Yiu KKL, Kwok TCY, Wong SYS, Tsoi KKF (2019) Depression and antidepressants as potential risk factors in dementia: A systematic review and meta-analysis of 18 longitudinal studies. J Am Med Dir Assoc. 20:279–286.

Chen NC, Chang CC, Lin KN, Huang CW, Chang WN et al. (2013) Patterns of executive dysfunction in amnestic mild cognitive impairment. Int Psychogeriatr 25: 1181–1189.

Choi H, Pack A, Elkind MS, Longstreth WT Jr, Ton TG, Onchiri F (2017). Predictors of incident epilepsy in older adults: the Cardiovascular Health Study. Neurology 88: 870–877.

Chui HC (2007) Subcortical ischemic vascular dementia. Neurol Clin 25: 717–740.

Chung JC, Man DW (2009) Self-appraised, informant-reported, and objective memory and cognitive function in mild cognitive impairment. Dement Geriatr Cogn Disord 27: 187–193.

Ciompi L, Müller C (1976) Lebensweg und Alter der Schizophrenen. Eine katamnestische Langzeitstudie bis ins Senium. Berlin: Springer.

Clarfield AM (2003) The decreasing prevalence of reversible dementias – an updated meta-analysis. Arch Int Med 163: 2219–2229.

Cole MG, Bailey R, Bonnycastle M, McCusker J, Fung S, Ciampi A, et al. (2015). Partial and no recovery from delirium in older hospitalized adults: Frequency and baseline risk factors. J Am Geriatr Soc 63: 2340–2348.

Cole MG, Ciampi A, Belzile E, Zhong L (2009) Persistent delirium in older hospital patients: a systematic review of frequency and prognosis. Age Ageing 38: 19–26.

Cole MG, McCusker J, Bellavance F, Primeau FJ, Bailey RF, Bonnycastle MJ, Laplante J (2002) Systematic detection and multidisciplinary care of delirium in older medical inpatients: a randomized trial. Can Med Assoc J 167: 753–759.

Comijs HC, Nieuwesteeg J, Kok R, van Marwijk HW, van der Mast RC, et al. (2015) The two-year course of late-life depression; results from the Netherlands study of depression in older persons.BMC Psychiatry 15: 20.

Connor DJ, Seward JD, Bauer JA, Golden KS, Salmon DP (2005) Performance of three clock scoring systems across different ranges of dementia severity. Alzheimer Dis Assoc Dis 19: 119–127.

Coon EA, Sorenson EJ, Whitwell JL, Knopman DS, Josephs KA (2011) Predicting survival in frontotemporal dementia with motor neuron disease. Neurology 76: 1886–1893.

Cooper SA, van der Speck R (2009) Epidemiology of mental ill health in adults with intellectual disabilities. Curr Opin Psychiatry 22: 431–436.

Cording C (2004) Die Begutachtung der Testier(un)fähigkeit. Fortschr Neurol Psychiatr 72: 147–159.

Cording C (2010a) Beweismittel zur Klärung der Testier(un)fähigkeit. ZEV 17: 23–28.

Cording C (2010b) Kriterien zur Feststellung der Testier(un)fähigkeit. ZEV 17: 115–122.

Cording C (2011) Zur Bedeutung von Wahn und Schizophrenie bei der Beurteilung der Geschäftsfähigkeit. In: Lammel M, Sutarski S, Lau S, Bauer M (Hrsg) Wahn und Schizophrenie. Berlin: Medizinisch Wissenschaftliche Verlagsgeschaft. S. 165–175.

Cording C (2014) Geschäftsfähigkeit und ihre Unterformen: Die Freiheit der Willensbestimmung. In: Cording C, Nedopil N (Hrsg) Psychiatrische Begutachtung im Zivilrecht: Lengerich: Pabst. S. 29–92.

Cording C, Foerster K (2006) Psychopathologische Kurztests durch den Notar – ein im Grundsatz verfehlter Vorschlag. DNotZ 329–333.

Cording C, Saß H (2009) Begutachtung der »freien Willensbestimmung« bei Suizid in der Lebensversicherung. Nervenarzt 80: 1070–1077.

Costa AS, Tiffin-Richards FE, Holschbach B, Frank RD, Vassiliadou A et al. (2014) Clinical predictors of individual cognitive fluctuations in patients undergoing hemodialysis. Am J Kidney Dis 64: 434–442.

Cramer CK, McKee N, Case LD, Chan MD, Cummings TL, et al. (2019). Mild cognitive impairment in long-term brain tumor survivors following brain irradiation. J Neurooncol 141: 235–244.

Creavin ST, Wisniewski S, Noel-Storr AH, Trevelyan CM, Hampton T, Rayment D, et al. (2016) Mini-Mental State Examination (MMSE) for the detection of dementia in clinically unevaluated people aged 65 and over in community and primary care populations. Cochrane Database Syst Rev CD011145.

Culang M, Sneed JR, Keilp JG, Rutherford BR, Pelton GH, Devanand DP, Roose SP (2009) Change in cognitive functioning following acute antidepressant treatment in late-life depression. Am J Geriat Psychiatry 17: 881–888.

Cumming TB, Marshall RS, Lazar RM (2013) Stroke, cognitive deficits, and rehabilitation: still an incomplete picture. Int J Stroke 8: 38–45.

Dacosta-Aguayo R, Graña M, Iturria-Medina Y, Fernández-Andújar M, López-Cancio E et al. (2015) Impairment of functional integration of the default mode network correlates with cognitive outcome at three months after stroke. Hum Brain Mapp 36: 577–590.

Daiello LA, Racine AM, Yun Gou R, Marcantonio ER, Xie Z, et al. (2019) Postoperative delirium and postoperative cognitive dysfunction: Overlap and divergence. Anesthesiology. doi: 10.1097/ALN.0000000000002729. [Epub ahead ofprint].

Darby RR, Dickerson BC (2017) Dementia, decision making, and capacity. Harv Rev Psychiatry 25: 270–278.

Davis DH, Creavin ST, Yip JL, Noel-Storr AH, Brayne C, et al. (2015) Montreal Cognitive Assessment for the diagnosis of Alzheimer's disease and other dementias. Cochrane Database Syst Rev CD010775.

Davis DH, Muniz-Terrera G, Keage HA, Stephan BC, Fleming J, et al. (2017) Association of delirium with cognitive decline in late life: A Neuropathologic study of 3 population-based cohort studies. JAMA Psychiatry. 74: 244–251.

De Carolis A, Cipollini V, Corigliano V, Comparelli A, Sepe-Monti M, Orzi F, Ferracuti S, Giubilei F (2015) Anosognosia in people with cognitive impairment: Association with cognitive deficits and behavioral disturbances. Dement Geriatr Cogn Disord Extra 5: 42–50.

Deister A (2002) Verlauf schizophrener Psychosen. In: Schmauß M (Hrsg) Schizophrenie – Pathogenese, Diagnostik und Therapie. Bremen: Uni-Med. S. 80–91.

Del Missier F, Mäntyla T, Hansson P, Bruine de Bruin W, Parker AM, Nilsson L-G (2013) The multifold relationship between memory and decision making: An individual-differences study. J Exp Psychol LearnMem Cogn 39: 1344–1364.

Demant KM, Vinberg M, Kessing LV, Miskowiak KW (2015) Assessment of subjective and objective cognitive function in bipolar disorder: Correlations, predictors and the relation to psychosocial function. Psychiatry Res 229: 565–571.

Descartes R (1648) Traite de l'homme. (https://ia600501.us.archive.org/12/items/lhommeet laformat00desc/lhommeetlaformat00desc.pdf, Zugriff am 04.11.2019).

Destatis (2019a) Sterbealter https://www-genesis.destatis.de/genesis/online/data;sid=8EA4A28 8967E701A2B4F6EF0DC378235.GO_1_1?operation=abruftabelleBearbeiten&levelindex= 1&levelid=1561964245349&auswahloperation=abruftabelleAuspraegungAuswaehlen& auswahlverzeichnis=ordnungsstruktur&auswahlziel=werteabruf&selectionname=12613-0007&auswahltext=&werteabruf=Werteabruf, Zugriff am 1.7.2019).

Destatis (2019b) Alterverteilung https://www.destatis.de/DE/Themen/Gesellschaft-Umwelt/Be voelkerung/Bevoelkerungsstand/Tabellen/liste-altersgruppen.html?nn=206104, Zugriff am 1.7.2019).

Deutsche Bank (2018) Erben und Vererben. https://www.db.com/company/de/media/Deut sche-Bank-Studie-Erben-und-Vererben-2018.pdf (abgerufen 11.7.2019)

DGPPN (Deutsche Gesellschaft für Psychiatrie, Psychotherapie und Nervenheilkunde), DGN (Deutsche Gesellschaft für Neurologie) (Hrsg) (2010) S3-Leitlinien für Demenz. Berlin: Springer.

Di Perri C, Stender J, Laureys S, Gosseries O (2014). Functional neuroanatomy of disorders of consciousness. Epilepsy Behav 30: 28–32.

Dias AM (2016) Commentary: Free Will and Neuroscience: From explaining freedom away to new ways of operationalizing and measuring it. Front Human Neurosci 10:509.

DIW (2017) https://www.diw.de/de/diw_01.c.560993.de/themen_nachrichten/in_deutschland_ werden_zwischen_2012_und_2027_bis_zu_400_milliarden_euro_pro_jahr_verschenkt_ und_vererbt_werden_gut_ein_viertel_mehr_als_bisher_angenommen.html (abgerufen am 11.7.2019).

Djukic M, Wedekind D, Franz A, Gremke M, Nau R (2015) Frequency of dementia syndromes with a potentially treatable cause in geriatric inpatients: analysis of a 1-year interval. Eur Arch Psychiatry Clin Neurosci 265: 429–438.

Dobelli R (2011) Die Kunst des klaren Denkens. München: Hanser.

Donaghy PC, McKeith IG (2014) The clinical characteristics of dementia with Lewy bodies and a consideration of prodromal diagnosis. Alzheimers Res Ther 6: 46.

Dorahy MJ, Brand BL, Sar V, Krüger C, Stavropoulos P, Martínez-Taboas A, Lewis-Fernández R, Middleton W (2014) Dissociative identity disorder: An empirical overview. Aust N Z J Psychiatry 48: 402–417.

Dreßing A, Weiller C, Foerster K, Dreßing H (2018) Beurteilung der Geschäftsfähigkeit und Testierfähigkeit bei Schlaganfallpatienten mit Aphasie. Fortschr Neurol Psychiatr 86: 770–777.

Dreßing H, Foerster K, Leygraf J, Schneider F (2014) Begutachtung der Geschäfts- und Testierfähigkeit. Nervenarzt 85: 1441–1450.

Driessen M, Lange W, Junghanns K, Wetterling T (2005) Proposal of a comprehensive clinical typology of alcohol withdrawal – a cluster analysis approach. Alcohol Alcohol 40: 308–313.

Driver J, Noesselt T (2008) Multisensory interplay reveals crossmodal influences on »sensory-specific« brain regions, neural responses, and judgments. Neuron 57: 11–23.

Dudai Y, Karni A, Born J (2015) The consolidation and transformation of memory. Neuron 88:20–32.

Durmer JS, Dinges DF (2005) Neurocognitive consequences of sleep deprivation. Semin Neurol. 25: 117–129.

EASL/ AASLD (2014). Hepatic encephalopathy in chronic liver disease: 2014 Practice guideline by the European Association for the Study of the Liver and the American Association for the Study of Liver Diseases. J Hepatol 61: 642–659.

Edwards G, Arif A, Hodgson R (1981) Nomenclature and classification of drug- and alcohol-related problems: A WHO memorandum. Bulletin WHO 59: 225–242.

Edwards G, Gross MM (1976) Alcohol dependence: Provisional description of a clinical syndrome. BMJ 1(6017): 1058–1061.

Edwards JD, Jacova C, Sepehry AA, Pratt B, Benavente OR (2013) A quantitative systematic review of domain-specific cognitive impairment in lacunar stroke. Neurology 80: 315–322.

Ehreke L, Luck T, Luppa M, König HH, Villringer A, Riedel-Heller SG (2011) Clock Drawing Test – screening utility for mild cognitive impairment according to different scoring systems: results of the Leipzig Longitudinal Study of the Aged (LEILA 75+). International Psychogeriatry 23: 1592–1601.

Ehreke L, Luppa M, König HH, Riedel-Heller SG (2010) Is the Clock Drawing Test a screening tool for the diagnosis of mild cognitive impairment? A systematic review. Int Psychogeriatr 22: 56–63.

Eichler T, Thyrian JR, Hertel J, Köhler L, Wucherer D et al. (2014) Rates of formal diagnosis in people screened positive for dementia in primary care: results of the DelpHi-Trial. J Alzheimers Dis 42: 451–458 (PMID: 24898640).

Ely EW, Margolin R, Francis J et al.(2001) Evaluation of delirium in critically ill patients: validationof the Confusion Assessment Method for the Intensive Care Unit (CAM-ICU). Critical care medicine 29: 1370–1379 deutsch: https://www.awmf.org/fileadmin/user_up load/Leitlinien/001_Anaesthesiologie_und_Intensivmedizin/001-012a-km_S3_Analgesie_ Sedierung_Delirmanagement_Intensivmedizin_2015-08.pdf (abgerufen: 1.7.2019).

Escandon A, Al-Hammadi N, Galvin JE (2010) Effect of cognitive fluctuation on neuropsychological performance in aging and dementia. Neurology 74: 210–217.

Etgen T (2015) Kidney disease as a determinant of cognitive decline and dementia. Alzheimer's Res Thera 7: 29.

Etgen T, Sander D, Bickel H, Förstl H (2011) Leichte kognitive Störung und Demenz: Der Stellenwert modifizierbarer Risikofaktoren. Dtsch Arztebl Int 108: 743–750.

Evens R, Hoefler M, Biber K, Lueken U (2016). The Iowa Gambling Task in Parkinson's disease: A meta-analysis on effects of disease and medication. Neuropsychologia 91:163–172.

Farias ST, Mungas D, Jagust W (2005) Degree of discrepancy between self and other-reported everyday functioning by cognitive status: dementia, mild cognitive impairment, and healthy elders. Int J Geriatr Psychiatry 20: 827–834.

Feinstein A, Magalhaes S, Richard JF, Audet B, Moore C (2014) The link between multiple sclerosis and depression. Nat Rev Neurol. 10: 507–517.

Fellows LK (2018) The neuroscience of human decision-making through the lens of learning and memory.Curr Top Behav Neurosci 37:231–251.

Ferenci P (2017). Hepatic encephalopathy. Gastroenterol Rep (Oxf) 5:138–147.

Fiest KM, Sauro KM, Wiebe S, Patten SB, Kwon CS, et al. (2017) Prevalence and incidence of epilepsy: A systematic review and meta-analysis of international studies. Neurology 88: 296–303.

Fisher RS, Cross JH, French JA, Higurashi N, Hirsch E, et al. (2017) Operational classification of seizure types by the International League Against Epilepsy: Position paper of the ILAE Commission for Classification and Terminology. Epilepsia 58:522–530.

Fishman E (2017) Lifetime risk of dementia in the United States. Demography. https://doi.org/10.1007/s13524-017-0598-7 (abgerufen 11.7.2019).

Fleischer T (2015) Höchst- und obergerichtliche Rechtsprechung im erbrechtlichen Verfahrensrecht. ErbR 10: 357–363.

Flor H, Nikolajsen L, Staehelin Jensen T (2006) Phantom limb pain: a case of maladaptive CNS plasticity? Nat Rev Neurosci 7: 873–881.

Folstein M, Folstein S, Mc Hugh PR (1975) Mini Mental state: A practical for grading the cognitive state of patients for the clinician. J Psychiatric Res 12: 189–192.

Fonseca J, Raposo A, Martins IP (2019) Cognitive functioning in chronic post-stroke aphasia. Appl Neuropsychol Adult 26: 355–364.

Förstl H (2011) Die Einheitsdemenz. Psychiat Praxi 38: 366–368.

Förstl H (2012) Theory of mind: Anfänge und Ausläufer. In: Förstl H (Hrsg) Theory of mind. 2. Aufl. Berlin: Springer. S. 3–11.

Förstl H, Geiger-Kabisch C, Sattel H, Besthorn C, Schreiter-Gasser U, Abrahams CM, Biedert S (1996) Die Selbst- und Fremdeinschätzung klinischer Störungen bei der Alzheimer-Demenz: Ergebnisse eines strukturierten Interviews (CAMDEX). Fortschr Neurol Psychiatr 64: 228–233.

Frances A (2013) Normal. Gegen die Inflation psychiatrischer Diagnosen. Köln: DuMont.

Freedman M, Leach L, Kaplan E, Winocur G, Shulman KI, Delis DC (1994) Clock drawing: A neuropsychological analysis. New York: Oxford University Press.

Freud S (1915) Triebe und Triebschicksale. In: Psychologie des Unbewußten, Studienausgabe, Band III, Sonderausgabe 2000, Frankfurt/M: Fischer. S. 75–102.

Gainotti G, Quaranta D, Vita MG, Marra C (2014) Neuropsychological predictors of conversion from mild cognitive impairment to Alzheimer's disease. J Alzheimers Dis 38: 481–495.

Gaitatzis A, Sisodiya SM, Sander JW (2012). The somatic comorbidity of epilepsy: a weighty but often unrecognized burden. Epilepsia 53:1282–1293.

Gambina G, Valbusa V, Corsi N, Ferrari F, Sala F et al. (2015) The Italian Validation of the Anosognosia Questionnaire for Dementia in Alzheimer's Disease. Am J Alzheimers Dis Other Dement 30: 635–644.

Gauggel S (2010) Neuropsychologie der Motivation. In: Lautenbacher S, Gauggel S (Hrsg) Neuropsychologie psychischer Störungen. Berlin: Springer. S. 68–88.

Geschwind MD, Haman A, Miller BL (2007) Rapidly progressive dementia. Neurol Clin 25: 783–807.

Geurts HM, Vissers ME (2012) Elderly with autism: executive functions and memory. J Autism Dev Disord 42: 665–675.

Ghesquiere AR, McAfee C, Burnett J (2019).Measures of financial capacity: A review. Gerontologist 59: e109-e129.

Gill S, Blair M, Kershaw M, Jesso S, MacKinley J, et al. (2019). Financial capacity in frontotemporal dementia and related presentations. J Neurol 266::1698–1707.

Girsberger T (2015) Die vielen Farben des Autismus. 2. Aufl. Stuttgart: Kohlhammer.

GKV (2013) Richtlinien des GKV-Spitzenverbandes zur Begutachtung von Pflegebedürftigkeit nach dem XI. Buch des Sozialgesetzbuches. (https://www.mds-ev.de/fileadmin-/dokumente/Publikationen/SPV/Begutachtungsgrundlagen/BRi_Pflege_2013_Lesezeichen.pdf, Zugriff am 01.08.2015).

Göder R, Nissen C, Rasch B (2014) Schlaf, Lernen und Gedächtnis: Relevanz für Psychiatrie und Psychotherapie. Nervenarzt 85: 50–56.

Gorelick PB, Scuteri A, Black SE, Decarli C, Greenberg SM et al. (2011) Vascular contributions to cognitive impairment and dementia: a statement for healthcare professionals from the American Heart Association/American Stroke Association. Stroke 42: 2672–2713.

Gori S, Facoetti A (2015) How the visual aspects can be crucial in reading acquisition? The intriguing case of crowding and developmental dyslexia. J Vis 15: 15.1.8.

Grieco J, Pulsifer M, Seligsohn K, Skotko B, Schwartz A (2015) Down syndrome: Cognitive and behavioral functioning across the lifespan. Am J Med Genet C Semin Med Gene 169: 135–149.

Griffith HR, Belue K, Sicola A, Krzywanski S, Zamrini E, Harrell L, Marson DC (2003) Impaired financial abilities in mild cognitive impairment: a direct assessment approach. Neurology 60: 449–457.

Griffith HR, Martin RC, Bambara JK, Faught E, Vogtle LK, Marson DC (2007) Cognitive functioning over 3 years in community dwelling older adults with chronic partial epilepsy. Epilepsy Res 74: 91–96.

Gutzmann H, Kühl K-P, Göhringer K (2000) Das AGP-System. Manual zur Dokumentation gerontopsychiatrischer Befunde. 2. Aufl. Bern: Huber.

Haanpää RM, Suhonen NM, Hartikainen P, Koivisto AM, Moilanen V, Herukka SK, Hänninen T, Remes AM (2015) The CERAD neuropsychological battery in patients with frontotemporal lobar degeneration. Dement Geriatr Cogn Dis Extra 5: 147–154.

Haass-Koffler CL, Leggio L, Kenna GA (2014) Pharmacological approaches to reducing craving in patients with alcohol use disorders. CNS Drugs 28: 343–360.

Habermeyer E (2009) Psychiatrische Gesichtspunkte und Begutachtungsfragen der Geschäftsfähigkeit und verwandter Themenbereiche. In: Kröber H-L, Dölling D, Leygraf N, Sass H (Hrsg.) Handbuch der Forensischen Psychiatrie, Band 5. Darmstadt: Steinkopff. S. 51–100.

Habermeyer E, Hoff P (2004) Zur forensischen Anwendung des Begriffs Einsichtsfähigkeit. Fortschr Neurol Psychiatr 72: 615–620.

Habermeyer E, Saß H (2002a) Die überdauernde krankhafte Störung der Geistesfähigkeit als Voraussetzung der Geschäftsunfähigkeit. Nervenarzt 73: 1094–1099.

Habermeyer E, Saß H (2002b) Ein am Willensbegriff ausgerichteter, symptomorientierter Ansatz zur Prüfung der Geschäftsfähigkeit. Fortschr Neurol Psychiat 70: 5–10.

Hachinski VC, Illif LD, Zilhka E, du Boulay GH, Mc Allister VL, Marshall J, Russell RWR, Symon L (1975) Cerebral blood flow in dementia. Arch Neurol 32: 632–637.

Häfner H (2015). What is schizophrenia? 25 years of research into schizophrenia – the Age Beginning Course Study. World J Psychiatry 5: 167–169.

Hagel C (2013) Neuropathologie der Enzephalopathien. In: Hansen H-C (Hrsg) Bewusstseinsstörungen und Enzephalopathien. Berlin: Springer. S. 113–128.

Hallikainen I, Martikainen J, Lin PJ, Cohen JT, Lahoz R et al. (2014) The progression of Alzheimer's Disease can be assessed with a short version of the CERAD neuropsychological battery: The Kuopio ALSOVA Study. Dement Geriatr Cogn Dis Extra 4: 494–508.

Han JJ, Wilson A, Ely EW (2010) Delirium in the older emergency department patient – A quiet epidemic. Emerg Med Clin N America 28: 611–631.

Hansen H-C (2013a) Ursachenspektrum von Bewusstseinsstörungen. In: Hansen H-C (Hrsg) Bewusstseinsstörungen und Enzephalopathien. Berlin: Springer. S. 41–52.

Hansen H-C (2013b) Enzephalopathie – Definition, Ursachenspektrum und Differentialdiagnose. In: Hansen H-C (Hrsg) Bewusstseinsstörungen und Enzephalopathien. Berlin: Springer. S. 87–93.

Hansen H-C, Förstl H (2013) Definitionen und Symptome. In: Hansen H-C (Hrsg) Bewusstseinsstörungen und Enzephalopathien. Berlin: Springer. S. 3–32.

Harle KM, Sanfey AG (2012) Social economic decision-making across lifespan: an fMRI investigation. Neuropsychologia 50: 1416–1424.

Harper L, Barkhof F, Fox NC, Schott JM (2015) Using visual rating to diagnose dementia: a critical evaluation of MRI atrophy scales. J Neurol Neurosurg Psychiatry. 86: 1225–1233.

Hausotter W (2012) Begutachtung der Aufmerksamkeitsdefizit-/Hyperaktivitätsstörung bei Erwachsenen. Nervenarzt 83: 618–629.

Heckhausen H (1989) Motivation und Handeln. Heidelberg: Springer.

Hegel, GWF (1986) Werke in 20 Bänden und Register, Auf der Grundlage der Werke von 1832 bis 1845 neu ediert. Moldenhauer E, Michel KM (Hrsg) Band 3: Philosophie des Geistes. 8. Aufl. Frankfurt/M: Suhrkamp.

Heinik J, Solomesh I, Shein V, Becker D (2002) Clock drawing test in mild and moderate dementia of the Alzheimer's type: a comparative and correlation study. Int J Geriat Psychiatry 17: 480–485.

Henninger DE, Madden DJ, Huettel SA (2010) Processing speed and memory mediate age-related differences in decision-making. Psychol Aging 25: 262–270.

Henssler J, Heinz A, Brandt L, Bschor T (2019) Absetz- und Rebound-Phänomene bei Antidepressiva. Dtsch Ärztebl. 116: 355–361.

Herold CJ, Lässer MM, Schmid LA, Seidl U, Kong L et al. (2015) Neuropsychology, autobiografical memory, and hippocampal volume in »younger« and »older« patients with chronic schizophrenia. Front Psychiatry 6: 53.

Herz DM, Bogacz R, Brown P (2016) Neuroscience: Impaired decision-making in Parkinson's Disease. Curr Biol 26: R671-3.

Hofvander B, Delorme R, Chaste P, Nydén A, Wentz E et al. (2009) Psychiatric and psychosocial problems in adults with normal-intelligence autism spectrum disorders. BMC Psychiatry 9: 35.

Hogdes JR, Warlow CP (1990) syndromes of transient amnesia: Towards a classification. A study of 153 cases. J Neurol, Neurosurg Psychiatry 53: 834–843.

Holmgren A, Jones AW (2010) Demographics of suicide victims in Sweden in relation to their blood-alcohol concentration and the circumstances and manner of death. Forensic Sci Int 198: 17–22.

Hölttä E, Laakkonen ML, Laurila JV, Strandberg TE, Tilvis R, Kautiainen H, Pitkälä KH (2011) The overlap of delirium with neuropsychiatric symptoms among patients with dementia. Am J Geriat Psychiatry 19: 1034–1041.

Houston RJ, Derrick JL, Leonard KE, Testa M, Quigley BM, Kubiak A (2014) Effects of heavy drinking on executive cognitive functioning in a community sample. Addict Behav 39: 345–349.

Huber G, Gross G, Schüttler R (1979) Schizophrenie. Eine verlaufs- und sozialpsychiatrische Langzeitstudie. Berlin: Springer.

Huber W, Poeck K, Weniger K, Willmes K (1983) Der Aachener Aphasie-Test. Göttingen: Hogrefe.

Hughes CP, Berg L, Danziger WL, Coben LA, Martin RL (1982) A new clinical scale for staging of dementia. Br J Psychiatry 140: 566–572.

Iadecola C, Duering M, Hachinski V, Joutel A, Pendlebury ST, et al. (2019) Vascular Cognitive Impairment and Dementia: JACC Scientific Expert Panel. J Am Coll Cardiol 73: 3326–3344.

Inouye SK, Westendorp RG, Saczynski JS (2014) Delirium in elderly people. Lancet 383 (9920): 911–922.

Ivemeyer D, Zerfass R (2006) Demenztests in der Praxis. 2. Aufl. München: Elsevier.

Jacobi F, Höfler M, Strehle J, Mack S, Gerschler A et al. (2014) Psychische Störungen in der Allgemeinbevölkerung. Nervenarzt 85: 77–87.

Jäger M (2016) Konzepte der Psychopathologie. Stuttgart: Kohlhammer.

Jahn T (2010) Neuropsychologie der Demenz. In: Lautenbacher S, Gauggel S (Hrsg) Neuropsychologie psychischer Störungen. Berlin: Springer. S. 347–381.

Janzarik W (1973) Über das Kontaktmangelparanoid des höheren Alters und den Syndromcharakter des schizophrenen Krankseins. Nervenarzt 44: 515–526.

Janzarik W (2011) Zur Psychopathologie des Wahns. Begriffsgeschichte und strukturdynamische Anmerkungen. In: Lammel M, Sutarski S, Lau S, Bauer M (Hrsg) Wahn und Schizophrenie. Berlin: Medizinische wissenschaftliche Verlagsgesellschaft. S. 3–16.

Jaspers K (1946) Allgemeine Psychopathologie. Berlin: Springer.

Jekel K, Damian M, Wattmo C, Hausner L, Bullock R et al. (2015) Mild cognitive impairment and deficits in instrumental activities of daily living: a systematic review. Alzheimers Res Ther 7: 17.

Jellinek EM (1960) The disease concept of alcoholism. New Haven: Hillhouse.

Jellinger KA (2013) Pathology and pathogenesis of vascular cognitive impairment – a critical update. Front Aging Neurosci 5: 17.

Jones C, Griffiths RD, Humphris G (2000) Disturbed memory and amnesia related to intensive care. Memory 8: 79–94.

Jones RN, Fong TG, Metzger E, Tulebaev S, Yang FM et al. (2010) Aging, brain disease, and reserve: implications for delirium. Am J Geriat Psychiatry 18: 117–127.

221

Jouk A, Tuokko H (2012) A reduced scoring system for the Clock Drawing Test using a population-based sample. Int Psychogeriatr 24: 1738–1748.

Jox RJ, Ach JS, Schöne-Seifert B (2014) Patientenverfügungen bei Demenz: Der »natürliche Wille« und seine ethische Einordnung. Dtsch Arztebl 111: A-394–396.

Kahnemann D (2011) Thinking, fast and slow. New York: Farrar, Straus and Giroux (deutsch: München: Siedler Verlag).

Kanner AM, Soto A, Gross-Kanner H (2004) Prevalence and clinical characteristics of post-ictal psychiatric symptoms in partial epilepsy. Neurology 62: 708–713.

Kant I (1817) Immanuel Kants Vorlesungen über die philosophische Religionslehre. Hrsg von KHL Pölitz. Leipzig: Franz.

Karch A, Raddatz LM, Ponto C, Hermann P, Summers D, Zerr I (2014) Diagnostic profiles of patients with late-onset Creutzfeldt-Jakob disease differ from those of younger Creutzfeldt-Jakob patients: a historical cohort study using data from the German National Reference Center. J Neurol 261: 877–883.

Karel MJ, Gurrera RJ, Hicken B, Moye J (2010) Reasoning in the capacity to make medical decisions: the consideration of values. J Clin Ethics 21: 58–71.

Karnath H-O, Goldenberg G, Ziegler W (Hrsg) (2014) Klinische Neuropsychologie – Kognitive Neurologie. Stuttgart: Thieme.

Katz MJ, Lipton RB, Hall CB, Zimmerman ME, Sanders AE, Verghese J, Dickson DW, Derby CA (2012) Age-specific and sex-specific prevalence and incidence of mild cognitive impairment, dementia, and Alzheimer dementia in blacks and whites: a report from the Einstein Aging Study. Alzheimer Dis Assoc Disord 26: 335–343.

Kayser C, Shams L (2015) Multisensory causal inference in the brain. PLoS Biol. 13: e1002075.

Keefe RS (2014) The longitudinal course of cognitive impairment in schizophrenia: an examination of data from premorbid through posttreatment phases of illness. J Clin Psychiatry 75 Suppl 2: 8–13.

Keefe RS, McClintock SM, Roth RM, Doraiswamy PM, Tiger S, Madhoo M (2014) Cognitive effects of pharmacotherapy for major depressive disorder: a systematic review. J Clin Psychiatry 75: 864–876.

Keefe RS, Sweeney JA, Gu H, Hamer RM, Perkins DO, McEvoy JP, Lieberman JA (2007) Effects of olanzapine, quetiapine, and risperidone on neurocognitive function in early psychosis: a randomized, double-blind 52-week comparison. Am J Psychiatry 164: 1061–1071.

Kerner W, Brückel J (2011) Definition, Klassifikation und Diagnostik des Diabetes mellitus. Diabetologie 6: S107–S110.

Kessels RP, Kopelman MD (2012) Context memory in Korsakoff's syndrome. Neuropsychol Rev 22: 117–131.

Kessler J, Calabrese P, Kalbe E, Berger F (2000) DemTect. Ein neues Screening-Verfahren zur Unterstützung der Demenzdiagnostik. Psycho. 26: 343–347.

Killgore WD (2010) Effects of sleep deprivation on cognition. Prog Brain Res185: 105–129.

Kirshner HS (2014) Frontotemporal dementia and primary progressive aphasia, a review. Neuropsychiatric Dis Treat 10: 1045–1055.

Knopf H, Grams D (2013) Arnzeimittelanwendung von Erwachsenen in Deutschland. Ergebnisse der Studie zur Gesundheit Erwachsener in Deutschland (DEGS1). Bundesgesundheitsblatt Gesundheitsforschung Gesundheitsschutz 56: 868–877.

Konrad C, Losekam S, Zavorotnyy (2015) Kognitive Störungen bei unipolarer Depression. Nervenarzt 86: 99–115.

Kopelman MD (2015) What does a comparison of the alcoholic Korsakoff syndrome and thalamic infarction tell us about thalamic amnesia? Neurosci Biobehav Rev 54: 46–56

Kopelman MD, Wilson BA, Baddeley AD (1989) The autobiografical memory interview: a new assessment of autobiografical and personal semantic memory in amnesic patients. J Clin Exp Neuropsychol 11: 724–744.

Koponen H, Stenbäck U, Mattila E, Soininen H, Reinikainen K, Riekkinen PJ (1989) Delirium among elderly persons admitted to a psychiatric hospital: clinical course during the acute stage and one-year follow-up. Acta Psychiatrica Scand 79: 579–585.

Korsakoff SS (1891) Über besondere Erinnerungsstörungen (Pseudoreminiscenzen) bei polyneuritischer Psychose. Allg Z Psychiat Psychol Med 47: 390–410.

Kosmidis MH, Giannakou M, Messinis L, Papathanasopoulos P (2010) Psychotic features associated with multiple sclerosis. Int Rev Psychiatry 22: 55–66.

Kraepelin E (1915) Der Verfolgungswahn der Schwerhörigen. In: Kraepelin E: Psychiatrie. Ein Lehrbuch für Studierende und Ärzte. 8. Aufl. Leipzig: Barth. S. 1441–1448.

Kurnianingish YA, Sim SKY, Chee MWL, Mulette-Gillman OA (2015) Ageing and loss decision making increased risk aversion and decreased use of maximizing information, with correlated rationality and value maximization. Front Hum Neurosci 9: 280.

Lammel M (2010) Schuldfähigkeit bei Intelligenzminderung (»Schwachsinn«). In: Kröber H-L, Dölling D, Leygraf N, Saß H (Hrsg) Handbuch der Forensischen Psychiatrie, Band 2. Darmstadt: Steinkopff. S. 372–442.

Lang FU, Dudeck M, Becker T, Jäger M (2015) Die organische Persönlichkeitsstörung. Nervenarzt 86: 332–339.

Langa KM, Levine DA (2014) The diagnosis and management of mild cognitive impairment: a clinical review. JAMA 312: 2551–2561.

Lange E (1989) Die Begutachtung der Testierfähigkeit nach dem Tode des Erblassers: Psychiat Neurol Med Psychol 41: 1–18.

Langelüddeke A, Bresser PH (1976) Gerichtliche Psychiatrie. 4. Aufl. Berlin: de Gruyter.

Larøi F, Sommer IE, Blom JD, Fernyhough C, Ffytche DH et al. (2012) The characteristic features of auditory verbal hallucinations in clinical and nonclinical groups: state-of-the-art overview and future directions. Schizophr Bull 38: 724–733.

Lavazza A (2016) Free will and neuroscience: From explaining freedom away to new ways of operationalizing and measuring it. Frontiers in Human Neuroscience10: 262.

Lawrence AJ, Chung AW, Morris RG, Markus HS, Barrick TR (2014) Structural network efficiency is associated with cognitive impairment in small-vessel disease. Neurology 83: 304–311.

Lawrence AJ, Patel B, Morris RG, MacKinnon AD, Rich PM, Barrick TR, Markus HS (2013) Mechanisms of cognitive impairment in cerebral small vessel disease: multimodal MRI results from the St George's cognition and neuroimaging in stroke (SCANS) study. PLoS One 8:e61014.

Lee D, Seo H (2016) Neural basis of strategic decision making. Trends Neurosci 39: 40–48.

Lee DR, McKeith I, Mosimann U, Ghosh-Nodial A, Grayson L, Wilson B, Thomas AJ (2014) The dementia cognitive fluctuation scale, a new psychometric test for clinicians to identify cognitive fluctuations in people with dementia. Am J Geriatr Psychiatry 22: 926–935.

Lee H, Roh S, Kim DJ (2009) Alcohol-induced blackout. Int J Environ Res Public Health 6: 2783–2792.

Lee H, Swanwick GR, Coen RF, Lawlor BA (1996) Use of the clock drawing task in the diagnosis of mild and very mild Alzheimer's disease. Int Psychogeriatry 8: 469–476.

Lee JS, Cho SK, Kim IIJ, Kim YJ, Park KC, et al. (2018) Prediction models of cognitive trajectories in patients with nonamnestic mild cognitive Impairment. Sci Rep 8:10468.

Lehnhardt FG, Gawronski A, Volpert K, Schilbach L, Tepest R, Vogeley K (2012) Das psychosoziale Funktionsniveau spätdiagnostizierter Patienten mit Autismus-Spektrum-Störungen – eine retrospektive Untersuchung im Erwachsenenalter. Fortschr Neurol Psychiatr 80: 88–97.

LEO 2018 – Leben mit geringer Literalität (7.5.2019): https://www.uni-hamburg.de/news room/presse/2019/pm26.html (abgerufen 28.6.2019).

Lessig MC, Scanlan JM, Nazemi H, Borson S (2008) Time that tells: critical clock-drawing errors for dementia screening. Int Psychogeriatr 20: 459–470 (PMC2704110).

Levine DA, Galecki AT, Langa KM, Unverzagt FW, Kabeto MU, et al. (2015) Trajectory of cognitive decline after incident stroke. JAMA 314: 41–51.

Levine DA, Wadley VG, Langa KM, Unverzagt FW, Kabeto MU, et al.(2018) Risk factors for poststroke cognitive dcline: The REGARDS study (Reasons for geographic and racial differences in stroke). Stroke 49:987–994.

Levman J, MacDonald P, Rowley S, Stewart N, Lim A, et al. (2019) Structural Magnetic Re-sonance Imaging demonstrates abnormal regionally-differential cortical thickness varia-bility in autism: From newborns to adults. Front Hum Neurosci 13.

Li Y, Baldassi M, Johnson EJ, Weber EU (2013) Complementary cognitive capabilities, eco-nomic decision-making, and ageing. Psychol Ageing 28: 595–613.

Libet B, Wright EW Jr, Feinstein B, Pearl DK (1979) Subjective referral of the timing for a conscious sensory experience: a functional role for the somatosensory specific projection system in man. Brain 102: 193–224.

Lim KTK, Yu R (2015) Ageing and wisdom: age-related changes in economic decision ma-king. Front Ageing Neurosci 7: 120.

Linden KJ (1969) Der Suizidversuch. Versuch einer Situationsanalyse. Stuttgart: Enke.

Linden M (2015) Krankheit und Behinderung. Das ICF-Modell. Nervenarzt 86: 29–35.

Lobo A, Lopez-Anton R, Santabárbara J, de-la-Cámara C, Ventura T et al. (2011) Incidence and lifetime risk of dementia and Alzheimer's disease in a Southern European popula-tion. Acta Psychiatr Scand 124: 372–383.

Lyketsos CG, Lopez O, Jones B, Fitzpatrick AL, Breitner J, DeKosky S (2002) Prevalence of neuropsychiatric symptoms in dementia and mild cognitive impairment: results from the cardiovascular health study. JAMA 288: 1475–1483.

Maeck L, Haak S, Knoblauch A, Stoppe G (2008) Dementia diagnostics in primary care: a representative 8-year follow-up study in Lower Saxony, Germany. Dement Geriatr Cogn Disord 25: 127–134.

Maharasingam M, Macniven JA, Mason OJ (2013) Executive functioning in chronic alcoho-lism and Korsakoff syndrome. J Clin Exp Neuropsychol. 35: 501–508.

Mak E, Chin R, Ng LT, Yeo D, Hameed S (2015) Clinical associations of anosognosia in mild cognitive impairment and Alzheimer's disease. Int J Geriatr Psychiatry 30: 1207–1214.

Maki Y, Yamaguchi T, Yamaguchi H (2013) Evaluation of Anosognosia in Alzheimer's Di-sease Using the Symptoms of Early Dementia-11 Questionnaire (SED-11Q). Dement Ge-riatr Cogn Disord Extra 3: 351–359.

Mangone CA, Sanguinetti RM, Baumann PD, Gonzalez RC, Pereyra S, Bozzola FG, Gore-lick PB, Sica RE (1993) Influence of feelings of burden on the caregiver's perception of the patient's functional status. Dementia 4: 287–293.

Marin RS (1990) Differential diagnosis and classification of apathy. Am J Psychiatry 147: 22–30.

Marinelli CV, Spaccavento S, Craca A, Marangolo P, Angelelli P (2017) Different cognitive profiles of patients with severe aphasia. Behav Neurol. 2017; 3875954.

Marsiske M, Delius JAM, Maas I, Lindenberger U, Scherer H, Tesch-Römer C (2010) Senso-rische Systeme im Alter. In: Lindenberger U, Smith J, Mayer KU, Baltes PB (Hrsg) Die Berliner Altersstudie. 3. Aufl. Berlin: Akademie-Verlag. S. 403–427.

Marson DC, Sawrie SM, Snyder S, McInturff B, Stalvey T et al. (2000b) Assessing financial capacity in patients with Alzheimer disease: A conceptual model and prototype instru-ment. Arch Neurol 57: 877–884.

Mason SE, Noel-Storr A, Ritchie CW (2010) The impact of general and regional anesthesia on the incidence of post-operative cognitive dysfunction and post-operative delirium: a systematic review with meta-analysis. J Alzheimers Dis 22: Suppl 3: 67–79.

McCusker J, Cole M, Dendukuri N, Belzile E, Primeau F (2001) Delirium in older medical inpatients and subsequent cognitive and functional status: a prospective study. CMAJ 165: 575–583.

McDaniel KD, Edland SD, Heyman A (1995) Relationship between level of insight and se-verity of dementia in Alzheimer disease. CERAD Clinical Investigators. Consortium to Establish a Registry for Alzheimer's Disease. Alzheimer Dis Assoc Disord 9: 101–104.

McKay KA, Kwan V, Duggan T, Tremlett H (2015) Risk factors associated with the onset of relapsing-remitting and primary progressive multiple sclerosis: a systematic review. Bio-med Res Int 2015: 817238.

MDS (2017) Die Selbstständigkeit als Maß für die Pflegebedürftigkeit. (http://www.mds-ev.de/fileadmin/dokumente/Publikationen/SPV/Begutachtungsgrundlagen/Fachinfo_PSGII_web.pdf) (abgerufen am 11.7.19)

Meagher D, Adamis D, Trzepacz P, Leonard M (2012) Features of subsyndromal and persistent delirium. Br J Psychiatry 200: 37–44.

Melkas S, Oksala NK, Jokinen H, Pohjasvaara T, Vataja R, Oksala A, Kaste M, Karhunen PJ, Erkinjuntti T (2009) Poststroke dementia predicts poor survival in long-term follow-up: influence of prestroke cognitive decline and previous stroke. J Neurol, Neurosurg Psychiatry 80: 865–870.

Metzinger T (2009a) Philosophie des Bewusstseins – 5 DVDs – JOK949D. Mülheim/Ruhr: Auditorium Network.

Metzinger T (Hrsg) (2009b) Grundkurs Philosophie des Geistes, Band 1: Phänomenales Bewusstsein. Mentis.

Meyer G, Bachmann M (2005) Spielsucht. 2. Aufl. Heidelberg: Springer.

Meyer JS, Xu G, Thornby J, Chowdhury MH, Quach M (2002) Is mild cognitive impairment prodromal for vascular dementia like Alzheimer's disease? Stroke 33: 1981–1985.

Mez J, Cosentino S, Brickman AM, Huey ED, Manly JJ, Mayeux R (2013) Faster cognitive and functional decline in dysexecutive versus amnestic Alzheimer's subgroups: a longitudinal analysis of the National Alzheimer's Coordinating Center (NACC) database. PLoS One. 8: e65246

Migliorelli R, Petracca G, Tesón A, Sabe L, Leiguarda R, Starkstein SE (1995) Neuropsychiatric and neuropsychological correlates of delusions in Alzheimer's disease. Psychol Med 25: 505–513.

Miller E, Morel A, Redlicka J, Miller I, Saluk J (2018) Pharmacological and non-pharmacological therapies of cognitive impairment in Multiple Sclerosis. Curr Neuropharmacol 16: 475–483.

Mitchell AJ, Shukla D, Ajumal HA, Stubbs B, Tahir TA (2014) The Mini-Mental State Examination as a diagnostic and screening test for delirium: systematic review and meta-analysis. Gen Hosp Psychiatry 36: 627–633. https://www.mocatest.org/

Morandi A, Davis D, Bellelli G, Arora RC, Caplan GA, et al. (2017) The diagnosis of delirium superimposed on dementia: An emerging challenge. J Am Med Dir Assoc 18:12–18.

Morris JC (1993) The Clinical Dementia Rating (CDR): current version and scoring rules. Neurology 43: 2412–2414.

Mortamais M, Artero S, Ritchie K (2013) Cerebral white matter hyperintensities in the prediction of cognitive decline and incident dementia. Int Rev Psychiatry 25: 686–698 (PMID: 24423222).

Müller A (2012) Kaufsucht. Fortschr Neurol Psychiat 80: 348–355.

Müller S, Saur R, Greve B, Melms A, Hautzinger M, Fallgather A, Leyhe T (2013) Similar autobiografical memory impairment in long-term secondary progressive multiple sclerosis and Alzheimer's disease. Mult Scler 19: 225–232.

Müller SV (2013) Störungen der Exekutivfunktionen. Hogrefe: Göttingen.

Muneer A (2017) Mixed states in bipolar disorder: Etiology, pathogenesis and treatment. Chonnam Med J 53:1–13.

Neary D, Snowden JS, Gustafson L, Passant U, Stuss D et al. (1998) Frontotemporal lobar degeneration: a consensus on clinical diagnostic criteria. Neurology 51: 1546–1554.

Nedopil N (2007) Forensische Psychiatrie. Fortschr Neurol Psychiat 75: 172–185.

Nedopil N, Müller JL (2012) Störungen durch psychotrope Substanzen. In: Nedopil N, Müller JL (Hrsg) Forensische Psychiatrie. Stuttgart: Thieme. S. 143–176.

Nelson PT, Abner EL, Schmitt FA, Kryscio RJ, Jicha GA et al. (2010) Modeling the association between 43 different clinical and pathological variables and the severity of cognitive impairment in a large autopsy cohort of elderly persons. Brain Pathology 20: 66–79.

Nelson PT, Alafuzoff I, Bigio EH, Bouras C, Braak H et al. (2012) Correlation of Alzheimer disease neuropathologic changes with cognitive status: a review of the literature. J Neuropathol Exp Neurol 71: 362–381.

Nelson PT, Kryscio RJ, Jicha GA, Abner EL, Schmitt FA et al. (2009) Relative preservation of MMSE scores in autopsy-proven dementia with Lewy bodies. Neurology 73: 1127–1133.

Neuhaus M, Calabrese P, Annoni JM (2018) Decision-making in Multiple Sclerosis patients: A systematic review. Mult Scler Int 2018: 7835952.

Newen A, Vogeley K (2012) Menschliches Selbstbewusstsein und die Fähigkeit zur Zuschreibung von Einstellungen. In: Förstl H (Hrsg) Theory of mind. 2. Aufl. Berlin: Springer. S. 161–180.

Northoff G (2010) Freier Wille und Gehirn – eine neuro-relationale Hypothese. In: Stompe T, Schanda H (Hrsg) Der freie Wille und Schuldfähigkeit. Berlin: Medizinisch Wissenschaftliche Verlagsgesellschaft. S. 37–62.

Northoff G, Lüttich A (2012) Selbst, Gehirn und Umwelt – konzeptuelle und empirische Befunde zum selbstbezogenen Processing und ihre Implikationen. In: Förstl H (Hrsg.) Theory of mind. 2. Aufl. Berlin: Springer. S. 149–160.

Nuechterlein KH, Ventura J, Subotnik KL, Bartzokis G (2014) The early longitudinal course of cognitive deficits in schizophrenia. J Clin Psychiatry 75 Suppl 2: 25–29 (PMC4081490).

Nyenhuis DL, Gorelick PB, Freels S, Garron DC (2002) Cognitive and functional decline in African Americans with VaD, AD, and stroke without dementia. Neurology 58: 56–61.

O'Connell ME, Dal Bello-Haas V, Crossley M, Morgan D (2014) Clinical correlates of awareness for balance, function, and memory: evidence for the modality specificity of awareness. J Aging Res 2014: 674–716.

Okonkwo OC, Wadley VG, Griffith HR, Belue K, Lanza S et al. (2008) Awareness of deficits in financial abilities in patients with mild cognitive impairment: going beyond self-informant discrepancy. Am J Geriatr Psychiatry 16: 650–659.

Oreja-Guevara C, Ayuso Blanco T, Brieva Ruiz L, Hernández Pérez MÁ, Meca-Lallana V, et al. (2019). Cognitive dysfunctions and assessments in Multiple Sclerosis. Front Neurol 10: 581.

Oscar-Berman M (2012) Function and dysfunction of prefrontal brain circuitry in alcoholic Korsakoff's syndrome. Neuropsychol Rev 22: 154–169.

Ott A, Breteler MM, van Harskamp F, Stijnen T, Hofman A (1998) Incidence and risk of dementia. The Rotterdam Study. Am J Epidemiol 147: 574–580.

Paganini-Hill A, Clark LJ (2007) Preliminary assessment of cognitive function in older adults by clock drawing, box copying and narrative writing. Dement Geriatr Cogn Dis 23: 74–81.

Pantoni L (2010) Cerebral small vessel disease: from pathogenesis and clinical characteristics to therapeutic challenges. Lancet Neurol 9: 689–701.

Pantoni L, Garcia JH (1997) Pathogenesis of leukoaraiosis: a review. Stroke 28: 652–659.

Pantuzza LL, Ceccato MDGB, Silveira MR, Junqueira LMR, Reis AMM (2017) Association between medication regimen complexity and pharmacotherapy adherence:a systematic review. Eur J Clin Pharmacol 73:1475–1489.

Parkinson J (1817) An essay on the shaking palsy. London: Sherwood, Nealy & Jones.

Patti F, Nicoletti A, Messina S, Bruno E, Fermo SL et al. (2015) Prevalence and incidence of cognitive impairment in multiple sclerosis: a population-based survey in Catania, Sicily. J Neurol 262: 923–930.

Pauen M (2004) Illusion Freiheit? Frankfurt: S. Fischer.

Pause BM, Zlomuzica A, Kinugawa K, Mariani J, Pietrowsky R, Dere E (2013) Perspectives on episodic-like and episodic memory. Front Behav Neurosci 7: 33.

Peisah C, Finkel S, Shulman K, Melding P, Luxenberg J (2009) The wills of older people: risk factors for undue influence. Int Psychogeriatrics 21: 7–15.

Pentzek M, Wollny A, Wiese B, Jessen F, Haller F et al. (2009) Apart from nihilism and stigma: what influences general practitioners' accuracy in identifying incident dementia? Am J Geriatr Psychiatry 17: 965–975.

Perini G, Cotta Ramusino M, Sinforiani E, Bernini S, Petrachi R, et al. (2019) Cognitive impairment in depression: recent advances and novel treatments. Neuropsychiatr Dis Treat 15:1249–1258.

Pezzotti P, Scalmana S, Mastromattei A, Di Lallo D, Progetto Alzheimer Working Group (2008) The accuracy of the MMSE in detecting cognitive impairment when administered by general practitioners: a prospective observational study. BMC Fam Pract 9: 29.

Piaget J (2003) Meine Theorie der geistigen Entwicklung. Weinheim: Beltz.

Piccinin AM, Muniz-Terrera G, Clouston S, Reynolds CA, Thorvaldsson V et al. (2013) Coordinated analysis of age, sex, and education effects on change in MMSE scores. J Gerontol B Psychol Sci Soc Sci 68: 374–390.

Piefke M, Fink G (2013) Gedächtnissysteme und Taxonomie von Gedächtnisstörungen. In: Bartsch T, Falkai P (Hrsg) Gedächtnisstörungen. Berlin: Springer. S. 14–30.

Pievani M, de Haan W, Wu T, Seeley WW, Frisoni GB (2011) Functional network disruption in the degenerative dementias. Lancet Neurol 10: 829–843.

Pohl R (2007) Das autobiografische Gedächtnis: Die Psychologie unserer Lebensgeschichte. Stuttgart: Kohlhammer.

Powlishta KK, van Dras DD, Stanford A, Carr DB, Tsering C, Miller JP, Morris C (2002) The clock drawing test is a poor screen for very mild dementia. Neurology 59: 898–903.

Pufendorf S (1672) De jure nature et gentium. Libri octo. (Deutsch: Hertius JN, Barbeyrac J (Hrsg) von Pufendorf S, Acht Bücher vom Natur- und Völcker-Rechte. Frankfurt/M: Knochen u. Wächter, 1711).

Pulcu E, Thomas EJ, Trotter PD, McFarquhar M, Juhasz G, et al. (2015) Social-economical decision making in current and remitted major depression. Psychol Med 45: 1301–1313.

Rasch W, Bayert R (1978) Der Mythos vom luziden Intervall – Zur Begutachtung der Testierfähigkeit. Lebensversicherungsmedizin 37: 2–8.

Rascovsky K, Hodges JR, Knopman D, Mendez MF, Kramer JH et al. (2011) Sensitivity of revised diagnostic criteria for the behavioural variant of frontotemporal dementia. Brain 134: 2456–2477.

Ravaglia G, Forti P, Maioli F, Arnone G, Pantieri G et al. (2003) The Clock-Drawing Test in elderly Italian community dwellers: Associations with sociodemographic status and risk factors for vascular cognitive impairment. Dement Geriatr Cogn Dis 16: 287–295.

Reijmer YD, Leemans A, Caeyenberghs K, Heringa SM, Koek HL, Biessels GJ, Utrecht Vascular Cognitive Impairment Study Group (2013) Disruption of cerebral networks and cognitive impairment in Alzheimer disease. Neurology 80: 1370–1377.

Reisberg B, Ferris SH, deLeon MJ, Crook T (1982) The global deterioration scale (GDS) for assessment of primary degenerative dementia. Am J Psychiatry 139: 1136–1139.

Reischies FM (2007) Psychopathologie. Merkmale psychischer Krankheitsbilder und klinische Neurowissenschaft. Heidelberg: Springer.

Reischies FM, Wertenauer F (2011) Leichte kognitive Störung im Alter. Nervenarzt 82: 1483–1496.

Riedel O, Bitters D, Amann U, Garbe E, Langner I (2016). Estimating the prevalence of Parkinson's disease (PD) and proportions of patients with associated dementia and depression among the older adults based on secondary claims data. Int J Geriatr Psychiatry 31: 938–943.

Riedl L, Mackenzie IR, Förstl H, Kurz A, Diehl-Schmid J (2014) Frontotemporal lobar degeneration: current perspectives. Neuropsychiatr Dis Treat 10: 297–310.

Ringel E (1953) Der Selbstmord. Abschluss einer krankhaften psychischen Entwicklung. Wien: Maudrich.

Rock PL, Roiser JP, Riedel WJ, Blackwell AD (2014) Cognitive impairment in depression: a systematic review and meta-analysis. Psychol Med 44: 2029–2040.

Roh JH, Lee JH (2014) Recent updates on subcortical ischemic vascular dementia. J Stroke 16: 18–26.

Rohe T, Noppeney U (2015) Cortical hierarchies perform Bayesian causal inference in multisensory perception. PLoS Biol 13:e1002073 (PMC4339735)

Román GC, Erkinjuntti T, Wallin A, Pantoni L, Chui HC (2002) Subcortical ischaemic vascular dementia. Lancet Neurol 1: 426–436.

Roth B (1961) The clinical and theoretical importance of EEG rhythms corresponding to states of lowered vigilance. Electroencephalogr Clin Neurophysiol 13: 395–399.

Rothenhäusler HB (2006) Klinik, Diagnostik und Therapie epilepsieassoziierter depressiver Verstimmungen und Psychosen. Nervenarzt 77: 1381–1392.

Rueda AD, Lau KM, Saito N, Harvey D, Risacher SL et al. (2015) Self-rated and informant-rated everyday function in comparison to objective markers of Alzheimer's disease. Alzheimers Dement 11: 1080–1189.

Rüsseler J (2010) Der »kognitive Kern« der Neuropsychologie. In: Lautenbacher S, Gauggel S (Hrsg) Neuropsychologie psychischer Störungen. Berlin: Springer. S. 43–65.

Saczynski JS, Marcantonio ER, Quach L, Fong TG, Gross A, Inouye SK, Jones RN (2012) Cognitive trajectories after postoperative delirium. N Engl J Med 367: 30–39.

Schacht JP, Anton RF, Myrick H (2013) Functional neuroimaging studies of alcohol cue reactivity: a quantitative meta-analysis and systematic review. Addict Biol 18: 121–133.

Schaefer J, Giangrande E, Weinberger DR, Dickinson D (2013) The global cognitive impairment in schizophrenia: consistent over decades and around the world. Schizophr Res 150: 42–50.

Schäfer I, von Leitner E-C, Schön G, Koller D, Hansen H et al. (2012) Multimorbidity in the elderly: A new approach of disease clustering identifies complex interrelations between chronic conditions. Plos One 5: e15941

Schalast N, Leygraf N (2010) Die Beurteilung der Schuldfähigkeit bei substanzgebundener Abhängigkeit. In: Kröber H-L, Dölling D, Leygraf N, Saß H (Hrsg) Handbuch der Forensischen Psychiatrie, Band 2. Darmstadt: Steinkopff. S. 536–560.

Scharfetter C (2010) Allgemeine Psychopathologie. Stuttgart: Thieme.

Schäufele M, Köhler L, Hendlmeier I, Hoell A, Weyerer S (2013) Prävalenz von Demenz und ärztliche Versorgung in deutschen Pflegeheimen: eine bundesweite repräsentative Studie. Psychiat Prax 40: 200–206.

Schäufele M, Lode S, Hedlmeier I, Köhler L, Weyerer S (2008) Demenzkranke in der stationären Altenhilfe. Stuttgart: Kohlhammer.

Schmidt C, Wolff M, Weitz M, Bartlau T, Korth C, Zerr I (2011) Rapidly progressive Alzheimer disease. Arch Neurol 68: 1124–1130.

Schmitt W (2011) Der Wahn in der Sicht von Karl Jaspers im problemgeschichtlichen Kontext. In: Lammel M, Sutarski S, Lau S, Bauer M (Hrsg) Wahn und Schizophrenie. Berlin: Medizinische wissenschaftliche Verlagsgesellschaft. S. 17–31.

Schmitz B, Trimble M (2005) Psychiatrische Epileptologie. Stuttgart: Thieme.

Schneider B (2003) Risikofaktoren für Suizid. Regensburg: Roderer.

Schneider B, Wetterling T (2015) Sucht und Suizidalität. Stuttgart: Kohlhammer.

Schneider JA, Arvanitakis Z, Bang W, Bennett DA (2007) Mixed brain pathologies account for most dementia cases in community-dwelling older persons. Neurology 69: 2197–2204.

Schneider JA, Arvanitakis Z, Yu L, Boyle PA, Leurgans SE, Bennett DA (2012) Cognitive impairment, decline and fluctuations in older community-dwelling subjects with Lewy bodies. Brain 135: 3005–3014.

Schneider JA, Wilson RS, Bienias JL, Evans DA, Bennett DA (2004) Cerebral infarctions and the likelihood of dementia from Alzheimer's disease pathology. Neurology 62: 1148–1156.

Schneider JA, Wilson RS, Cochran EJ, Bienias JL, Evans DA, Bennett DA (2003) Relation of cerebral infarctions to dementia and cognitive function in older persons. Neurology 60: 1082–1089.

Schneider K (1942) Psychischer Befund und psychiatrische Diagnose. Leipzig: Thieme.

Schneider K (1946) Klinische Psychopathologie. Stuttgart: Thieme.

Schneider K (1948) Die Beurteilung der Zurechnungsfähigkeit. Stuttgart: Thieme.

Schneider W, Lindenberger U (2018) Entwicklungspsychologie. 8. Aufl. Weinheim: Beltz.

Schramme T (2015) Psychische Krankheit als Störung wesentlicher Funktionen. Nervenarzt 86: 16–21

Schretlen DJ (2011) Modified Wisconsin Card Sorting Test. Göttingen: Hogrefe

Scocchia L, Valsecchi M, Triesch J (2014) Top-down influences on ambiguous perception: the role of stable and transient states of the observer. Front Hum Neurosci 8: 979.

Seidl U, Lueken U, Thomann PA, Geider J, Schröder J (2011) Autobiografical memory deficits in Alzheimer's disease. J Alzheimers Dis 27: 567–574.

Sen A, Capelli V, Husain M (2018) Cognition and dementia in older patients with epilepsy. Brain 141: 1592–1608.

Sepulveda E, Leonard M, Franco JG, Adamis D, McCarthy G, et al. (2016). Subsyndromal delirium compared with delirium, dementia, and subjects without delirium or dementia in elderly general hospital admissions and nursing home residents. Alzheimers Dement (Amst) 7:1–10.

Seshadri S, Wolf PA (2007) Lifetime risk of stroke and dementia: current concepts, and estimates from the Framingham Study. Lancet Neurol 6: 1106–1114.

Sherod MG, Griffith HR, Copeland J, Belue K, Krzywanski S et al. (2009) Neurocognitive predictors of financial capacity across the dementia spectrum: Normal aging, mild cognitive impairment, and Alzheimer's disease. J Int Neuropsychol Soc 15: 258–267.

Shulman K, Cohen CA, Kirsh FC, Hull IM, Champine PR (2007) Assessment of testamentary capacity and vulnerability to undue influence. Am J Psychiatry 164: 722–727.

Shulman K, Gold DP, Cohen CA, Zucchero CA (1993) Clock-drawing and dementia in the community: A longitudinal study. Int J Geriat Psychiatry 8: 487–496.

Shulman KI, Hull IM, DeKoven S, Amodeo S, Mainland BJ, et al. (2015). Cognitive fluctuations and the lucid interval in dementia: Implications for testamentary capacity. J Am Acad Psychiatry Law 43: 287–292.

Siddiqi N, House AO, Holmes JD (2006) Occurrence and outcome of delirium in medical in-patients: a systematic literature review. Age Ageing 35: 350–364.

Sinzig J, Lehmkuhl G (2006) Intelligenzminderung. Fortschr Neurol Psychiat 74: 469–487.

Smith EE, Salat DH, Jeng J, McCreary CR, Fischl B et al. (2011) Correlations between MRI white matter lesion location and executive function and episodic memory. Neurology 76: 1492–1499.

Smith J, Fleeson W, Geiselmann B, Settersten R, Kunzelmann U (2010) Wohlbefinden im hohen Alter: Vorhersagen aufgrund objektiver Lebensbedingungen und subjektiver Bewertung. In: Lindenberger U, Smith J, Mayer KU, Baltes PB (Hrsg) Die Berliner Altersstudie. 3. Aufl. Berlin: Akademie-Verlag. S. 521–547.

Snyder HR (2013) Major depressive disorder is associated with broad impairments on neuropsychological measures of executive function: a meta-analysis and review. Psychol Bull 139: 81–132.

Söderlund H, Moscovitch M, Kumar N, Daskalakis ZJ, Flint A, Herrmann N, Levine B (2014) Autobiografical episodic memory in major depressive disorder. J Abnorm Psychol 123: 51–60.

Sokolov AA, Grivaz P, Bove R (2018) Cognitive deficits in Multiple Sclerosis: Recent advances in treatment and neurorehabilitation. Curr Treat Opt Neurol 20: 53.

Sousa LB, Simões MR, Firmino H, Peisah C (2014) Financial and testamentary capacity evaluations: procedures and assessment instruments underneath a functional approach. Int Psychogeriatr 26: 217–228.

Sousa MF, Santos RL, Nogueira ML, Belfort T, Rosa RD et al. (2015) Awareness of disease is different for cognitive and functional aspects in mild Alzheimer's disease: a one-year observation study. J Alzheimers Dis 43: 905–913.

Spittler JF (1992) Der Bewußtseinsbegriff aus neuropsychiatrischer und in interdisziplinärer Sicht. Fortschr Neurol Psychiat 60: 54–65.

Spronk DB, van Wel JH, Ramaekers JG, Verkes RJ (2013) Characterizing the cognitive effects of cocaine: a comprehensive review. Neurosci Biobehav Revw 37: 1838–1859.

Squire LR, Wixted JT (2011) The cognitive neuroscience of human memory since H. M. Annu Rev Neurosci 34: 259–288.

Squire LR, Zola-Morgan S (1991) The medial temporal lobe memory. Science 253: 1380–1386.

Starkstein SE, Jorge RE, Robinson RG (2010) The frequency, clinical correlates, and mechanism of anosognosia after stroke. Can J Psychiatry 55: 355–361 (PMID: 20540830).

Staudinger J, Knothe H-G (2004) Kommentar zum BGB. Berlin: Sellier-de Gruyter.

Stein J, Luppa M, Maier W, Wagner M, Wolfsgruber S, et al. (2012) Assessing cognitive changes in the elderly: reliable change indices for the Mini-Mental State Examination. Acta Psychiatr Scand 126: 208–218.

Steinberg M, Shao H, Zandi P, Lyketsos CG, Welsh-Bohmer KA et al. (2008) Point and 5-year period prevalence of neuropsychiatric symptoms in dementia: the Cache County Study. Int J Geriatr Psychiatry 23: 170–177.

Steinhagen-Thiessen E, Borchelt M (2010) Morbidität, Medikation und Funktionalität im Alter. In: Lindenberger U, Smith J, Mayer KU, Baltes PB (Hrsg) Die Berliner Altersstudie. 3. Aufl. Berlin: Akademie-Verlag. S. 175–207.

Steinhausen H-C, Gundelfinger R (Hrsg) (2010) Diagnose und Therapie von Autismus-Spektrum-Störungen. Stuttgart: Kohlhammer.

Steinhausen H-C, Häßler F, Sirimski K (2013) Psychische Störungen und Verhaltensprobleme. In: Neuhäuser G, Steinhausen H-C, Häßler F, Sirimski K (Hrsg.) Geistige Behinderung. 4. Aufl. Stuttgart: Kohlhammer. S. 141–169.

Stephan BCM, Minett T, Muniz-Terrera G, Harrison SL, Matthews FE, et al. (2017) Neuropsychological profiles of vascular disease and risk of dementia: implications for defining vascular cognitive impairment no dementia (VCI-ND). Age Ageing. 46: 755–760.

Stigler KA, McDonald BC, Anand A, Saykin AJ, McDougle CJ (2011) Structural and functional magnetic resonance imaging of autism spectrum disorders Brain Res 1380: 146–161.

Stompe T, Schanda H (Hrsg) (2010) Der freie Wille und Schuldfähigkeit. Berlin: Medizinisch Wissenschaftliche Verlagsgesellschaft.

Stoppe G, Haak S, Knoblauch A, Maeck L (2007) Diagnosis of dementia in primary care: a representative survey of family physicians and neuropsychiatrists in Germany. Dement Geriatr Cogn Disord 23: 207–214.

Stoppe G, Lichtwimmer A (2005) Die Feststellung der Geschäfts- und Testierfähigkeit beim alten Menschen durch den Notar – ein interdisziplinärer Vorschlag. DNotZ: 806–813.

Subota A, Pham T, Jetté N, Sauro K, Lorenzetti D, Holroyd-Leduc J (2017). The association between dementia and epilepsy: a systematic review and meta-analysis. Epilepsia 58: 962–972.

Sumowski JF, Benedict R, Enzinger C, Filippi M, Geurts JJ, et al. (2018) Cognition in multiple sclerosis: State of the field and priorities for the future. Neurology 90: 278–288.

Svenningsen H, Tønnesen EK, Videbech P, Frydenberg M, Christensen D, Egerod I (2014) Intensive care delirium – effect on memories and health-related quality of life – a follow-up study. J Clin Nurs 23: 634–644.

Taleb NN (2007) The black swan. The impact of the highly improbable. New York: Random House (deutsch: München: Hanser, 2008).

Tang EY, Amiesimaka O, Harrison SL, Green E, Price C, et al. (2018) Longitudinal effect of stroke on cognition: A systematic review. J Am Heart Assoc 7: e006443.

Tannenbaum C, Paquette A, Hilmer S, Holroyd-Leduc J, Carnahan R (2012) A systematic review of amnestic and non-amnestic mild cognitive impairment induced by anticholinergic, antihistamine, GABAergic and opioid drugs. Drugs Aging 29: 639–658.

Tariot PN, Mack JL, Patterson MB, Edland SB, Weiner MF et al. (1995) The Behavior Rating Scale for Dementia of the Consortium to Establish a Registry for Alzheimer's Disease. Am J Psychiatry 152: 1349–1357.

Teasdale G, Jennett B (1974) Assessment of coma and impaired consciousness. A practical scale. Lancet ii: 81–84.

Tebartz van Elst L (2017). Vom Anfang und Ende der Schizophrenie. Stuttgart: Kohlhammer.

Tebartz van Elst L, Pick M, Biscaldi M, Fangmeier T, Riedel A (2013) High-functioning autism spectrum disorder as a basic disorder in adult psychiatry and psychotherapy: psychopathological presentation, clinical relevance and therapeutic concepts. Eur Arch Psychiatry Clin Neurosci 263 Suppl 2: 189–196.

Terrando N, Brzezinski M, Degos V, Eriksson LI, Kramer JH et al. (2011) Perioperative cognitive decline in the aging population. Mayo Clin Proc 86: 885–893.

Teunisse RJ, Cruysberg JR, Hoefnagels WH, Verbeek AL, Zitman FG (1996) Visual hallucinations in psychological normal people: Charles Bonnet's syndrome. Lancet 347 (9004): 794–797.

Thal DR, Grinberg LT, Attems J (2012) Vascular dementia: different forms of vessel disorders contribute to the development of dementia in the elderly brain. Exp Gerontol 47: 816–824.

Thomann AE, Goettel N, Monsch RJ, Berres M, Jahn T, et al. (2018) The Montreal Cognitive Assessment: Normative data from a German-speaking cohort and comparison with international normative samples. J Alzheimers Dis 64: 643–655.

Thomas AJ, Gallagher P, Robinson LJ, Porter RJ, Young AH, Ferrier IN, O'Brien JT (2009) A comparison of neurocognitive impairment in younger and older adults with major depression. Psychol Med 39: 725–733.

Tieges Z, Brown LJ, MacLullich AM (2014) Objective assessment of attention in delirium: a narrative review. Int J Geriatr Psychiatry 29: 1185–1197.

Tiffin-Richards FE, Costa AS, Holschbach B, Frank RD, Vassiliadou A, Krüger T, Kuckuck K, Gross T, Eitner F, Floege J, Schulz JB, Reetz K (2014) The Montreal Cognitive Assessment (MoCA) – a sensitive screening instrument for detecting cognitive impairment in chronic hemodialysis patients. PLoS One 9:e106700

Todd S, Barr S, Roberts M, Passmore AP (2013) Survival in dementia and predictors of mortality: a review. Int J Geriat Psychiatry 28: 1109–1124.

Torrent C, Seemüller F, del Mar Bonnin C, Martinez- Aran A, Vieta E (2014) Kognitive Störungen bei bipolaren Patienten. Nervenheilkunde 33: 873–876.

Tulving E (1972) Episodic and semantic memory. In: Tulving E, Donaldson W (Hrsg) Organization of memory. New York: Academic Press. S. 381–403.

Urbanowitsch N, Gorenc L, Herold CJ, Schröder J (2013) Autobiografical memory: a clinical perspective. Front Behav Neurosci 7: 194.

Vaitl D (2012) Veränderte Bewusstseinszustände. Stuttgart: Schattauer.

Van den Bussche H, Koller D, Kolonko T, Hansen H, Wegscheider K et al. (2011) Which chronic diseases and disease combinations are specific to multimorbidity in the elderly? Results of a claims data based cross-sectional study in Germany. BMC Public Health 11: 101.

Vázquez GH, Holtzman JN, Lolich M, Ketter TA, Baldessarini RJ (2015) Recurrence rates in bipolar disorder: Systematic comparison of long-term prospective, naturalistic studies versus randomized controlled trials. Eur Neuropsychopharmacol 25: 1501–1512.

Verhülsdonk S, Quack R, Höft B, Lange-Asschenfeldt C, Supprian T (2013) Anosognosia and depression in patients with Alzheimer's dementia. Arch Gerontol Geriatr 57: 282–287.

Victor M, Adams RD, Collins GH (1989) The Wernicke-Korsakoff Syndrome. 2. Aufl. Philadelphia: F.A. Davis.

Vitali P, Migliaccio R, Agosta F, Rosen HJ, Geschwind MD (2008) Neuroimaging in Dementia. Semin Neurol 28: 467–483.

Wadsworth LP, Lorius N, Donovan NJ, Locascio JJ, Rentz DM, Johnson KA, Sperling RA, Marshall GA (2012) Neuropsychiatric symptoms and global functional impairment along the Alzheimer's continuum. Dement Geriatr Cogn Disord 34: 96–111.

Wagner S, Doering B, Helmreich I, Lieb K, Tadić A (2012) A meta-analysis of executive dysfunctions in unipolar major depressive disorder without psychotic symptoms and their changes during antidepressant treatment. Acta Psychiatr Scand 125: 281–292.

Walker MP, Ayre GA, Cummings JL, Wesnes K, McKeith IG, O'Brien JT, Ballard CG (2000a) Quantifying fluctuation in dementia with Lewy bodies, Alzheimer's disease, and vascular dementia. Neurology 54: 1616–1625.

Walker MP, Ayre GA, Cummings JL, Wesnes K, McKeith IG, O'Brien JT, Ballard CG (2000b) The clinician assessment of fluctuation and the one day fluctuation assessment scale. Two methods to assess fluctuating confusion in dementia. Br J Psychiatry 177: 252–256.

Walker Z, McKeith I, Rodda J, Qassem T, Tatsch K, Booij J, Darcourt J, O'Brien J (2012) Comparison of cognitive decline between dementia with Lewy bodies and Alzheimer's disease: a cohort study. BMJ Open 2:e000380

Wall KJ, Cumming TB, Copland DA (2017) Determining the association between language and cognitive tests in poststroke aphasia. Front Neurol 8:149.

Walter H (1999) Neurophilosophie der Willensfreiheit: von libertarischen Illusionen zum Konzept natürlicher Autonomie. 2. Aufl. Paderborn: mentis.

Walter H (2004) Willensfreiheit, Verantwortlichkeit und Neurowissenschaft. Psychol Rundschau 55: 169–177.

Walter M, Gouzoulis-Mayfrank E (2013) Psychische Störungen und Suchterkrankungen. Diagnostik und Behandlung von Doppeldiagnosen. Stuttgart: Kohlhammer.

Wegener S, Marx I, Zettl UK (2013) Kognitive Teilleistungsstörungen und Demenz bei Patienten mit Multipler Sklerose: Status quo und offene Fragen. Fortschr Neurol Psychiatr 81: 639–647.

Weglage J, Fromm J, van Teeffelen-Heithoff A, Möller HE, Koletzko B et al. (2013) Neurocognitive functioning in adults with phenylketonuria: results of a long term study. Mol Genet Metab 110 Suppl: S44–48.

Weißenborn K, Giewekemeyer K, Heidenreich S, Bokemeyer M, Berding G, Ahl B (2005) Attention, memory, and cognitive function in hepatic encephalopathy. Metab Brain Dis 20: 359–367.

Wernicke C (1881) Die acute haemorrhagische Poliencephalitis Superior. In: Wernicke, C (Hrsg) Lehrbuch der Gehirnkrankheiten für Aerzte und Studirende. Band 2. Kassel: Theodor Fischer. S. 229–242.

Westerhausen R, Kompus K, Hugdahl K (2011) Impaired cognitive inhibition in schizophrenia: a meta-analysis of the Stroop interference effect. Schizophr Res 133: 172–181 (PMID: 21937199).

Wetterling T (1994a) Differentialdiagnose dementieller Abbauprozesse. Stuttgart: Thieme.

Wetterling T (1994b) Delir – Stand der Forschung. Fortschr Neurol Psychiat 62: 280–289.

Wetterling T (1995) Amnestisches Syndrom – Stand der Forschung. Fortschr. Neurol Psychiat 63: 402–410.

Wetterling T (1997) Depressive Pseudodemenz. In: Radebold H, Hirsch D, Kipp J, Kortus R, Stoppe G, Struwe B, Wächtler C (Hrsg) Depression im Alter. Darmstadt: Steinkopff. S. 92–95.

Wetterling T (2000) Alkoholfolgeerkrankungen. In: Förstl H (Hrsg) Klinische Neuropsychiatrie. Stuttgart: Thieme. S. 354–366.

Wetterling T (2002) Organisch psychische Störungen – Hirnorganische Psychosyndrome. Darmstadt: Steinkopff.

Wetterling T (2003) Testierfähigkeit aus gutachterlicher Sicht. Forum Familien-Erbrecht Sonderheft 1: 94–97.

Wetterling T (2005) Somatische Erkrankungen bei älteren deliranten Patienten. Z Gerontopsychol & -psychiatrie 18: 3–7.

Wetterling T (2010a) Psychopathologische Auffälligkeiten bei Demenz und deren Auswirkungen auf die Willensbildung – aus Sicht eines Neuropsychiaters. In: Schmoeckel M (Hrsg) Demenz und Recht. Baden-Baden: Nomos-Verlag. S. 31–42.

Wetterling T (2010b) Was hat der Erbrechtler mit Fragen der Medizin zu tun? ErbR 5: 345–350.

Wetterling T (2014) Krankheitsbedingte Auswirkungen auf die Testierfähigkeit – eine Darstellung aus medizinischer Sicht. ErbR 9: 94–104.

Wetterling T (2015a) Unzureichende Flüssigkeits- und Nahrungsaufnahme bei älteren psychiatrischen Patienten. Psychiatr Prax 42: 42– 46.

Wetterling T (2015b) Beeinträchtigung der Geschäfts-/Testierfähigkeit durch Medikamente, Alkohol oder Drogen. ErbR 10: 179–182.

Wetterling T (2015c) Mehr sein als Schein – zum sogenannten Fassadenphänomen. ErbR 10: 355–357.

Wetterling T (2015d) Psychische und psychosomatische Störungen bei Intensivpatienten. In: Marx G, Muhl E, Zacharowski K, Zeuzem S (Hrsg) Die Intensivmedizin. 12. Aufl. Berlin: Springer. S. 597–604.

Wetterling T (2015e) Gibt es Anhaltspunkte für eine Beeinflussung durch Dritte? ErbR 10: 544–546.

Wetterling T (2016) Ablehnendes Verhalten bei älteren psychiatrischen Patienten. Psychiat Prax 43: 260–264.

Wetterling T (2017) Erbschleicherei aus psychiatrischer Sicht. ErbR 12: 125–128.

Wetterling T (2018a) Medizinische Aspekte des Betreuungsrechts. Stuttgart: Kohlhammer.

Wetterling T (2018b) Geschäfts- und Testierfähigkeit bei Wahn? ErbR 13: 10–13.

Wetterling T (2018c) Einschränkung der Kommunikationsfähigkeit bei Urkundsbeteiligten nach Schlaganfall oder bei Demenz. ZNotP 22: 227–230.

Wetterling T (2018d) Zur Geschäfts- und Testierfähigkeit nach Schlaganfall. ErbR 13: 433–435.

Wetterling T (2019a) Neuropsychiatrische Aspekte der Multimorbidität. Stuttgart: Kohlhammer.

Wetterling T (2019b) Hat eine Multimorbidität Auswirkungen auf die Geschäfts- und Testierfähigkeit? ErbR 14: 283–287.

Wetterling T (2020) Alkoholabhängigkeit und -missbrauch. Stuttgart: Kohlhammer.

Wetterling T (1992) Subkortikale arteriosklerotische Enzephalopathie – eine Krankheitsentität? Nervenheilkunde 11: 289–293.

Wetterling T, Gutzmann H, Haupt K (2008) Gründe für die Einweisung in eine gerontopsychiatrische Klinik. Nervenarzt 79: 340–347.

Wetterling T, Junghanns K (2000) Psychiatrischer Konsiliardienst bei älteren Patienten. Nervenarzt 71: 559–564.

Wetterling T, Kanitz R-D, Borgis K-J (1996a) Comparison of different diagnostic criteria for vascular dementia (ADDTC, DSM-IV, ICD-10, NINDS-AIREN). Stroke 27: 30–36.

Wetterling T, Neubauer H, Neubauer W (1995) Psychiatrische Gesichtspunkte der Beurteilung der Testierfähigkeit. ZEV 2: 46–50.

Wetterling T, Neubauer H, Neubauer W (1996b) Testierfähigkeit von Dementen. Psychiat Prax 23: 213–218.

Wetterling T, Schneider B (2012) Medikamentenmissbrauch bei älteren psychiatrischen Patienten. Psychiatr Prax 39: 275–279.

Wetterling T, Schneider B (2013) Alkoholintoxikation und akute Suizidalität. Psychiatr Prax 40: 259–263.

Wetterling T, Veltrup C (1997) Diagnostik und Therapie von Alkoholproblemen – ein Leitfaden. Berlin: Springer.

Wetterling T, Veltrup C, Driessen M, John U (1999) Drinking pattern and alcohol-related medical disorders. Alcohol Alcohol 34: 330–336.

Wetterling T, Veltrup C, Junghanns K (1996c) Craving – Ein ausreichend fundiertes Konzept? Fortschr Neurol Psychiat 64: 142–152.

Wetterling T, Weber B, Depfenhart M, Schneider B, Junghanns K (2006) Development of a rating scale to predict the severity of alcohol withdrawal syndrome. Alcohol Alcohol 41: 611–615.

Wetzels RB, Zuidema SU, de Jonghe JF, Verhey FR, Koopmans RT (2010) Course of neuropsychiatric symptoms in residents with dementia in nursing homes over 2-year period. Am J Geriatr Psychiatry 18: 1054–1065.

White AM (2003) What happened? Alcohol, memory blackouts, and the brain. Alcohol Res Health 27: 186–196.

WHO (1991) ICD-10. Geneve (deutsch: Dilling H, Mombour W, Schmidt MH (Hrsg) (2011) Internationale Klassifikation psychischer Störungen: ICD-10 Kapitel V(F). Klinisch-diagnostische Leitlinien. 8. überarb. Aufl. Bern: Huber).

WHO (1994) ICD-10. Geneve (deutsch: Dilling H, Mombour W, Schmidt MH, Schulte-Markwort E (Hrsg) (2011) Internationale Klassifikation psychischer Störungen: ICD-10 Kapitel V(F). Diagnostische Kriterien für Forschung und Praxis. 5. überarb. Aufl. Bern: Huber).

WHO (2019) ICD-11Geneve (https://icd.who.int/browse11/l-m/en, Zugriff am 30.6.2019).

WHO Report (2003) Adherence to Long-Term Therapies: Evidence for Action (http://¬whqlibdoc.who.int/publications/2003/9241545992.pdf, Zugriff am 16.11.2015).

Wiese H (2011) The structure of semantic person memory: evidence from semantic priming in person recognition. Br J Psychol 102: 899–914.

Williams-Gray CH, Foltynie T, Brayne CE, Robbins TW, Barker RA (2007) Evolution of cognitive dysfunction in an incident Parkinson's disease cohort. Brain 130: 1787–1798.

Wise RA, Koob GF (2014) The development and maintenance of drug addiction. Neuropsychopharmacology 39: 254–262.

Witlox J, Slor CJ, Jansen RW, Kalisvaart KJ, van Stijn MF et al. (2013) The neuropsychological sequelae of delirium in elderly patients with hip fracture three months after hospital discharge. Int Psychogeriatr 25: 1521–1531.

Wixted JT, Squire LR, Jang Y, Papesh MH, Goldinger SD et al. (2014) Sparse and distributed coding of episodic memory in neurons of the human hippocampus. Proc Natl Acad Sci USA 111: 9621–9626.

Wood S, Sage JR, Shuman T, Anagnostaras SG (2013) Psychostimulants and cognition: a continuum of behavioral and cognitive activation. Pharmacol Rev 66: 193–221.

Woodrow A, Sparks S, Bobrovskaia V, Paterson C, Murphy P, Hutton P (2019). Decision-making ability in psychosis: a systematic review and meta-analysis of the magnitude, specificity and correlates of impaired performance on the Iowa and Cambridge Gambling Tasks. Psychol Med 49:32–48.

Yaffe K, Ackerson L, Kurella Tamura M, Le Blanc P, Kusek JW et al. (2010) Chronic Renal Insufficiency Cohort Investigators. Chronic kidney disease and cognitive function in older adults: findings from the chronic renal insufficiency cohort cognitive study. J Am Geriatr Soc 58: 338–345 (PMID: 20374407)

Yesavage JA, Brink TL, Rose TL, Lum O, Huang V et al. (1982) Development and validation of a geriatric depression screening scale: a preliminary report. J Psychiatr Res 17: 37–49.

Yoshita M, Fletcher E, DeCarli C (2005) Current concepts of analysis of cerebral white matter hyperintensities on Magnetic Resonance Imaging. Topics in magnetic resonance imaging : TMRI 16: 399–407 (PMC3771319).

Young KD, Bellgowan PS, Bodurka J, Drevets WC (2014) Neurophysiological correlates of autobiografical memory deficits in currently and formerly depressed subjects. Psychol Med 44: 2951–2963.

Yun CH, Kim H, Lee SK, Suh S, Lee SH et al. (2015) Daytime sleepiness associated with poor sustained attention in middle and late adulthood. Sleep Med 16: 143–151.

Zammit AR, Muniz-Terrera G, Katz MJ, Hall CB, Ezzati A, et al. (2019) Subtypes based on neuropsychological performance predict Incident dementia: Findings from the Rush Memory and Aging Project. J Alzheimers Dis. 67: 125–135.

Zanetti O, Geroldi C, Frisoni GB, Bianchetti A, Trabucchi M (1999) Contrasting results between caregiver's report and direct assessment of activities of daily living in patients affected by mild and very mild dementia: the contribution of the caregiver's personal characteristics. J Am Geriatr Soc 47: 196–202.

Zelazo PD, Moscovitch M, Thompson E (2007) The Cambridge handbook of consciousness. Cambridge: Cambridge University Press.

Zheng F, Yan L, Zhong B, Yang Z, Xie W (2019). Progression of cognitive decline before and after incident stroke. Neurology 93: e20-e28.

Zuckerman H, Pan Z, Park C, Brietzke E, Musial N, et al. (2018) Recognition and treatment of cognitive dysfunction in Major Depressive Disorder. Front Psychiatry 9: 655.

Stichwortverzeichnis

Stichwortverzeichnis